牙科诊所经营管理之学与思

主　编　于秦曦

副主编　于大光

编　者（以姓氏笔画为序）

于大光　瑞尔集团

于秦曦　广州市民营口腔协会

叶　方　广东省口腔医院

肖　扬　杭州牙道企业管理咨询有限公司

欧　尧　广东华南口腔医院

秦伟光　广州市民营口腔医师协会

曹志毅　杭州市雅正口腔诊所

蔡德良　深圳时代牙科诊所

谭秉廉　深圳时代牙科诊所

颜培德　上海恺宏口腔门诊部

人民卫生出版社

U0295014

图书在版编目（CIP）数据

牙科诊所经营管理之学与思 / 于秦曦主编. —北京：人民卫生出版社，2016

ISBN 978-7-117-22318-8

Ⅰ．①牙… Ⅱ．①于… Ⅲ．①口腔科医院－管理－研究 Ⅳ．①R197.5

中国版本图书馆 CIP 数据核字（2016）第 084380 号

| 人卫智网 | www.ipmph.com | 医学教育、学术、考试、健康，购书智慧智能综合服务平台 |
| 人卫官网 | www.pmph.com | 人卫官方资讯发布平台 |

牙科诊所经营管理之学与思

主　　编：于秦曦
出版发行：人民卫生出版社（中继线 010-59780011）
地　　址：北京市朝阳区潘家园南里 19 号
邮　　编：100021
E - mail：pmph @ pmph.com
购书热线：010-59787592　010-59787584　010-65264830
印　　刷：北京虎彩文化传播有限公司
经　　销：新华书店
开　　本：710×1000　1/16　印张：18
字　　数：333 千字
版　　次：2016 年 6 月第 1 版　2024 年 4 月第 1 版第 7 次印刷
标准书号：ISBN 978-7-117-22318-8
定　　价：50.00 元
打击盗版举报电话：010-59787491　E-mail：WQ @ pmph.com
（凡属印装质量问题请与本社市场营销中心联系退换）

P 前　言
reface

20 世纪 90 年代初,一好友开办私立牙科诊所,独自创业,含辛茹苦,宣称:为的就是"做一个好医生"。众人不解,难道在公立医院口腔科做一个好医生的难度更大吗? 为何非易辙不可?

张震康教授早在 1989 年就向世界医学界宣布:"中国口腔医疗卫生事业将可能像西方国家那样,私人牙医变得普遍并担任重要角色。"二十多年的历史轨迹对此做了最好最有力的注解。要想做一个好的"私人牙医",离不开一个好的诊所为平台,潮流使然,只能顺,不能逆。业内人都清楚:在诊所做一个"好医生",除了精益求精的临床技术外,还要学习经营管理,还要注力修身养性,还要思索外部世界。

俗话说"他山之石,可以攻玉。"口腔诊所的经营管理,确有一些自己的特色,要不,国外怎么会有那么多的文章、专著、讲座? 但追本溯源,大多来自其他行业的经营管理之精华。本书第一部分——"他山之石"介绍的就多是国外企业管理和诊所管理的经典。2002 年 8 月,我国"企业家教父"柳传志在国际管理科学学会(Academy of Management)年度大会上说:我们做的很多事情、形成的很多管理理念,都是从西方企业的实践中学来的,是从西方的管理学著作中学来的。2013 年,著名经济学家茅于轼先生在天则研究所成立 20 周年时撰文指出:"事实上,中国改革开放的成功离不开西方国家的帮助和影响。近百多年来我们所取得的进步,直接间接都和西方有关。"鉴于口腔医学教育不涉诊所管理,诊所开业医生也无暇系统学习经营管理,所以就有了"亚伯拉罕•马斯洛的'需求层次论'"、"亨利•罗伯特的'议事规则'"、"世界卫生组织的'手术安全核对表'"、"专业行为不当"、"风险管理"、"加拿大安大略省牙科协会的《医患沟通指南》"等篇章，供开业医生"带着问题学，活学活用、学用结合"。不敢做"立竿见影"的担保，起码可以多了解一些外面那"精彩的世界"。

　　古人箴言"修身齐家治国平天下"，内含"做事先做人"之道理，实为苦口良言。病人向医生表达感激之情时，常送镌刻着"仁心仁术"的匾幅，"心"位"术"前。晋代名医杨泉留有名言："夫医者，非仁爱之士，不可托也；非聪明理达，不可任也；非廉洁淳良，不可信也。"毛泽东更以白求恩为榜样，号召大家"学习他毫无自私自利之心的精神"，争取成为一个"大有利于人民的人"，做"一个高尚的人，一个纯粹的人，一个有道德的人，一个脱离了低级趣味的人，一个有益于人民的人。"苹果（Apple）公司前首席执行官史蒂夫·乔布斯（Steve Jobs，1955—2011）曾说过："苹果的基因中蕴藏着一个理念——只有技术是不够的。正是技术与人文的结合，才带来那些令我们深受鼓舞的成果。"环顾周遭，不难发现，诊所兴衰和经营者的素质密不可分。阅人阅事，思考琢磨，写下了"读书"、"宁静"、"宽容"、"韬略"、"交友"等篇，放在第二部分——"修身初试"里，与同道们共勉。

　　北京大学国家发展研究院周其仁教授在论述企业家使命时曾说，"企业家不是思想家、政治家、社会活动家，更不是专家、教授、学者。作为公民，企业家可以有自己的倾向，可以参与社会，但好比滴墨入海，影响有限。企业家最重要的是多为产业发展营造良好环境，多为企业改善小环境，把自己的企业做好做强。"在民营诊所领域浸润多年，学会了对周遭的人和事持"能改变的就改变，不能改变的就适应，不能适应的就宽容，不能宽容的就放弃。"（《瞭望东方周刊》记者孙春龙语）的态度。所以有了"耕耘好自己的'一亩三分地'"的主张，有了"做一个好医生"和"善待病人"的思考，有了"着意营造诊所文化"和"当一个名副其实的领导"的体会，有了"当一个名副其实的领导"和"稳步前行"的感悟……组合在一起，成了本书的第三部分——"浅思生虑"。不是"深思"，绝非"熟虑"，只望和同道们商榷，只求得同仁们指正。

　　特别需要强调的是：如果没有亲人的关爱、恩师的教诲、朋友的帮助、同道的启迪，这本书是不可能完成的；出版社编辑们的敬业精神和辛勤劳作，更是功不可没。限于篇幅，恕不一一列名示谢，愧疚之情，无以言状。

于秦曦

2016 年 3 月

加拿大多伦多

目 录
Contents

他 山 之 石

古人云：他山之石，可以攻玉。

我理解，"他山之石"可为国内外任何学科，

如管理学、经济学、心理学等等；

诊所管理是否"玉"，见仁见智，无关紧要，

只求触类旁通，裨益于诊所。

加拿大的牙科行业管理

经常有朋友问及国外的牙科行业管理。我深信，任何事情都有其存在的理由和自身的发展规律，牙科行业也不例外。通过加拿大安大略省的例子，可以了解牙科行业的"游戏规则"，更好地把握努力的方向，加强自律，维护和争取自身的权益。

概况

按照加拿大的法律规定，医疗卫生行业的监管属于省政府职责。加拿大的立法实行"代表立法制"，即由立法机构制订一般的条文，允许次一级机构（咨议会或董事会）制定法规和制度，作为法律条文的补充。据此，加拿大各省都有权制定与牙科有关的法律法规，尽管它们的名称和内容不尽相同。

在安大略省，对牙科实施监管的最新的法律是 1991 年通过，1994 年开始正式执行的《医疗卫生专业监管法》（Regulated Health Professions Act）。这个法律规定，安大略省皇家牙外科学院（Royal College of Dental Surgeons of Ontario, RCDSO）是安大略省的牙科行业管理机构，其职能是保证省内的牙医向广大公众提供高标准的牙科医疗服务。

简单的回顾

安大略省的第一部《牙科法》（Dentistry Act）是在 1868 年颁布和实施的。此前，提供牙科医疗服务的人既没有被认可的牙科教育资历，也没有被认可的临床工作能力。此《牙科法》的要点是：①提供牙科医疗服务的医生必须有行医执照；②牙科医生必须接受正规的大学专业教育。为了加强对牙医行业的规管，《牙科法》还决定成立 RCDSO，负责牙科医生的注册登记事宜，以及制订和实施牙科行业管理的条例和制度。从那时起，多伦多大学就承担起正规的牙科专业教育之责。

随着时代和环境的变迁，《牙科法》做过多次修订，直至新的《医疗卫生专业法》（Health Disciplines Act）在 1975 年生效和取而代之。《医疗卫生专业法》的监管范围包括了牙科学、医学、护理学、视力检验学和药物学等多个与医疗卫生相关的专业，每一个专业都有自己的皇家学院，有独立的董事会负责行业管理的日常工作。

医疗卫生专业法制概况

1.《医疗卫生专业法》《医疗卫生专业法》曾经做过三次比较小的修订。虽然这个法能够比较好地服务于广大公众，但到了 1982 年，当时执政的保守党政府认为，医疗卫生有 20 多个专业，在监管方面缺乏一致性。

为此,政府成立了医疗卫生专业法治检讨委员会(the Health Professions Legislation Review, HPLR),对整个医疗卫生行业的监管结构和工作进行系统全面的检讨。1989 年,HPLR 完成了省政府委托的工作,撰写了详尽的工作报告。1991 年,《医疗卫生专业法》被《医疗卫生专业监管法》(*the Regulated Health Professions Act*)所取代,后者涵盖了 21 个不同的医疗卫生专业,其中与牙科(dentistry)有关的专业还有牙科卫生学(dental hygiene)、义齿学(denturism)和牙科技工学(dental technology)。

1951 年,《牙科法》在修订的时候增加了牙科卫生师(dental hygienist)的内容,并授权 RCDSO 管理牙科卫生师。多年后,牙科卫生师的工作范围扩展到预防牙科学、牙周病学、矫正学和保存牙科学。到了 1981 年,两位牙科卫生师被遴选为 RCDSO 董事会的观察员,成为委员会中的正式成员。从 1994 年开始,牙科卫生师也有了自己的法治管理机构:安大略省牙科卫生师学院(College of Dental Hygienists of Ontario)。其后,假牙师和牙科技师也成立了各自的行业管理机构。

2.《医疗卫生专业监管法》 《医疗卫生专业监管法》(RHPA)在 1991 年 11 月 25 日通过,1994 年 1 月 1 日正式生效。其内容包括:

(1)总论部分 50 条,主要是卫生厅长、医疗卫生专业监管咨议局、医疗卫生专业上诉复核局和其他监管机构的责任和权力。

(2)第一部分是监管 21 个医疗卫生专业的法律文书,其中 4 个与牙科有关:牙科学、牙科卫生学、义齿学和牙科技工学。

(3)第二部分是医疗卫生专业监管程序规范,由 95 个条款组成,适用于各医疗卫生专业法。主要内容有:学院、注册登记、投诉、惩处、工作能力(经调查后转到工作能力部门进行审核)、上诉、复职、注册登记专员的权力、质量保障委员会、病人关系委员会,以及制订法规(第 18 条)和条例(第 38 条)的权力。

法治的基本原则是公开、公平、透明,它们也体现在牙科的法治上。在《医疗卫生专业监管法》中,至少有八个地方在叙述责任时更强调公开性:

- 卫生厅有制订和修订法规条例的权力。
- 各专业学院、医疗卫生专业上诉复核局和医疗卫生专业咨议局必须每年向卫生厅长递交年度工作报告。
- 增加各专业学院董事局和委员会中的公众代表人数。
- 大多数的董事局会议和惩处听证会向公众开放,使公众更容易得到有关学院依法监管的信息。
- 投诉委员会负责对医疗卫生专业人士的调查工作,不满意的病人可以提出要求,查阅投诉委员会的决议。

- 各专业学院有权处理机体上或精神上丧失工作能力的专业人士。
- 各专业学院有责任确保医疗卫生专业人士的工作能力在注册登记后与时俱进。
- 当受聘于专业学院的医疗卫生专业人士因专业行为不当或丧失工作能力被解聘时,需向专业学院呈交正式报告。

RHPA 中其他的重要内容:卫生厅的责任和权利:卫生厅的责任是"保证医疗卫生专业受适当的监管"。为了履行这个责任,RHPA 规定卫生厅长享有以下权力:

(1)了解,或要求专业学院董事会了解,地方上的或机构内的某医疗卫生专业的工作状况。

(2)要求专业学院董事会根据医疗卫生专业的法律,制订、修订或废除法规条例。

(3)要求专业学院董事会(在 60 天内)做任何卫生厅长认为是必要的或明智的事情(但此权力不能延伸至要求专业学院董事会做任何没有得到法律授权的事情)。

医疗卫生专业监管咨议局(HPRAC):医疗卫生专业监管咨议局是按照有关法律的规定而成立的,其职能是协助卫生厅长的工作。该局的成员由省议会指派,至少 5 人,不多于 7 人。这些人既不受雇于安大略省的公共服务部门,也非专业学院雇员,或曾为专业学院雇员。他们的薪酬和公务支出由卫生厅负责。

咨议局的责任是就以下事情向卫生厅长提出建议:

(1)未受监管的医疗卫生专业是否需要监管。

(2)已受监管的医疗卫生专业是否不再需要监管。

(3)修订 RHPA、医疗卫生专业的法律法规,或根据这些法律法规制订条例。

(4)专业学院的质量保障计划执行情况。

(5)任何卫生厅长交代的有关医疗卫生专业监管的事项。

咨议局还负责监督专业学院每一项与病人有关的计划的执行情况,尤其是与性行为不当有关的计划。

医疗卫生专业上诉复核局:组成人员不少于 12 人,不超过 20 人。他们既不是安大略省的公共服务机构工作人员,也非专业学院雇员,或曾为专业学院雇员。他们的薪酬和公务支出由卫生厅负责。

该局的责任是复核《医疗卫生专业监管法》所涵盖的各专业学院投诉委员会和注册登记委员会做出的上诉决定。

皇家牙外科学院的任务

根据《医疗卫生专业监管法》,安大略省皇家牙外科学院的任务是:

1. 根据《牙科法(1991)》、《医疗卫生专业监管规范》、《医疗卫生专业监管法(1991)》和相关的法规和条例，管理牙科专业和皇家牙外科学院成员。

2. 制订、发展和维持注册行医执照持有人的标准。

3. 制订、发展和维持牙科工作的计划和标准，保障牙科工作的质量。

4. 制订、发展和维持牙科知识和技能的标准和工作计划，确保皇家牙外科学院成员的工作能力与时俱进。

5. 制订、发展和维持皇家牙外科学院成员的专业伦理标准。

6. 制订、发展和维持工作计划，协助皇家牙外科学院成员履行《医疗卫生专业监管规范》和《医疗卫生专业监管法》规定的义务。

7. 在牙科专业事务中实施《牙科法》、《医疗卫生专业监管规范》和《医疗卫生专业监管法》，按照皇家牙外科学院的章程履行职责，行使权力。

8. 完成任何其他与牙科医疗卫生照顾工作有关的，学院董事会认为是必要的任务。

法治委员会

根据《医疗卫生专业监管法》的要求，学院设立七个承担法治责任的委员会。这些委员会分别是：常务委员会、注册登记委员会、投诉委员会、纪律委员会、工作能力委员会、质量保障委员会和病人关系委员会。下面是它们的组成和责任的简要介绍，详细内容可查阅原始法律文本。

1. **常务委员会（Executive Committee）** 常务委员会由主任、副主任和3位学院的遴选董事或指定董事组成。委员会中必须要有2位是省议会指定的董事会中的公众代表，其余3位是董事会的成员（即牙科医生）。

学院董事会主席担任常务委员会主任一职。

在学院董事会休会期间，常务委员会是董事会的全权代表，有权以委员会的名义处理需要立即予以关注的事情。它可以把某学院成员的问题转交纪律委员会或工作能力委员会，可以批准注册登记专员在事情还没有送达投诉委员会之前指派调查员进行调查工作。

2. **注册登记委员会（Registration Committee）** 注册登记委员会由2位董事会的牙科医生和1位董事会的公众代表组成。

注册登记委员会负责处理由注册登记专员送交委员会的，要求注册登记为学院成员的申请。当注册登记专员有理由怀疑申请人未符合注册登记条件时，或认为需要在向申请人发放的行医执照上附加条件和限制时，必须将这样的申请送交委员会处理。

所有注册登记专员建议拒发行医执照的申请必须送交委员会，对注册登记专业掌握的信息或采取的行动做出解释。对注册登记委员会有关拒发行医执照的决定,可向医疗卫生专业上诉复核局提出上诉。

3. **投诉委员会**(Complaints Committee) 投诉委员会有2位董事会的牙科医生代表,2位董事会的公众代表和2位非董事会成员的牙科医生。

委员会主任可以从委员会成员中挑选至少2位牙科医生和1位公众代表成立一个工作小组来处理特别的投诉。

委员会工作小组的任务是对已经在学院立案,针对某牙科医生的行为提出的投诉进行调查研究。为此,工作小组要检讨牙科医生送交的资料,以及任何有关的文件和记录。

投诉委员会无权做出要求当事人以任何形式赔偿或退款的决定,只有法庭才有权做出这样的决定。假如病人或医生不满意投诉委员会的决定,可以通过医疗卫生专业上诉复核局启动重审机制。

4. **纪律委员会**(Discipline Committee) 纪律委员会由4位董事会的牙科医生、5位董事会的公众代表和5位非董事会的牙科医生组成。

纪律委员会主任可以从上述14位委员中挑选至少3位,不超过5位成员组成一个工作小组,其中必须要有2位公众代表。

该工作小组负责举行听证会,处理由投诉委员会或常务委员会针对某学院成员的专业行为不当或能力不足而送交的指控,做出决定。

为学院工作的律师提交支持指控的证据,为医生辩护的法律代表提交辩护证据。所有证据都要在诚实宣誓后陈述,整个过程都要有一字不差的文字记录。

假如专业行为不当是对病人进行性侵犯,该学院成员就要向学院偿还为病人治疗和会诊提供的资金,或签署保证偿还这些费用的证书。纪律委员会的听证会是向公众开放的,除非另有指令。纪律委员会工作小组的决定被上诉后要接受法庭的听证。

5. **工作能力委员会**(Fitness to Practise Committee) 这个委员会有1位董事会的牙科医生,1位董事会的公众代表和1位非董事会的牙科医生。

委员会的责任是决定某学院成员的机体或精神状态是否受到伤害,或是否有可能伤及病人。

除非另有指令,工作能力委员会的听证会应该向公众开放。委员会决定被上诉后要接受法庭的听证。

6. **质量保障委员会**(Quality Assurance Committee) 委员会由2位董事会的牙科医生,1位董事会的公众代表和2位非董事会的牙科医生组成。

这个委员会的责任是制订质量保障制度,确保学院成员保持应有的工作能力,使他们的知识和技能在其整个专业生涯中与时俱进。

7. 病人关系委员会（Patient Relations Committee） 委员会由 1 位董事会的牙科医生，2 位董事会的公众代表和 2 位非董事会的牙科医生组成。

该委员会负责制订和修订制度和措施，处理和预防学院成员的性侵犯行为。委员会还管理用于治疗和会诊遭到性侵犯的牙科病人的资金。

常设委员会

除了按照《医疗卫生专业监管法》的规定所设立的七个委员会外，RCDSO 还有五个常设委员会，它们是：

- 审计委员会（Audit）
- 财务、资产和行政委员会（Finance，Property and Administration）
- 法律和立法委员会（Legal and Legislation）
- 沟通委员会（Communication）
- 专业责任委员会（Professional Liability）

尽管《医疗卫生专业监管法》并没有要求设立这些委员会，但是这些委员会在学院的日常工作和服务中发挥着重要的作用。

学院的法规

《医疗卫生专业监管法》授权负责各专业监管的学院制定法规的权力。

有关学院行政管理和内部事务的法规涉及董事长、副董事长和常务委员会成员的选举、召集会议的程序、董事会成员的津贴标准和高级员工聘请等。

学院负责制订的法规还包括某些委员会的制度和安大略省皇家牙外科学院伦理学行为规范。

亚伯拉罕·马斯洛的"需求层次论"

简介

需求层次理论（Hierarchy of Human Needs）是美国著名心理学家亚伯拉罕·马斯洛（Abraham Maslow，1908－1970）提出的。

按马斯洛的理论，人人都有需求，依层次分，有生理需求、安全需求、社交需求、尊重需求和自我实现需求五种。马斯洛认为，个体成长发展的内在力量是动机，动机受需求驱动，需求的紧迫性与激励作用有关，不同层次的需求及满足，决定了个体人格发展的动力和境界。

五种需求

1. 生理需求 这是人类维持自身生存的最原始最基本的需求，包括食物、水、空气、住房、医疗、性及其他生理性需求，概括来说，就是饥有所食、寒有所衣、住有所居、病有所医、老有所养。如果生理需求得不到满足，生存就

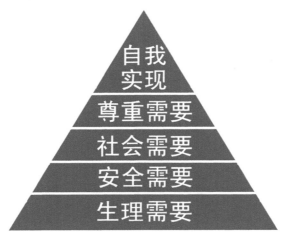

马斯洛需求层次理论

成了问题。这类需求的级别最低，在转向较高层次的需求之前，这类需求先要得到满足，例如，一个人在饥饿时不会对其他事物感兴趣，他的主要动力是得到食物。马斯洛认为，只有这些最基本的需求满足到维持生存所必需的程度后，其他的需求才能成为新的激励因素，这时，此类需求也就不再成为激励因素了。

2. **安全需求**   安全需求包括健康安全、生活稳定、职业保障、财产所有、免于灾难等，概括来说就是生活有保障，没有后顾之忧。在马斯洛看来，人的机体就是一个追求安全的结构，感受器官、效应器官、智能及其他功能之主要作用就是确保安全。安全需求是生理需求得到满足后最迫切的需求，这种需求没有得到满足之前，更高层次的需求不会提到议事日程上，而一旦相对满足后，也就不再成为激励因素了。

3. **社交（爱与归属）需求**   社交需求也叫归属与爱的需求，包括对友情、爱情，及隶属关系的需求，对来自家庭、团体、朋友、同事的关怀、信任、理解、爱护和温暖的渴望，概括来说就是家庭成员之间的关爱、朋友之间的友谊、公民之间的和睦。社交需求比生理和安全需求更细微、更难捉摸，与生理特征、个人性格、教育背景、社会经历、生活区域、民族习惯、宗教信仰等都有关系，难以察觉，无法度量。当生理需求和安全需求得到满足后，社交需求就会突现出来，产生激励作用。

4. **尊重（尊严与自尊）需求**   尊重需求既包括自己对成就或自我价值的个人感觉（自尊），也包括他人对自己的认可与尊重（他尊），还包括对权力的需求，概括来说就是得到社会的尊重、实现自己的社会属性、成为一个"公民"。人人都希望自己有稳定的社会地位，希望个人的能力和成就得到社会的承认。马斯洛认为，尊重需求得到满足，能使人对自己充满信心，对社会满腔热情，体验到自己活着的用处和价值。但尊重需求很少能得到完全的满足，所幸的是，基本满足就可产生推动力。

5. 自我实现需求　此为最高等级的需求，包括道德、创造力、自觉性、公正度、解决问题的能力、接受现实的能力等。它是指在不受胁迫和没有外部压力的情况下，自由地做自己喜欢的事情，完成与自己能力相称的任务，最大限度地发挥个人的能力，达到自己设定的目标，实现个人的理想和抱负，使自己成为自己所期望的人物。这是一种创造性的需求，意味着对生活的充分、活跃和忘我的体验。

上述五种需求可分为两级，生理、安全和社交需求属于低一级的需求，通过外部条件可以满足；尊重和自我实现需求属高级需求，要通过内部因素才能满足，而且是无止境的。

需求层次论的意义

第一，人是有多种需求的。同一时期，一个人可有几种需求。但某一时期只有一种需求占支配地位，对行为起决定作用，其他需求处于从属地位。至于是否每个人都有自我实现需求，目前尚有争议。

第二，人的需求是逐层上升的。五种需求从低到高，按层逐级递升。一般来说，某一层次的需求相对满足后就会向高一层次发展，追求更高层次的需求就成为行为的动力，获得基本满足的需要就不再是激励力量。但次序不是完全固定的，受客观环境变化的影响，需求可能跳跃，可有例外。

第三，各层次需求相互依赖和重叠。高层次的需求发展后，低层次的需求仍然存在，只是对行为影响的程度大大减小，任何需求都不会因更高层次需求的发展而消失。

第四，需求层次越高，越难满足。满足高级需求比满足低级需求要有更多条件，而且人对满足高级需求的愿望，往往比对满足低级需求的愿望更强烈。

第五，行为是由优势需求决定的。但是人的主观能动性不容忽视，通过思想教育可以改变需求层次的主次关系。

需求层次论在口腔医疗的应用

用需求层次论来指导口腔诊所的人力资源管理，我们就可以理解，当员工的温饱问题还没有得到妥善解决的时候，对他们提出更高的要求是不现实的。考虑到安全需求的激励作用，管理人员就应该强调有关人身安全（设备保养维修）和健康安全（消毒灭菌）的规章制度，杜绝任何形式的风险。当社交需求成为主要激励源时，诊所应组织体育比赛和集体聚会等活动，支持和赞许同事间的交往,建立温馨和谐的人际关系。诊所应关心员工的尊重需求,为他们提供获得成就、名声、地位和晋升的机会,如表扬、奖励、发表文章、参加会议等等。说实在的,大多数牙医都希望开办属于个人的诊所,这也是实现自我的一个具体表现形式。但也确实有不少优秀的牙医,将医疗技术的提升与个人生活精彩视为事业和生活重要内容,并不十分看重开办拥有100%产权的诊所,更加倾向于采取合作或占有部分股权的方式在诊所里工作。这些员工解决问题能力强,自觉性高,善于独立处事,是诊所难得的人力资本。诊所应对他们委以重任,让他们施展才华。

在诊所的市场营销中,需求层次论告诉我们,需求不同的病人对诊治服务的要求就不一样,即不同的产品/服务满足不同的需求层次。

1. 生理需求→满足最低需求层次的病人 病人关注的是"这里提供的服务确实是口腔医疗服务",只要求最简单的诊治服务,选择价格最便宜的诊所。

2. 安全需求→满足注重"安全"的病人 病人关注的是"这里提供的口腔医疗服务质量好",要求优质服务,在价格相差不是很大的情况下选择质量较好的诊所。

3. 社交需求→满足对"交际"有要求的病人 病人关注的是"这里的提供的口腔医疗诊治对交际的影响",比如牙齿的颜色、光泽、外形,甚至对容貌的影响,对收费标准不特别看重。

4. 尊重需求→满足要"得到别人认可"的病人 病人把口腔医疗服务当作一种身份的象征,要最有名气的诊所和医生,甚至连价格的高昂都成为他们选择的理由。

5. 自我实现→满足注重口腔医疗服务对生活的影响的病人 病人看重的是口腔医疗服务中的人文内涵,与诊所和医生有共同的理念,不在乎收费,但不追潮流不赶时髦。

经济学理论告诉我们,"消费者愿意支付的价格≌消费者获得的满意度"。也就是说,对口腔医疗服务来说,病人需求的层次越高,能够接受的价格水平就越高,对诊所的忠诚度越高。市场竞争有这样一个原则,越低端越激烈。低端市场中消费者的需求层次比较低,竞争是以价格作为支点的。当病人缺乏高层次的需求,感觉不到高层次"满意"的时候,愿意支付的价格当然也只会处于低水平。在这样的竞争中,行业的利润非常微薄。中国的口腔医疗市场庞大、复杂、不成熟,各种经营方式都有生存空间。摆在行业从业人员面前的严峻挑战就是如何准确定位,怎么样确定服务对象的层面,采取什么样的诊治服务方式,最大限度地让这个层面的病人满意。在这方面,马斯洛的需求层次论不无指导价值。

亨利·罗伯特的"议事规则"

简介

会议，是牙科诊所内部员工沟通的主要形式之一，如员工会议、早会、月度工作会议、病历讨论或病例汇报等等。很多诊所管理者对开会很感"头疼"，原因是主题不明、无话可说、老调重弹、内容跑题等，更严重的是会后的执行力很低。由此看来，怎么样把会开好，大有讲究。

古今中外，只要有人类活动，就免不了要开会。有的人还以开会为职业呢！国外的国会"议员"，实际上就是"以开会议事为职业的人"。开会，无非就是一群人聚在一起，以某件（或某些）事情为题，通过商量和讨论，得出比较统一的看法，便于大家齐心协力，把事情做好。其实，开会的过程就是一个沟通的过程，沟通顺畅，会就开得好，诊所的工作就会事半功倍，反之亦然。

美国人崇尚自由，但美国人开起会来却是一板一眼的。说到开会的规矩，世界上恐怕没有人比得上美国人的规矩大了，他们有一本厚厚的开会规则——《罗伯特议事规则》。

100 多年前，美国军队里有一位名叫亨利·马丁·罗伯特（Henry M. Robert，1837—1923）的中尉主持一个会议，因双方意见严重分歧，会议开得一塌糊涂。有鉴于此，经过几年努力，他在 1876 年 2 月 19 日写出了一本议事规范 *Pocket Manual of Rules of Order for Deliberative Assemblies*，简称《罗伯特议事规则》（*Robert's Rules of Order*）。1901 年，罗伯特从陆军将军之位上退役，专事议事规则的编撰事业。到 2000 年，此书已出第 10 版。

其实，在此之前，美国国会曾制定过议事规定，国会议事厅鲜有打斗的火爆场面出现，跟有礼得体的议事行为准则有很大关系。美国参议院建立之初制定的 20 条规定中，10 条是与行为举止有关的，如礼貌得体、保持君子风度等。美国第三任总统托马斯·杰弗逊（Thomas Jefferson，1743—1826）在 1801 年撰写的《议事规则手册》（*Manual of Parliamentary Practice*）就特别强调文明议事，他像告诫小学生一样，要求议员们不得在别人发言期间发出嘘声、咳嗽、吐痰、讲话、耳语；也不得站起走动影响其发言等等。

追溯更早的历史，英国议会在 1689 年曾发行过一本手册，名为《议会》（*Lex Parliamentaria*），罗列了三十五部当时的议事著作，其中不乏至今依然闪光的议事规则。后来，罗伯特在撰写议事规则时就参考了此手册。

"罗伯特议事规则"被广泛用于政府、企业、NGO 的议事活动，是经典、全面、权威的议事规则。此规则通过一系列规范，保障了会议程序的效率，使各种意见有条不紊地表达出来，压制冲动，求同存异。它蕴涵着丰富的理念：法治、民主、权利保护、权力制衡、程序正当、程序竞争、自由与制约、效率与公平等等。

《罗伯特议事规则》一书不空谈理念，而是把理念融汇在规则之中，用平实而严密的语言陈述规则。实际上，该书成了会议有效进行的操作手册，为不同群体之间交换意见、求同存异、达致和谐提供了约定俗成的一套做法。规则中的理念和原则，业已成为美国人的常识和习惯，不但成了各类组织机构的议事规则，也是透明、高效、制衡的公司治理的基石，是自由市场和企业责任的保证。

1917 年，孙中山（1866－1925）写成《民权初步》，原名就是《会议通则》。此书除了取材于亨利•马丁•罗伯特的《罗伯特议事规则》外，还参考了美国女权运动者沙德女士（Harriette Lucy Shattuck，1850－1937）的《妇女议事规则》（*Women's Manual of Parlimentary Law*）。据著名教育家蒋梦麟（1886－1964）回忆，1911 年辛亥事起，孙中山从美国经欧洲返回中国，临行之时，特地叮嘱他和近代资产阶级革命家刘成禺（1876－1953）把《罗伯特议事规则》译成中文，"并说中国人开会发言，无秩序，无方法。这本书将来会有用的。"但蒋、刘二人有辱使命，最后还得孙中山亲自翻译。全书共五卷、二十章、一百五十八节，分别讨论了集会、动议、修正案、动议之顺序、权宜及秩序等事项。孙中山在"序"中指出，集会是"民权发达之第一步"，所以他写作此书，教国民怎么开会，希望这些开会的规则，能够"遍传之于国人，使成为一普通之常识。"

世人评论，孙中山的建国三书中，《民权初步》排名第一。胡适（1891－1962）高度评价《民权初步》，认为其重要性远胜《建国方略》与《三民主义》。他说："我对孙中山先生的强调使用议会程序的号召，实有由衷的敬佩。孙先生把一种议会规则的标准本，译成中文，名之曰《民权初步》。我完全同意他的看法，议会程序，实在是实行民权政治的'初步'。"

难怪有人说，英语民族搞政治的优越之处，就是他们会开会、认真开会、坚决实行开会所得出的决议案，他们在政治上的最大武器就是由此而来的"团队协作"（teamwork）。

规则

任何事情都必须有规则。从本质上讲，开会就是协商，但必须要讲规则、讲程序、讲议程，先把这一套东西确立好，大家才能平等地坐下来谈，才能有结果。换句话说，对公共生活建构而言，"怎么说话"比"说什么话"更为重要，即说话需要遵守的规则，优先于说话的内容，"规则比观点更重要"。

世界上没有最好的，绝对正确的规则，但必须知道我们追求什么样的原则，什么样的精神，它们正是议事规则的精华和意义所在。"议事规则"的原则如下：

- **平衡原则**：保护各种人和人群的权利，既包括多数人，也包括少数人，甚至每一个人，即使那些没有出席会议的人。
- **制约领导人权力原则**：领导人受集体之托，享有权力，但集体必须保留一部分控制事务的权力，避免领导人权力过大，将个人意志强加于集体。
- **多数原则**：多数人的意志将成为总体的意志。
- **辩论原则**：所有决定必须经过充分和自由的辩论协商之后做出。
- **集体意志自由原则**：最大限度地保护集体自身，保护和平衡集体成员的权利，然后依照自己的意愿自由行事。

罗伯特议事规则的内容非常详细，包罗万象，有会议主席的规则，有会议秘书的规则，有普通与会者的规则，有提出和表达不同意见的规则，有辩论的规则，有表决的规则等等。例如，对话过程中，发言者机会均等；表述过程中，其他参与议事者不能打断其发言；发言不能偏离当前议论的议题；不能人身攻击，不应质疑他人的动机、习惯或偏好，只能就事论事。

在美国，大至国会法院，小至班级小组，会议是不允许争吵的，表达不同意见时要向会议主持者说话，不能向对手"叫板"，发言不能拖堂延时，不能强行发言，不能在别人发言的时候插嘴打断。下面介绍的是部分具体规则：

- **同时只能有一个议题**：一个提议被提出后，该提议所包含的事务则为当前唯一有效的议题，必须在它得到解决、或经一致同意被搁置后，才能进行下一个议题。
- **意见相左的双方应轮流得到发言权**：如有多人同时要求发言，主席应询问他们支持的是哪一方的观点，持与上一位发言人相反观点的人有发言优先权。
- **主持人必须请反方表决**：正、反两方的意见需分别表决，缺一不可。即使正方表决已达表决额度的要求，仍然要再请反方表决。
- **禁止人身攻击**：脱离议题的发言必须受制止，禁止人身攻击，禁止使用辱骂或讥讽的语言。
- **辩论必须围绕当前待决议题**：如发言与议题无关，其他与会成员已对此反感，其发言应得到制止。
- **拆分议题**：如一个待决议题可被分为若干小的议题，而且与会成员倾向于就其中小的议题分别讨论，可将议题拆分。
- **同一个议题不再讨论**：在一届会议期间，一旦对某一议题做出决定，该议题就不能再次讨论，除非发生特殊情况。

用简单的话语回答"罗伯特议事规则是什么?"之问:往浅里说,它就是个开会的办法;往深里说,它是适用最广的议事规则典范。

罗伯特议事规则最核心的机制是妥协。它在本质上是要求与会者尊重规则和程序,学会妥协,为利益纷争提供一个理性平和的解决平台。正如罗伯特本人所言:"这个规则就是要让强势一方懂得,他们应该让弱势一方有机会自由完整地表达自己的意见;也要让弱势一方明白,既然他们的意见不占多数,就应该体面地让步,把对方的观点作为全体的决定来承认,积极地参与实施,同时他们仍有权利通过规则来改变态势。"

实践

自"罗伯特议事规则"问世以来,世界各国相继仿效,影响甚大。

1989年冬天,瓦茨拉夫·哈维尔(Václav Havel,1936—2011)等捷克知识分子在布拉格成立"公民论坛"时,他亲手制定了与"罗伯特议事规则"有许多相似之处的《对话守则》,译成汉语不足百字:①对话目的是为了寻求真理,而不是为了竞争;②不作人身攻击;③保持主题;④辩论时用证据;⑤不要坚持错误不改;⑥要分清对话与只许自己讲话的区别;⑦对话要有记录;⑧尽量理解对方。

2013年5月,美国前国防部长唐纳德·拉姆斯菲尔德(Donald Rumsfeld)出版了一本新书,名为《拉姆斯菲尔德规则:商界、政界、战争和生活中的领导力教程》(*Rumsfeld's Rules*:*Leadership Lessons in Business*,*Politics*,*War and Life*),书中有专门介绍"开会之道"的内容。虽然他认为,"在最坏的情况下,会议既无用又无聊",但他也指出,"组织得当的会议是很有价值的——甚至是不可或缺的",因为会议就是"汇聚一个组织的集体智慧和知识,使管理者更容易从团队那里学到他所不了解的东西,并向在场所有与会者同时提供指导。"

那么,如何把会议开好呢?拉姆斯菲尔德建议:首先,要考虑的是究竟有没有必要召开会议,要召开会议的话,务必明确有一些东西要交流,或有东西要群体学习;第二,决定举行会议时,一定要避免绕圈子;第三,对邀请哪些人参加会议要非常注意,别把会议规模弄得太大;第四,会议要按时开始,按时结束;第五,要鼓励别人陈述他们的观点,要努力培养一种能让与会者畅所欲言的文化,即便这些观点会令人感到不快。只要他们的意见中肯而有建设性即可;第六,遇到准备不足、传达信息不着边际等情况时,与其浪费时间,不如中断会议,让大家充分准备后再重新开会;第七,会议是发现一个组织是否受群体盲思影响的好地方,当与会者"意见一致""没有分歧"时,说明该组织已经到了要有更多不同声音,要展开更多辩论的时候;最后,结束会议时要总结重点和要点,务必让所有参加会议的人都清楚地了解将采取什么行动以及谁是负责人；最好再提出"还有什么别的问题吗？"或者"我们漏了什么？"之类的问题。

但是，近年来，会议的效能越来越引起了人们的质疑。英国调研公司 Consumer Intelligence（消费者信息情报）的 CEO 伊恩·休斯（Ian Hughes）发现，公司的会议至少有一半都是在浪费时间，所以他改写了规则。现在，如果某人要安排会议，他必须向每一个受邀参会的人讲出理由；如果觉得这个会没有成效，与会者可以中途离场。

比利时弗拉瑞克商学院（Vlerick Business School）组织与管理学副教授拉尔夫·韦策尔（Ralf Wetzel）就说："每周，甚至每天的会议都在增加，大家对开会都真的感到厌烦了，但经理们却不知道如何改变这种会议文化。"他指出，那些担心失去控制力，不信任自己下属的老板，常常会安排很多会议来事无巨细的管理每一项决定，会议室成了经理与其团队沟通交流的唯一渠道。

位于英国伦敦城外的管理咨询公司 That People Thing 的首席执行官布莱尔·帕默（Blaire Palmer）指出，"经理们没完没了的忙于开会，却没有完成任何实际工作，他们对开会上瘾了，如果不开会，他们真还不知道自己该做什么。"他采取的解决之途很简单：

（1）让员工自己去完成任务，不是通过开会实施微观管理；

（2）只邀请最关键的人；

（3）跳过冗长的现状汇报环节；

（4）解决问题，达成解决方案。

有人还在会议方式上下功夫，例如，美国旧金山一家开发辅助项目管理软件的公司 Gigwalk 的 CEO 大卫·黑尔（David Hale）规定：开会时所有人都站着；时间决不超过 15 分钟；会议内容是每个人叙述已经做的事情、要做的事情、将会遇到的困难、将要采取的措施。看来，开会议事还真是一件非认真对待不可的事情呢。

回过头来看看我们。虽然孙中山早早就向国人介绍了"罗伯特议事规则"，可是，说归说，做归做。我们开会议事常会"老板说了算"，结果，好一点是各执己见，次一些的是阳奉阴违。所以，搭建一个规范的议事平台，学会制衡和妥协，就显得格外重要。

口腔诊所也免不了要开会。早会，主要是总结前一天的工作（病人人数、接诊情况、病人异动汇报）、安排当日的工作（病人预约、回访及就诊安排）、通报特殊事件（培训信息、医疗器材消耗通报等），通常不宜超过 15 分钟，应该长话短说，只谈工作，不究原因。月度工作会议，最好安排在上个月工作结束后进行，由各岗位的管理者及员工通报工作进展，总结已完成的工作，计划和安排下个月的工作，会议应有记录，讨论内容应落实到具体责任人。

口腔诊所麻雀虽小，五脏俱全，面临的问题极之繁杂，需要通过各种各样的会议来解决，这就更加需要一套比较完善的"议事规则"，以求快速高效地处理好与诊所生存和发展有关的事情，确保诊所长久地保持可持续发展状态。由此看来，只要对罗伯特规则有一个初浅的了解，诊所的朋友们都会采用的，谁不愿意提高议事的效率啊！

乔治·布什的"权力笼子论"

事由

最先提出"把权力关进笼子"的人是美国前总统乔治·布什（George Bush）。他在 2004 年美国国庆典礼上发表演讲时说："人类千万年的历史上最可珍贵的不是令人炫目的科学技术，不是大师们浩瀚的经典著作，不是政客们天花乱坠的演讲，而是实现了对统治者的驯服，把统治者关进了笼子。我现在就是站在笼子里对你们说话。"

由此，人们就会提出问题：什么是权力？为什么要把权力关进笼子？用什么笼子来关权力？

权力趋向腐败

从学理上讲，"权力"就是强制力和支配力。

西方最早论及权力的著作是意大利政治家和思想家尼科洛·马基雅维里（Niccolò Machiavelli，1469—1527）的《君主论》（*Il Principe*，1513 年成书）。作者主张，为了达到自己的统治目的，不要怕留恶名，要敢于使用暴力手段解决那些不用暴力解决不了的事。在守信义有好处时应当守信义；当守信义反而对自己不利，或者原先守信义的理由已经不复存在时，任何一位英明的统治者都绝对不能，也不应守信。《君主论》还告诫："必须学会将这种品格掩饰好"，混充善者，敢做口是心非的伪君子。难怪后人说，马基雅维里写了一本"恶棍手册"，居然冒天下之大不韪，公开宣称，纵使是英明君王的权力，其本质也是"恶"的。

18 世纪，法国启蒙思想家查理·路易·孟德斯鸠（Charles de Secondat, Baron de Montesquieu，1689—1755）提出"人非天使"的著名论断。他指出，权力的本性是由人的本性决定的，人非天使，由人行使的权力当然也不是"尤物"。他在《论法的精神》（*De l'esprit des lois*）中告诫人们："一切有权力的人都爱滥用权力，这是万古不变的经验。有权力的人使用权力，一直到有界限的地方才会休止。

更早一些，希腊哲学家亚里士多德（Aristotélēs，公元前384年—公元前322年）在《政治学》（*Politica*）中也曾提醒人们："把权力赋予人等于引狼入室，因为欲望具有兽性，纵然最优秀者，一旦大权在握，总会被欲望所腐蚀。"他还说，一个人在没有权力时是非常希望得到权利的；但他一旦掌握了权力，就会热衷于巩固权力、享用权力，不择手段地剥夺别人的权利。

看先哲的论述，顿有醍醐灌顶之感，原来权力有如此强烈的独占性、排他性和扩张性，是如此之恶！

再琢磨，似乎语焉不详。权力究竟坏在哪里？这就必须提及大家都知道的名言："权力趋向腐败，绝对权力绝对腐败"。

1887年4月5日，英国著名的道德家、理论家和历史学家约翰·埃默里克·爱华德·达尔贝格·阿克顿勋爵（Lord John Emerich Edward Dalberg Acton，1834—1902）写信给他的老同学、英格兰教堂主教曼德尔·克赖顿（Bishop Mendel Creighton，1843—1901），畅谈政治格局，纵论天下大势，讨论宗教改革时期教皇制度的历史。信中，此句赫然在目：Power tends to corrupt, and absolute power corrupts absolutely。译成中文就是"权力趋向腐败，绝对权力绝对腐败"。

把权力关进制度的笼子

权力，意味着唾手可得的机会，用之不尽的钱财，随心所欲的行走，特殊保障的安全……对这一切，实难抗拒。心理学研究结果也显示：人性中有一种追求控制他人的权力之欲望，有一种希图操纵他人的冲动，不仅自己的事要自己做主，还常想把别人的事当成自己的事来"做主"。这个世界，有些人与世无争，遇事不慌，自得其乐，自我满足，不在乎人家"平凡、庸俗"之类的评说。但也确实有那么一些人，指挥人、控制人、玩弄人的欲望特强，他们习惯于"或策划于密室，或点火于基层"，陶醉于此，其乐无穷。无数事实证明，权力可以满足人的虚荣心，提高人的自信心，完善人的自我形象，成为趋之若鹜的"香饽饽"。

人一掌权，就会有攀龙附凤者，一方面吹捧造神，一方面曲意庇护，形成一个只知敌我、没有是非的帮派，为所欲为，无法无天。难怪有人说：权力能产生快感，与吗啡无异。没有权力时，人性未泯，善良尚存，知道什么事可做，什么事不能做。有了权力，道德底线就会突破，腐败接踵而来。所以，任何人只要涉及权力，都要格外警惕。

权力能够"令无数英雄竞折腰"，说明它有着巨大的诱惑力，单靠个人的修身养性，显然是与虎谋皮。解铃还得系铃人，可以囚禁权力的只有权力创造者。行文至此，还须引用孟德斯鸠的另一名言："权力要靠权力来制衡。"换言之，制衡权力的权力，必须至少是对等的权力，大权力可以制衡小权力，小权力不可能制衡大权力。所以要明确提出："把权力关进制度的笼子里"。不把权力关进笼子，人们就无法摆脱被羞辱和被奴役的命运；不是人们把权力关进制度的笼子，就是权力把人们关进暴力的笼子。

制度包括两层含义：浅层，是指规章守则，即那些说在嘴上、写在纸上、贴在墙上的条条款款；深层，是指能保证这些条款实施的组织体系，即决策权、执行权、监督权之间能相互制衡并相互协调的权力结构。

在这方面，古人的智慧足以令今人汗颜。孟德斯鸠早就提出，人必须有外在的制约，否则，就会从"必要的恶"转向"必然的恶"。

走笔至此，顺便提一提"蓝斯登原则"似乎不无助益。该原则由美国管理学家蓝斯登提出，非常简单："在你往上爬的时候，一定要保持梯子的整洁，否则你下来时可能会滑倒。"它言简意赅地道出了爬高时梯子所应具备的条件：一是梯子要完整，每一级都不能有缺损，否则，爬在半空中，由于某一级的隐患，就可能栽下来；二是梯子的摆放要平整，如果急欲上爬，疏忽大意，梯子歪靠着，或虚立一脚，就有随时倾斜而倒的可能。蓝斯登把一个人社会地位的升迁，用从梯子往上爬这样生动形象的比喻来加以阐述，通俗易懂。社会像一架无形的巨大梯子，每个人都处于梯子的某一级。在攀爬中，急速爬高的人，往往会踏在别人的肩膀上，不顾别人是否被踩痛、踩死。踏着别人的肩膀上去，损人利己是不洁的。任何一个人，不管爬得多高，最后都是要"下来"的。倘若在爬高中没有保持梯子的整洁，下来时就可能滑倒；且爬得越高，摔得可能越惨。

其实，相似的教诲并不鲜见。美国富豪洛克菲勒（John D. Rockefeller Sr.，1839—1937）曾告诫自己的子孙："走上坡的时候要对别人好一点，因为你走下坡的时候会碰到他们。"英国历史学家帕金森先生（Cyril Northcote Parkinson，1909—1993）也在《管理艺术精粹》一书中说："大多数组织在结构上像一座金字塔，当一个人向金字塔顶端爬去的时候，最重要的岗位会越来越少。因此，一个新近被提升的管理者，一定要特别谨慎小心。首先，他从前的大多数同事深信自己应该得到这个职位，并且为自己没有得到它而不快。但特别重要的是：一个被提升的管理者必须想尽办法表现出谦逊和不盛气凌人。他一定不要忘记他以前的共事者。"

社会上，绝大多数有关职业的建议，都是教人如何出人头地，如何往上爬，获得更高的头衔和职位。对许多事业心强人而言，升职是对他们努力工作和卓越成就的应有的认可。但也有不少明智的职场专家表示，有很多理由接受升职，同样也有很多的理由拒绝晋升机会。他们建议，不该仅仅关注金钱和地位，还应考虑到其他的一些因素。

对我们的启迪

诊所，毕竟是一方领地，"老板"（其实，这个称谓本身就有点不伦不类）在这个势力范围之内毕竟是"说一不二"的人物，尽管权力不大，行使起来也有满足感，也不乏快感。既然掌握着一定的资源（虽然有限），管着一众员工（虽然不多），那就并非没有"利用职务之便，牟取职权以外的利益，或做出违反社会道德行为"的可能。公平地讲，民营诊所经营者发生贪污受贿等物质腐败的可能性不大，但"自利意识无限放大"的现象并不罕见，"利用权力获取额外利益和特权利益"的情况也时有发生。只不过，这些事情没有得到公众的注意，没有引起人们的重视，没有唤起大家的警惕，反而或被视为正常，或用"不得已"搪塞。从这个意义上来说，诊所也要有"把权力关进笼子"的自觉性和紧迫性。

"把权力关进笼子"是所有善良人的愿望，但是权力这只野兽贪婪、暴虐、狡猾、诱人，还有极大的排他性，把它关进笼子绝非易事。这个话题挺沉重，却都是通过小事体现出来的。笔者的一位好友经营诊所，规章制度相当完善。一次，清洁工的助动车被盗，无法胜任多地兼职，陷入困境，遂提出困难补助申请。但诊所无此制度，不能坏了规矩。好友个人赠送车资八成，留二成发动员工捐助。好友借此重申制度之神圣，任何人不得违反，负责人也不例外，同时宣扬团队之友爱，收奇效。

阿尔伯特·汉姆弗雷的"SWOT 分析法"

简介

SWOT 分析法（SWOT Analysis）又称态势分析法，或强弱危机综合分析法。这个分析法是美国管理学家和经济学家阿尔伯特·汉姆弗雷（Albert S. Humphrey，1926—2005）在 20 世纪 80 年代提出的。

SWOT 分析法把一个组织的内外环境中存在的优势（strengths）、劣势（weaknesses）、机遇（opportunities）和危机（threats）结合起来分析，明确该组织在竞争中所处的定位，制订适合本组织实际情况的经营战略和策略。

SWOT 分析法具有显著的结构化和系统性特征。就结构化而言，汉姆弗雷提出了具有不同分析意义的结构矩阵，强调从结构分析入手，对企业的外部环境和内部资源进行分析。SWOT 方法的重要贡献，在于用系统的思想，对这些看似孤立的因素进行综合分析，使企业战略计划的制定更加科学和全面。

全面理解企业竞争战略的概念，它应该是"能够做的"（即强项和弱项）和"可能做的"（即机会和威胁）两者的有机组合。对任何一个企业来说，制定计划的基本思路应该是：发挥优势因素，克服弱点因素，利用机会因素，化解威胁因素；考虑过去，立足当前，着眼未来。

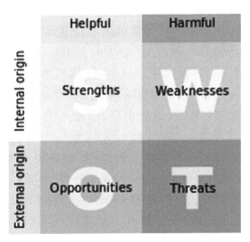

SWOT 分析法

现在，SWOT 方法被广泛用于企业战略研究和竞争分析，它具有分析直观、使用简单的优点，即使没有精确的数据支持和更专业化的分析工具，也可得出有说服力的结论。

应用 SWOT 分析法时，必须遵守以下规则：

- 必须对企业的优势与劣势有客观的认识；
- 必须区分企业的现状与前景；
- 必须考虑全面；
- 必须与竞争对手进行比较；
- 尽可能简洁，避免复杂化与过度分析。

实际运用 SWOT 分析法的时候，这四种因素的表现往往不是均等的，根据各因素的显著性和重要性，制定的战略也就有一定的倾向性，如：

优势 - 机会（SO）战略：这是发展企业内部优势和利用外部机遇的战略，是理想的战略模式。当企业具有特定优势，外部环境又为发挥此优势提供了有利机会时，可采用该战略。例如：当企业的产品所占的市场份额扩大、产品市场前景好、供应商规模足够大、竞争对手又有财务危机等困境时，企业可考虑采取收购竞争对手、扩大生产规模的战略。

弱点 - 机会（WO）战略：这是利用外部机会来弥补内部弱点，使企业摆脱劣势,争取优势的战略。在这种情况下,企业要充分利用外部机会,同时努力克服内部的弱点。

优势 - 威胁(ST)战略:当企业虽有自身优势,但外部环境不利时,需要采用此种战略,目的在于回避或减轻外部威胁造成的影响。例如,当竞争对手利用新技术大幅降低成本、材料供应紧张导致价格上涨、消费者对产品质量的要求大大提高、还要支付高额环保成本时,如果企业拥有充足的现金、熟练的技术工人和较强的产品开发能力,就应该利用优势开发新工艺、简化生产过程、提高原材料利用率、降低材料消耗和生产成本,还可以开发新技术新产品,有效规避外部威胁。

弱点 - 威胁(WT)战略:这是一种减少内部弱点,回避外部环境威胁的防御性战略。当组织处于内忧外患,面临生存危机时,降低成本也许应该成为改变劣势的主要措施。

从前,在讨论企业战略规划制订时,人们或把注意力集中在内部资源,或着重分析外部环境。而 SWOT 分析法则把两者综合起来,分析各种因素,加以组合,形成了比较完善的结构化平衡分析体系。

但也应该认识到,SWOT 分析法是靠人进行的,所以不可避免地带有一定的人为因素,带有一定程度的主观臆断。此外,这种方法属于定性,通过罗列 S、W、O、T 的各种表现,并以此为据作出判断,不免有精度不够的缺陷。再者,任何一种战略模型都带有时代的局限性,SWOT 分析法也不例外,以前的企业可能比较关注成本、质量,现在的企业可能更强调组织结构和操作流程。

在 SWOT 分析后,进而需要用 USED 方法来提出解决方案,即:

- 如何善用每个优势?How can we Used each Strength?
- 如何停用每个劣势?How can we Stop each Weakness?
- 如何成就每个机会?How can we Exploit each Opportunity?
- 如何抵御每个威胁?How can we Defend against each Threat?

SWOT 分析法在口腔医疗领域的应用

作为评估竞争对手和自身经营状况的必用方法,SWOT 分析法被所有美国商学院列为重点教学内容。这样的方法,同样适用于口腔诊所。带领自己的团队,用矩阵表进行分析,可以对自己和对手的情况有更清晰的了解,知己知彼,绝对是在竞争中取胜的不二法宝。

业内,总会有比较好的诊所,也总会有不如人意的诊所。作为诊所"老板",你需要明确知道其他诊所的优势和弱点在哪里。比如:他们的目标病人群体构成如何?他们如何安排工作时间?他们提供哪些治疗项目?他们是否有更优秀的员工?他们的收费标准是否更加合理?他们的广告宣传是否更有效率？他们是否有高人指点助力？当然，你也必须知道他们的弱点在哪里？自己呢？自己的诊所在当地处于什么位置？自己有哪些机遇？危机在哪里？

稍加留意就不难发现，不同地区的社会经济文化状况不同，所以在做SWOT分析的时候，必须充分考虑到这些条件，不应跨地区比较。即使在同一地区，不同诊所也会有不同的定位，有不同的客户，有不同的市场。有的诊所把目标病人群体定位在工薪阶层，成本控制在很低的水平，收费比较低廉，还取得了使用医保的许可权。也有的诊所定位很高，治疗内容以种植和美容牙科为主，收费相当高昂。在做SWOT分析的时候，应该和定位相似的竞争对手比较，而不是拿不同定位的诊所和自己比较。

市场是不讲情面的，不进则退，不努力进步，在竞争中就势必一败涂地。通过SWOT分析，可以对每个诊所的独特的销售地位（unique selling proposition，USP）有更加清晰的了解，可以看清楚诊所提供的独特的服务在市场上是否有立足之地，你就可以另辟蹊径。一般来说，与其花时间和精力在传统的治疗项目上，不如考虑一下开展打鼾治疗、关节病治疗、三叉神经痛治疗等别人没有开展的项目。以急诊服务为例，假如发现竞争者有没有提供此项服务，你就可以调整工作时间，满足这部分病人的需求，他们被疼痛所折磨，对及时处理的需求非常迫切。通过比较，你也许可以发现竞争对手在成本控制上有独到之处，或在员工薪酬方面的负担比较轻，或收费标准比较低。

在对竞争对手进行SWOT分析的时候，还可以分析互联网上的表现，拿自己的网址和对手的网址进行比对，看看有哪些不足；也可以试着打个电话到那些声誉特别好的诊所，听听他们的前台的对答，弥补自己诊所的不足。

最后需要强调指出的是：

（1）在诊所运营中使用SWOT分析法，不要为用而用，不要勉为其难，不要"没事找事"，应该是确实有此必要时自觉运用。

（2）即使遇到瓶颈，感到压力，意识到有此必要时，也不要贪大求全，不要把期望值定得太高。开始的时候，可以尝试着在某一突出的问题上进行分析，如人员聘用、设备购置、增加诊治项目等等，在尝到甜头后再逐步扩展，用到范围更大的问题上。

（3）诊所营运和销售的任何一个环节都可以用SWOT分析法，使用的关键在于系统全面，而非孤立片面。

客户满意（CS）战略

世间万物无一不在发展变化，企业经营管理理论也不例外。

20 世纪 80 年代中，西方大多数行业已处于买方市场状态，若顾客不满意，"好商品"也无人问津。虽有许多企业不断调整，以图适应经营环境的变化，但少有系统反思。1985 年，斯堪的纳维亚航空公司（Scandinavian Airlines System）提出"企业利润增加首先取决于服务质量"，率先将竞争焦点从生产率转到服务质量，推动了企业经营的变革。

美国人敏锐地运用和拓展了上述观点，借此提升国际竞争力。里根总统（Ronald Reagan，1911−2004）还在 20 世纪 90 年代专设国家质量奖，评定指标中直接与顾客满意度有关部分居然占 60%。

现在，经济学界公认：产品应从核心产品（基本功能等）、有形产品（质量、包装、品牌、特色、款式等）和附加产品（提供信贷、交货及时、安装使用方便及售后服务等）三个层面分析，而且，后二者越来越重要。美国著名管理学家李维特（Theodore Levitt）指出："新的竞争不在于工厂里制造出来的产品，而在于给产品加上的包装、服务、广告、咨询、融资、送货、保管及顾客认为有价值的其他东西。"

在"理性消费时代"，物质不充裕，消费者囊中羞涩，关注产品的质量和价格，用"好与坏"评判。"感性消费时代"，物质充裕，消费者温饱有余，青睐产品的设计和品牌，按"喜欢与不喜欢"决定购买与否。到了 20 世纪 90 年代，市场进入"感情消费时代"，消费者追求生活的活力、充实、舒适、美感，更看重与产品相关的系统服务，拿"满意与不满意"说事。当然，市场发展不是一刀切的，上述划分着眼于主流、趋势，并非"独此一家"。以此阶段论看口腔医疗市场，可说三者混杂，加上地域差异，更不能一概而论。

因应感情消费时代，CS 被提到议事日程上。CS 来自英文 customer satisfaction，意为"顾客满意"。CS 的指导思想是：企业的整个经营活动要以顾客满意度为指针，一切从顾客出发，尊重和维护顾客的利益。这里，"顾客"是一个广义的概念，它不仅指消费者，还包括整个经营活动中不可缺少的关联者。

在 CS 之前，业界流行的概念是 CI（corporate identity），即"企业识别"或"企业形象设计"。CI 是有意识、有计划地主动展示自己，让消费者形成一个与众不同的印象和认识，在市场营销和公关建设上居功至伟。但随着经济发展及人们对市场认识的深化，其弊端也逐渐显露，原因在于企业按自我理解来设计自己、宣传自己、引导公众，似乎本末倒置，颇有不敬之处。

CS 经营战略热潮始于汽车业。1991 年底，日本一项有关产品和服务的"顾客满意度"调查显示，满意度超过 50% 者只有一个，即运用 CS 较早的和较广泛的汽车业。1994 年，美国质量控制协会（American Society for Quality Control）进行首次行业"顾客满意度"调查，40 个行业中，名列榜首的也是汽车业。后来，CS 越来越受重视，被越来越多的领域采用，瑞典政府甚至把全国性顾客满意度引入国民福利实效性的评价。环视口腔诊所，无一不在实践这一战略，唯尚未达到有意识和系统的层面。

为实施 CS 战略，首先应了解其内容。其中有特别值得口腔诊所借鉴的，如：

（1）在顾客的立场上研究和设计产品和服务。在产品和服务投入市场前的设计、制造和供应诸环节上，预先删减它们自身存在的顾客不满意因素，增添顾客满意因素。

（2）完善服务系统。重视顾客意见、提高服务质量等。

（3）建立以顾客为中心的机构。专职对顾客的需求和意见做出快速反应。

（4）分级授权。充分授权第一线员工，及时解决顾客的问题。

学者们指出，实现 CS 战略时要注意以下问题：

（1）让员工满意。在 CS 理论中，顾客除消费者外还包括员工和关联客户（经销商、批发商、代理商、原材料供应商、合作者等），而企业内部员工是最易被忽略者。事实证明，员工满意时，就会以极大的热情发挥聪明才智，创造性地为顾客服务，紧紧抓住顾客的心，令其满意，并能及时发现顾客需求，提升产品和服务的附加值。美国联邦快递（FedEx Corp）发现，当内部员工满意率提高到 85% 时，他们的顾客满意率高达 95%，企业利润增长显著。

（2）请顾客参与设计研发。意大利汽车制造商菲亚特（FIAT）在测试新车 Punto 时，邀请 3000 多位顾客参与，设计出顾客钟爱的汽车。海尔的"小王子冰箱"、换台不晃眼的彩电、"智慧眼"变频空调、星级一条龙售后服务等，都是吸收顾客参与的结果。

（3）培育忠诚顾客。在餐饮业，满意顾客中的品牌转换者比例高达 60%～80%，这说明满意的顾客不一定成为忠诚顾客。专家告诉我们，企业 80% 的利润来自 20% 的忠诚顾客；来自忠诚顾客的收益是非忠诚顾客的 9 倍。沃尔玛（Wal-Mart）之所以能够持续增长，稳坐世界 500 强首位，根本原因在于它吸引忠诚顾客的经营能力。在感情消费时代，保持技术领先的难度越来越大，顾客成了竞争的最重要因素。使顾客感到满意的企业，纵使价格高于竞争对手，仍有忠诚的顾客。

培育忠诚顾客可从两方面入手：

（1）妥善解决顾客抱怨。研究发现：处理得好，82% 的抱怨者会再度购买商品。妥善处理顾客抱怨要有一套良好的人性化"抱怨管理"制度。

（2）建立忠诚顾客数据库。通过数据库可以跟踪分析，确知顾客增减的变化及其原因，便于提供能够满足其期望价值的产品或服务。

当然，CS 战略的不足之处也不能忽略。首先，企业不可能没有自己的利益,不可能不考虑自身利益,把顾客满意作为战略目的不免让人质疑——企业是真心的吗? 其次,CS 战略把注意力集中在顾客的舒适、便利、愉快、满足和充实,企业警惕就有可能只顾讨好顾客,致个性丧失殆尽。第三,CS 战略在本质上是企业的经营发展战略,不要为了实现自身利益而把它变为销售策略,视消费者为:"摇钱树",不择手段地谋求与他们建立互相利用的关系。

认识到 CS 的不足,就应设法在充分有效利用其优点的同时,尽可能抑制其消极影响,将 CS 战略与 CI 战略结合起来。

研究戴尔(Dell)公司的成功秘诀时,大家都把目光盯在它独特的直销模式上,忽略了其背后所蕴含的"顾客至上,让顾客满意"的核心战略和支持这个战略的细节性模式。只需粗粗浏览学者们的研究成果就不难发现,戴尔的许多做法是口腔诊所完全可以"照搬"的。

戴尔公司的成功与其市场细分有很大关系。例如,戴尔将顾客分为"交易型"和"关系型"两种,前者关注的是购买的经济性,如性能、规格、特征、折扣等因素,后者更注意交易总承包,价格只是其中一部分。公司发现,40% 的顾客(大部分是大企业)属于纳入关系型;30%(大部分是小企业)是交易型;剩下的 30% 为混合型。

为顾客量身定做产品是戴尔公司的显著特点。戴尔成立之初就明确规定:产品和服务依顾客需求而定,创建了"按需配置、按单生产"的直销模式。此模式充分满足了顾客个性化的需求,还使顾客产生了"独一无二"的超值满意感。

为了及时了解顾客的意见,戴尔建立了完善的组织结构和运行系统。这是他们能够适应顾客需求趋势的发展开发出新产品,围绕顾客的使用体验不断改进产品的保障。

要在激烈的牙科医疗市场上提升诊所的竞争力,有必要运用 CS 战略,形成比较完善的产品满意、服务满意、生产满意和组织结构满意的系统。

话又说回来,前面介绍的都是"术",其实,最关键的还是"道"。说得直白些,就是对病人(又谓顾客)的人文情愫和人道关怀。

2012 年 10 月,著名时政作家凌志军的新著《重生手记——一个癌症病人的康复之路》出版。作者在书中介绍了本人与癌症抗争的经历和感悟,不乏对医疗现状的真知灼见。作者说:"医生和病人彼此彬彬有礼,按部就班,护士们也能做到招之即来,有求必应,但总像隔着一层纸,永远不能形成默契和共鸣,也不带任何情感。"作者在 30 年前曾经住过院,他感叹道:"30 年来世道变化不小,我曾写过一本书描述这种种变化,所以对于变化早有刻骨体会,可是我怎么也想不到,这世道变来变去,怎么把个护士变得不会笑了呢!"他还告诚读者，在求医问药的时候，务必要警惕"一个夸夸其谈的医生、一个自以为是的医生、一个不懂装懂的医生、一个自吹自擂的医生、一个时不时地贬低同行的医生、一个不尊重病人的医生、一个对病人病情漠不关心却去关心人家身份地位的医生"。

掩卷沉思，自然觉得憋屈郁闷，但也真有醍醐灌顶之感。我们虽然天天都在接触病人，但究竟有没有真正站在病人的立场上，耐心倾听来自病人的"呐喊"？要想吸引病人、留住病人，真的要认真实施 CS，把病人的满意度放到第一位来考虑。

今井的"5S 管理法"

20 世纪 80 年代初参观外资企业，目光所及，无不整洁光亮，惊叹折服。20 世纪 90 年代初涉足诊所管理，发现"5S 管理法"，照葫芦画瓢，获益良多。在国外生活，偶入丰田车行，目睹环境清洁整齐，工作井然有序，人员敬业负责，对"5S 管理法"体会更深。

简介

"5S 管理法"是指对生产现场的人员、机器、材料、方法等要素进行有效管理，内容概括为整理（seiri）、整顿（seiton）、清扫（seiso）、清洁（seiketsu）、素养（shitsuke）。因这五个单词在日本的罗马发音中均以"S"为开头，故称"5S"（日语分别为せいり、せいとん、せいそう、せいけつ、しつけ）。

日本人对整洁的癖好，对细节的执著是世界闻名的，"5S 管理法"就是从日本的家庭作业发展而成的。第二次世界大战后，日本百业凋敝，"东洋"产品声名狼藉。1955 年，日本企业界提出"安全始于整理，终于整理整顿"的口号，这就是后来成为 5S 中的前两个 S，其目的在于确保作业有良好的空间和可靠的安全。后来，对生产过程和产品质量的要求越来越高，管理大师今井正明先生（Masaaki Imai）就把 2S 逐步扩展到 5S，致力于它的实验、总结、提升和推动，不断拓展它们的应用空间和适用范围。辛劳终成正果，5S 运动逐渐发展为完整和系统的现场管理法，成了提升企业竞争力的有效途径。到了 1986 年，5S 已被广泛用于企业管理，得到世界各国高度推崇。与此同时，日本经济飞速发展，跻身世界经济强国行列，产品质量也享誉全球。

在这方面，丰田公司表现尤为突出。通过 5S 活动，它成功塑造了优秀的企业形象：工作场所赏心悦目、生产流程标准划一、产品质量几近完美、消耗成本不断降低、生产安全确实可靠、交货日期严守不误。

后来，"5S 管理法"广为世界各国企业采用，其内容之英文也做了相应调整：

Structurise——整理、Systematise——系统、Sanitise——清洁、Standardise——标准、Self-discipline——素养。

根据发展需要，有的企业在 5S 的基础上增加了安全（safety），形成"6S"；有的再加上节约（save），形成"7S"；还有的把习惯化（shiukanka，日语是しゅうかんか）、服务（service）、坚持（shitukoku，日语是しつこく）加进去，形成"10S"……但是万变不离其宗，都属于现场管理。

我国海尔集团 CEO 张瑞敏从"5S"中吸取精华，在具体运作上增加了一个"S"（safety），形成具有海尔特色的"6S 管理模式"。这个管理模式成了海尔优化工作环境、提高员工素质、不断自我改进的一个重要手段，更成为海尔"日事日毕，日清日高管理法"（overall every control and clear，OEC）的重要支柱。

5S 管理法的内容

1. **整理**　将工作场所的设备、物资、产品等物分为要的和不要的，对要的物品实行井井有条的分类管理，对不要的物品又分为有用的和无用的，有用的转移到工作场所以外，无用的坚决清除。

生产过程中经常会有残余物料、报废物品，以及不必要的工具材料，如不及时清除，会使现场杂乱无章，既占地方又碍生产。整理之目的是改善和增加作业空间，做到现场无杂物，行道通畅，提高效率，杜绝错用，减少磕碰机会，保障安全，减少库存，节约资金。这一步也是改变工作作风，提高工作情绪的开始，有道是：效率和安全始于整理！

2. **系统**　按流程放置物品，规定放置场所，确定放置方法、明确放置数量。

这样做，物品摆放科学合理，一目了然，需要的物品很快拿到，不在寻找上浪费时间。整理之目的在于使工作场所整齐美观，物品摆放科学合理，拿取使用省时高效，操作流程安全高效。

系统要素有三：放置场所、放置方法、放置标识。放置场所是指物品保管要定点、定容、定量，生产场所只放真正需要的物品；放置方法要求符合流程、易取易放，尽量缩小工作范围，提高效率；放置的标识则必须醒目、易别、统一。

系统还要遵守定点、定容、定量三原则。定点即放在最合适的地方（具备必要的存放条件，方便取用、容易还原）；定容是指规定的物品用规定的容器；定量则要求规定的物品有规定的数量。

3. **清洁**　清除工作现场的一切脏污和废物。

彻底和及时的清洁可以美化环境，做到窗明几净，清新亮丽，营造明亮的、赏心悦目的现场环境。清洁之目的在于祛除渍垢，减少污染，消除影响产品质量的隐患，延长设备器材的寿命，降低工业伤害的发生率，既使人身体健康，心情舒畅，也提高产品质量和确保生产安全。

清洁的要点有三：①自己使用的物品，如设备、工具等，要自己负责，不依赖他人，不增加专职清扫工；②设备仪器的清洁要和维护保养结合起来；③发现任何问题，哪怕是如碎片废屑、油水泄漏之类的细枝末节，必须查明原因，立即采取措施。

清洁之目的在于认真维护并坚持 5S 的效果，提供一个良好的工作环境，使员工始终处于最佳工作状态之中。

清洁有三个要点：①工作环境要整齐、清洁、卫生，保证员工身体健康，情绪高涨；②不仅物品要清洁，员工本人也要注意仪表，及时洗澡理发刮须剪指甲，工作时服饰要得体大方；③员工不仅要做到形体清洁，而且要做到精神"清洁"，礼貌待人，尊重别人；④确保环境不受污染，消除浑浊的空气、粉尘、噪音等污染源，消灭职业病。

4. **标准** 将整理、系统、清洁的做法制度化、规范化，形成习惯，保持成果。

5. **素养** 人人努力认真、按章办事、遵规守矩、养成良好习惯。

素养之目的在于提升人的品质，即①凡事认真的习惯；②遵守规定的习惯；③维护整洁的习惯；④文明礼貌的习惯。

没有人的素质的提高，各项活动就不能顺利开展，开展了也坚持不了。所以说，文明的员工是文明管理的根本保证。素养之形成是提高员工文明礼貌水准，营造团体精神的重要举措。具体方法有制订服装仪容和行为举止的标准，制订礼仪守则，进行必要的教育训练，而且要长期坚持。

不难看出，5S 之间有着密不可分的联系。整理是系统的前提，整理、系统又是标准的前提，整理、系统、清洁又是标准的前提，素养是推动员工进行整理、系统、清洁、标准的前提和动力，而整理、系统、清洁、标准的长期作用之目的又在于提升产品的品质和员工的素养。

为了推行 5S 管理法，有人编了一套口诀，简单扼要，易记易用。

- 整理：需与非需、一留一清；
- 系统：科学布局、取用快捷；
- 清洁：美化环境、拿来即用；
- 标准：形成制度、贯彻到底；
- 素养：遵守制度、养成习惯。

对企业来说，推行 5S 管理法可收如下之效：

（1）改善和提高企业形象：清洁整齐的工作环境容易吸引顾客，还能够口碑相传，享有社会盛誉，成为业界楷模。

（2）提高工作效率：在良好的工作环境和氛围里，高素质的员工们将心无旁骛，尽忠职守，工作也就安全高效。相反，在一个"脏乱差"的工作环境中，员工不可能情绪高昂，干劲十足，谈何效率？

（3）改善材料在库周转率：需要时能立即取出有用物品，就可大大减少寻找所需时间，改善材料的周转率。

（4）减少直至消除故障，保障品质：优良的产品品质和优良的工作环境不可分割。通过经常性的清扫、点验、检查，不断净化工作环境，就能有效避免物品污损和设备故障，提高产品品质。

（5）保障安全生产：通过整理、系统、清洁、标准，做到场所宽敞明亮，物品井然有序，通道畅顺无阻，地面没有杂物，意外就会大大减少，安全就会确有保障。

（6）降低生产成本：通过推行 5S，能够极大地减少人员、设备、场所、时间等这几个方面的浪费，有效降低生产成本。

（7）改善员工的精神面貌：在实施 5S 的过程中，员工有了尊严和成就感，精神面貌焕然一新，工作尽心尽力，整个组织就会显示出强大的活力。

（8）确保准时交货：推动 5S 管理法，实现标准化，生产就能自然顺畅，效率就会显著提高，作业周期就会相应缩短，确保交货日期也就万无一失了。

有些企业管理专家把"5S"这两个字用于企业管理法的评判，即 Safety（确保安全）、Sales（扩大销售）、Standardization（标准化）、Satisfaction（客户满意）、Saving（节约）。

（1）确保安全（afety）：及时发现隐患，防止因此而引起的各类事故和故障，使生产安全得到落实。

（2）扩大销售（Sales）：营造出一个清洁、整齐、安全、舒适的环境，培养出一支良好素养的员工队伍，更能博得客户的信赖。

（3）标准化（Standardization）：养成守标准的习惯，各项活动作业均按标准运行，确保质量稳定。

（4）客户满意（Satisfaction）：产品质量有保障，客户满意。

（5）节约（Saving）：实施 5S，一方面减少了生产的辅助时间，提升了效率；另一方面因降低了设备故障率，提高了设备使用效率，降低了生产成本。

专家们指出，推行 5S 管理法，需遵守以下原则：

（1）自我管理的原则：良好的工作环境，既不能单靠设备，也不能指望别人，唯有依靠当事人。当事人在改造环境的同时，也改造自己的主观世界，养成现代化生产所要求的风气和习惯。再说，自己动手创造的成果，也容易保持和坚持下去。

（2）勤俭办事的原则：开展 5S 活动，会从生产现场清理出很多无用之物，有的在现场无用但可用于其他地方，有的虽是废物，但也可能变废为宝，不可当垃圾一扔了之。

（3）持之以恒的原则：5S活动开展起来容易，轰轰烈烈，在短时间内取得明显效果不难，但要坚持下去，持之以恒，不断优化就不容易，一紧、二松、三垮台、四重来的现象并非罕见。因此，首先要把5S活动纳入岗位责任制；接着要做好检查考核；最后要常检查，发现问题解决问题。

实际上，推行5S管理法虽然可操作性强，见效快而显著，但也会遇到不少难点。认真分析众多企业实施5S的经验，大致可归结如下：

（1）员工不愿配合，未按规定去做。

（2）事前规划不足，不合理之处很多。

（3）公司成长太快，措施僵硬死板。

（4）决心不大，态度不坚，持续不够。

（5）评价制度不佳，缺乏公开公平，众人无所适从。

5S管理法在口腔诊所的应用

作者从小就觉得，医院诊所应该整洁明亮，医生护士应该彬彬有礼。但是走出校门，进入社会，发现现实与概念相距甚远。改革开放后，漂洋过海，更是"见多识广"，如"刘姥姥进了大观园"，方知自己孤陋寡闻。

1994年开始经营诊所，白纸一张，战战兢兢，唯有借"他山之石"（哪里是石？那都是玉！），"5S管理法"就是其中之一。回望走过的路，只学了皮毛，有愧于病人和师长。

现在，民营诊所遍布各地，掌握5S精髓者越来越多，但也难免存在不尽如人意之处。单就工作现场环境论，有的诊所多年不变，脏乱依旧，甚者简直目不忍睹；也有诊所走了弯路，盲目攀比，炫耀奢华。其实，诊所经营好坏与定位准确的关系很大，装修布置无需豪华，设备器材不必高档，整洁和专业才是关键。看过国外牙科诊所的人常对它们的简朴自然叹为观止，难怪业内有这样的传言："和国内诊所比，垂头丧气；和国外诊所比，气宇轩昂。"

在诊所推行"5S管理法"，具有投入少，产出多，时间短，收效快的优点。但关键在于全面落实，系统实施，持之以恒。

"劣币驱逐良币定律"和"水桶效应"

"劣币驱逐良币"定律

经济学有一个非常著名的定律，叫做"劣币驱逐良币"（bad money drives out good）。因为这个定律是英国16世纪的伊丽莎白铸币局长托马斯•格雷欣（Thomas Gresham，1519—1579）提出的，所以也被称为"格雷欣定律"（Gresham's

Law）。后来，此定律被广泛用于非经济学领域。

西方古罗马时代，人们会私自从金银钱币上削下一小角，再将之投入市场。因货币本身的贵金属含量减少，货币的价值也就降低了。不久，人们很快就觉察到市面上的贵金属货币越来越轻，自然而然地就把未遭损毁的足值金银货币（好钱）积存起来，只使用那些不足值的货币（坏钱）。这么一来，坏钱就渐渐把好钱从流通领域中排挤出去。为遏制此现象，政府发行了边缘带锯齿刻纹的货币，刻纹被锉平的货币就很容易被识别了。

16世纪，英国商业已很发达，女王伊丽莎白一世（Elizabeth I, 1533—1603）时代铸造了一些成色（含银量）不足的铸币投入流通中。当时在英国很受王室重视的金融家兼商人托马斯·格雷欣发现，当面值相同而实际价值不同的铸币同时进入流通时，人们会将成色高的货币（undebase money）储藏起来，或熔化，或输往外国，最后在英国流通的和用于偿付贸易的，多是那些成色低的货币（debased money），令官方蒙受巨大损失。1559年，格雷欣向伊丽莎白一世指出劣币驱逐良币现象，建议恢复英国铸币的足够成色，以恢复英女王和英国商人的信誉，以免在贸易中受损。1858年，英国经济学家亨利·邓宁·麦克劳德（Henry Dunning Macleod, 1821—1902）在其名著《政治经济学概要》中首次用"格雷欣定律"命名这一货币流通中"劣币驱逐良币"的现象。

由此可见，"劣币驱逐良币"是货币流通中一种货币排斥另一种货币的现象。在两种名义价值相同而实际价值不同的货币同时流通时，实际价值高的货币，即所谓良币，必然因人为作用而退出流通，实际价值低的货币，即所谓劣币，则充斥市场。

其实，劣币驱逐良币的规律在公元前五世纪希腊喜剧作家亚里斯多芬（ριστοφάνης，约公元前448年－公元前380年）的著作中就已提过。我国也有类似的历史记载，公元前175年，我国西汉文帝五年，朝廷铸行减重四铢的"半两"钱，还允许私铸钱币。大臣贾谊（前200年－前168年）指出，百姓用钱，"郡县不同；或用轻钱，百加若干；或用重钱，平称不受。"他还提出严正警告："钱法不立则市肆异用，钱文大乱"，势必"奸钱日繁，正钱日亡"。他揭示了钱币规格成色没有统一的危害，进而提出立"钱法"，确立国家铸造法定钱币的垄断地位，消除货币的混乱状态。"奸钱日繁，正钱日亡"八个字就形象地描述了"劣币驱逐良币"的现象。

"劣币驱逐良币"的故事在历史上经常重演。比较著名的是18～19世纪西方国家金银复本位制（即金币和银币同时流通）的演变。当时，英、美、法等国都采用金银复本位制度，政府以法律形式确定金币和银币之间的兑换比率。由于金银之间的相对开采成本和市场价格会因供需法则而波动，所以"良币"

所指，并非只是单价高的货币，而是相对于兑换率有优势的货币。例如，当金币兑银币的法定兑换率是 1：10 时，如果 1 个金币熔化后能换取超过 10 个银币，金币就是良币；相反，如果 10 个银币熔化后能换取超过 1 个金币，银币就是良币。美国在 1792 年实行复本位制时，法定金银铸造比价是 15：1，但在 1795—1833 年的 39 年里，国际市场上金与银的实际价值对比是 15.6：1，法国在 1803 年实行复本位制时规定的铸造比价为 15.5：1。在这种情况下，银币在美国成了"劣币"而金币成了"良币"，于是，白银从国外（包括法国）大量流入美国，而黄金则从美国大量流往外国，美国成了事实上的单银本位制国家。

在某种特定条件下，格雷欣定律也会出现逆反现象，如：

- 解放战争时期，陕甘宁边区政府发行"边币"。由于边区经济与国统区的经济实力相差悬殊，所以边币是劣币，国统区使用的法币就是良币。在边区与国统区的接壤地带，虽然两种货币都可使用，但商人们多用法币，边币备受冷落，明显是"良币驱逐劣币"。
- 深圳特区建立初期，曾允许港元、外汇券和人民币同时流通，商店中大部分商品均有三种标价。但在收回的货币中，港元占 30%，外汇券占 20%，人民币在流通领域被逐出 50%。
- 20 世纪 90 年代苏联解体，卢布三改面值，从约 0.65 卢布兑 1 美元贬值到 5000～6000 卢布兑 1 美元，所以中俄边境贸易中，人民币大行其道，显然是"良币驱逐劣币"。

后来，"劣币驱逐良币"的理论被广泛用于非经济学层面，人们用此定律泛指价值不高的东西会把价值高的东西挤出流通领域，如在软件市场上，盗版软件影响正版软件的制作和销售；在信用领域，失信者得利，守信者失利；在新闻传播领域，低俗传媒往往比正统严肃的传媒更容易占据市场；在官场上，清官受到贪官排挤；在医院里，拒收"红包"的医生被看成另类等等。这就有点应了意大利作家卡尔维诺（Italo Calvino，1923—1985）说的："在一个人人都偷窃的地方，唯一不去偷窃的人就会成为众矢之的，成为被攻击的目标。"

本文提及"劣币驱逐良币定律"，为的是介绍它在人力资源管理方面的应用：在同一组织里，一些低素质员工的待遇超出高素质员工，或两者大体相当，或差别与贡献不成比例，结果就会出现低素质员工"驱逐"高素质员工的现象。

水桶效应

在人力资源管理方面，与"劣币驱逐良币"定律相似的另一个理论是美国管理学家彼得（Laurence J.Peter，1919—1990）提出的水桶效应（Buckets Effect），又称水桶原理或短板理论。

这个理论是说：一只水桶想盛满水，必须每块木板都一样平齐，无破损，如果这只桶的木板中有一块不齐，或某块木板有破洞，这只桶就无法盛满水。其关键之处在于：一只水桶盛水多少，不是取决于桶壁上最高的那块木板，而恰恰是取决于桶壁上最短的那块。

对一个组织来说，最短的那块"板"其实就是漏洞，必须立即想办法补上。如果把企业的研发、生产、市场、行销、管理、品质等等比作组成水桶的木板，把企业的生产效率或者经营业绩比作桶里装的水，那么，影响生产率或绩效水平高低的决定性因素就是组成水桶的最短的那块板。为了做到水桶"容量"最大化，就要合理配置企业内部各种资源，及时补上最短的那块"木板"。

从"水桶效应"可以引申出其他几种情况：

（1）水桶的储水量，还取决于水桶的直径大小（指基础、资源等）；

（2）在每块木板都相同的情况下，水桶的储水量还取决于水桶的形状（指组织结构的运作协调性和向心力）；

（3）水桶的储水量还和木板的密合程度有关。一个水桶能装多少水，不仅取决于最短的那块木板，还取决于木板之间的密合度。因此，要想盛载最大量的水，除了木块高度，还要每块木板之间"亲密无间"的结合。也就是说，团队精神、团队凝聚力往往是最终决定团队工作效率的内在因素。

（4）水桶的最终储水量，还取决于水桶的使用状态。一个水桶能装多少水，虽然取决于最短的那块木板，但是只要向较长木板方倾斜，就能装更多的水。在现有的资源下，想要充分发挥团队的效率从而有更高的产出，就必须合理分配资源，就是通常所说的"资源合理配置"。

从人力资源管理的角度来看"水桶效应"，这就是说，构成组织的各个部分（成员）往往是优劣不齐的，而劣质部分（成员）往往决定了整个组织的水平。用管理学语言来说，就是一个团队（team）中能力最弱的队员往往决定了整个团队的工作效率。比如生产一种产品，需要多个程序，每个人负责一个程序，组成一个流水工作线，即使其中有的人效率非常高，但总体效率还是受制于效率最慢的那个人。

如果对人力资源管理进行深入分析，又可将水桶里的水视为人力资源管理绩效，水桶的板代表人力资源规划、工作分析与职位设计、人员招募甄选和雇用、发展培训、绩效管理、薪酬管理、企业文化等内容。不过，那不是本文要讨论的内容，恕不细说。

在人力资源管理上的拓展应用

这个世界上，没有一个组织不存在人力资源管理上的问题，效率低下、制度不完善、分配不合理等等。在这种情况下，作为领导人，必须从多方面考虑，根据具体情况，找出最妥当的办法。有的时候要帮助工作效率慢的队员，使之熟悉整个工作流程；有的时候要充分发挥团队精神，帮助后进；有的时候要采取资源倾斜性配置，发挥团队的最佳工作状态；有的时候甚至要做出必要的取舍，顾全大局，维持整个团队稳定性。究竟选择哪一种更妥，就要综合考虑企业文化、团队目标、替换成本等各种因素。但是，要想完全克服最薄弱的环节是不可能的，一根链条总有最弱的环节，强弱本来就是相对而言的。问题在于你能承受这个弱点到什么程度，一旦它已成为阻碍工作的瓶颈，就必须下手。但不管怎么样，专家学者们都坦然承认，没有一样东西是比人更难管的了。否则，"人难做，难做人，做人难"这九个字也就不会成为传播最广、最能产生共鸣的经典之一了。

具体而言，在人力资源管理上拓展应用"劣币驱逐良币定律"和"水桶效应"，就是不要让"劣币"驱逐"良币"，要让"水桶"的"短板"变成"长板"。

为何差员工更快乐？

具体而言，所谓人力资源管理就是如何最大限度地调动人的积极性。具体到一个组织，就是如何对待好员工和差员工。

按常理，一家公司最好的员工，同时也应该是最快乐、工作最投入的员工。但是，美国亚特兰大咨询公司在2013年5月发布的一项研究结果却显示，差员工在公司里往往会比好员工更快乐，自我感觉更好。这份研究报告称，在对207家公司的员工表现和投入度进行调查后发现，在42%的公司里，差员工自觉投入度高，好或中等的员工则承认投入度并不高。例如，在一家有1000名员工的科技服务公司，差员工普遍说自己的投入度很高，在"我有动力在工作中付出百分之百的努力"一项中，差员工打分为5.99分（满分7分），好员工打分是5.36分，中等员工的打分是5.32分。在剩余的58%的公司里，或是好员工最为投入，或是各类员工的投入度得分大体相等；只在极少见的情况下，表现中等的员工最为投入。研究发现，相比好员工和中等员工两个群体，差员工更乐意将自己所在的公司推荐为"非常好的公司"。而且，一般来说，他们甚至没有意识到自己是差员工。当被问到该公司的员工是否"都达到同样的标准"时，差员工赞同这一表述的比例远高于好员工和中等员工。

上述研究对这种现象做了详细的分析，研究人员发现，虽然许多企业都为人力资源管理存在的问题而深感困扰，但很多公司对员工的工作缺乏问责，任由差员工浑水摸鱼，他们常常得到最轻松的工作，正所谓"爱哭的孩子多奶喝"。因为管理者对差员工没有太高的要求，所以他们常常压力更小，对日常工作更满意。相对而言，专心投入且责任心强的员工却要付出额外的时间和精力，用以纠正差员工在工作中犯的错误，确保客户或顾客满意。这么一种状况令好员工产生压抑感，认为自己的价值被低估，从失落发展到失望，动摇他们认为公司任人唯贤的想法，使他们想尽快摆脱，并可能最终促使他们另谋高就。

职场中是否必须"一碗水端平"？

通常认为，职场中应该"一碗水端平"，厚此薄彼会损害团队合作，导致员工不合，引发怨恨情绪，所以，为了营造一个和谐而富有成效的工作环境，管理者必须对每个员工一视同仁。然而，这并非举世皆准的真理——尤其是如果厚此薄彼的举动得当，理由正当。

2013 年 5 月，《商业伦理期刊》(*Journal of Business Ethics*) 发表了不列颠哥伦比亚大学 (University of British Columbia) 尚德商学院 (Sauder School of Business) 的一项研究报告，结果显示，让某些员工感到公司对自己另眼相看是有好处的，区别对待其实是一种正能量，能对员工起到激励作用，从而让整个团队获益。在受访者中，获得公司更好待遇的那些员工更有可能增强自信心，遵守职场规则，完成有益于整个团队的各项工作。这些员工被认为更合群，工作更有效率。

该研究还发现，一视同仁其实会抑制一部分员工的主观能动性。从员工的角度来讲，时不时得到上司赞赏和区别对待的员工，会在工作过程中感受到更多的自我价值，忠心效力于公司的时间往往也更长。社会上，有相当多的人是这样的：只要多给予他们一点关注，他们就愿意发光发热，当他们得到公开表扬和支持，就会努力工作；相反，如果得不到认可，他们就可能消极懈怠，得过且过。

但是，为了让厚此薄彼发挥正面作用，企业领导人必须遵循谨慎、优选、清晰、透明的原则。也就是说，要让每一位员工都清楚，他们都有机会成为被领导偏爱的对象。

实践证明，厚此薄彼确实是一种有效的激励手段，前提是使用得当——要与工作业绩和工作表现紧密结合起来，即必须有正当的理由，并采取正确的做法。如果老板偏爱某个员工，只是因为他们私交很好，那肯定会损害整个团队的士气和工作效率。但若一个员工工作努力，愿意挑战自我，业绩更好或更稳定，领导者对其的偏爱就会成为一种有效的管理工具，让整个组织获得更好的结果。

瑞迪博士实验室有限公司 (Dr. Reddy's Laboratories Ltd.) 是印度最大的制药公司之一，拥有约 15 000 名雇员，公司的全球人力资源、质量和信息技术总裁苏曼·查凯莱巴蒂 (Saumen Chakraborty) 表示，如果管理者没有认可员工的优秀表现，就可能降低优秀员工的工作积极性。所以管理者最好定期对员工进行调查，评估他们的幸福感。发现问题就采取行动，否则将失信于员工。查凯莱巴蒂在接受《华尔街日报》采访时说："管理者常犯的一个最严重的错误就是把员工的优秀表现视作理所当然。"他发现，很多管理者想当然地认为表现好、工作积极性高的员工并不需要上级的支持和注意，他们不知道，赞赏和认可对于满足一个人的自尊心是很重要的。同时，他也指出，厚此薄彼会引发不满情绪，所以管理者需要小心行事，切勿流露出偏心的一面，哪怕是在不经意间。

在查凯莱巴蒂看来，为了确保优秀员工的工作积极性，管理者需要经常向员工询问是否存在任何不利其工作表现的事情，例如"你工作得开心吗？"或者"我可以做些什么来帮你进一步提高效率？"得到反馈后，还应采取行动，例如当员工抱怨缺少资源时，就要确保他们获得所需资源，以便能够充分履行职责。

他主张领导者定期与员工交流，并且选择在非工作场合，以利于员工敞开心扉。在瑞迪博士实验室，各业务部门每季度都会举办交流活动，向员工解释公司目前的表现以及正在推行的所有新项目，管理者就借此机会聆听员工的顾虑和建议，解问答疑。他们还在这种场合组织类似角色互换的游戏，让员工从管理者或其他岗位的角度，思考他们会怎么做，在换位思考中加强沟通交流。

查凯莱巴蒂坦言，他只做三件事——规划战略、执行战略、和人打交道。他觉得，好的领导者会为员工制定明确的目标，让员工明白组织对自己的期望，同时还要为员工解决后顾之忧。他说，出色的领导者都必须知道，人人都是潜力股，各有所长，渴望自我发展，自己只需在其中发挥一下促进作用。

对员工进行教育和培训

在这个充满竞争的年代，越来越多的管理者意识到，只要组织里有一个员工的能力很弱，就足以影响整个组织达成预期的目标，呈现出典型的"水桶效应"。而要想提高每一个员工的竞争力，将他们的力量有效地凝聚起来，最好的办法就是对员工进行教育和培训。

根据权威的 IDC 公司预计，美国企业 2005 年花在职工培训的费用总额高达 114 亿美元。被誉为美国"最佳管理者"的 GE 公司总裁宣称，GE 每年的员工培训费用就达 5 亿美元，并且将成倍增长。惠普公司内部有一项关于管理规范的教育项目，仅此一项，每年就耗资数百万美元。

员工培训实质上就是通过培训来增大"水桶"的容量，增强企业的总体实力。而要想提升企业的整体绩效，除了对所有员工进行培训外，更要注重对"短板"，即非明星员工的开发。问题是，在实际工作中，管理者往往更注重

"明星员工"，而忽视了对一般员工的利用和开发。大量事实证明，这种常常是"人之常情"的做法会打击团队士气，使"明星员工"的才能与团队合作失去平衡。

上海华讯公司有一员工，由于与主管的关系不太好，工作时的一些想法不能被肯定，从而忧心忡忡、兴致不高。刚巧，摩托罗拉公司需要从华讯借调一名技术人员去协助他们搞市场服务。华讯总经理决定派这位员工去，这位员工也很高兴，觉得有了一个施展自己拳脚的机会。去之前，总经理只对那位员工简单交待了几句："出去工作，既代表公司，也代表个人。怎样做，不用我教。如果觉得顶不住了，打个电话回来。"一个月后，摩托罗拉公司打来电话，对这位员工赞不绝口："你派出的兵真棒！"这位员工回来后，部门主管也对他另眼相看，他自己也增添了自信。后来，这位员工对华讯的发展做出了不小的贡献。这个例子表明，激励"短板"，可使"短板"变长，从而提高企业的总体实力。

由此可见，水桶有大小之分，水桶效应也有整体和局部之分，在加强水桶盛水能力的过程中，不能把"长板"和"短板"简单地对立起来。每一个组织都有自己的"长板"和"短板"，而且，他们并非一成不变的，处理得当，"短板"也会某种情况下变成"长板"，领导者所要做的事情就是找到那块最短的板，加高它！

柳传志的选人标准

不管采用哪一种办法，专家们都特别强调淘汰机制，换掉效率较差的员工。虽然这是一种比较痛苦的方法，但在毫无情面的市场经济面前，领导人别无选择。

在选人方面，被誉为"中国企业家教父"的柳传志先生有非常独到的思路。

联想集团早期，中层干部都要接受定期培训。柳传志曾在一次培训班上提出一个选题，请大家各抒己见。殊不知，此选题至今仍为企业管理者热议，为领导人争论不休。题目是这样的：在你的团队里，有以下四种类型的员工，你会如何选择：

1. 工作能力很强，绩效很好，认同公司的价值观；

2. 工作能力很强，绩效很好，不认同公司的价值观；

3. 工作能力不强，绩效平平，认同公司的价值观；

4. 工作能力不强，绩效平平，不认同公司的价值观。

很显然，对第1种和第4种人的取舍，不存在任何分歧；但对第2种人和第3种人，往往会有很大争议。

柳传志的态度非常鲜明，他宁可花时间花精力去提高员工的能力，也绝对不会重用与公司价值观相悖的员工。在他看来，一个人的价值观是在长期的成长过程中形成的，即使不是"一成不变"，也难以撼动；而且，假如不认同公司的价值观，能力越强者所带来的破坏力越大。所以他在挑选员工，考察干部的时候，从来都把对公司的理念和目标的认同，以及人品和人格作为最重要的，甚至是决定性的标准。

非常值得令人深思的是，著名企业管理专家，美国通用电器（General Electric Company，GE）总裁韦尔奇（Jack Welch，1935—）先生也持有相同的观点。在他看来，让合适的人做合适的事情，是一个管理者的最重要的工作；改造一个人、改变一个人的性格特长，不是管理者的任务。所以，他直截了当地告诉各级领导："不要花太大的精力试图改变不符合公司文化和要求的人，直接解雇他们，然后重新寻找。"

维尔佛莱多·帕累托的 80/20 法则

简介

1897 年，意大利经济学者维尔佛莱多·帕累托（VilfredoPareto，1848—1923）在研究中发现，19 世纪英国人的财富和收益模式有一定的规律，即大部份财富总是流向少数人手里，而且某一个群体占总人口数的百分比和他们所享有的总收入之间，有一种微妙的关系，在统计学上保持一定程度的准确性，在数学上呈现出一种相当稳定的状态。帕累托还发现，这种不平衡的模式，不仅存在于英国，同样也可见于其他国家。帕累托用数学方法推断：如果 20% 的人口拥有 80% 的财富，那就可以预测，10% 的人拥有 65% 的财富，5% 的人拥有 50% 的财富。他得出结论：重点不是百分比，而是事实，即财富分配模式是不平衡的，这种不平衡是可以预测的。他也因此而把 80/20 当作这种不平衡关系的简称。他指出：在任何特定群体中，结果是否恰好为 80/20 并不重要，关键在于，重要因子通常只占少数，不重要的因子占多数，只要能控制具有重要性的少数因子即能控制全局。

那个时候，帕累托的发现并没有得到重视。直到 1949 年，哈佛大学哲学教授齐普夫（George K. Zipof）在一篇名为《如何对资源认识和应用》的论文中提到帕累托的发现，这才引起世人的高度关注。齐普夫在论文中把帕累托的发现命名为"80/20 法则"，并用大量实例说明该法则与现实相符，如 20% 的职工为公司做出 80% 的贡献；20% 的客户为公司提供 80% 的销售额等等。因此，80/20 法则的重点在于顶端的 20%，而非底部的 80%。从此，"80/20 法则"被广为应用。

后来，帕累托的"80/20 法则"不仅被用于经济学和管理学，还被广泛用于日常生活，得到世人的普遍认同和应用。更重要的是，它教示了我们，要合理分配资源，把 80% 的资源投入能出关键效益的 20% 上，让这 20% 带动其余 80% 的发展，不要将时间和精力花费在琐事上，要抓主要矛盾，因为一个人的时间和精力都是非常有限的。由于它的应用广泛，所以也被赋予多种命名，如帕累托法则、帕累托定律、80/20 定律、二八法则、最省力法则、不平衡原则等等。

有意思的是，此法则与犹太人信奉的"78:22 宇宙法则"有相似之处。后者认为，世界万物都是按 78:22 这样的比率存在的，如空气中氮气占 78%，氧气及其他气体占 22%；人体中的水分占 78%，其他为 22%（现代医学证实此数据有误，应为 65% 和 35%）等等。

和世界上任何事情一样，80/20 法则也受到了严峻的挑战。尤其是在世界进入数码时代以来，一些学者提出了一个足以颠覆该法则的"长尾理论"。因为本文之意不在学术性探讨，故仅点到为止。有兴趣者，不难在书店或网上找到相关的著作文献。

应用

80/20 法则究竟能带给我们什么呢？

运用 80/20 法则有两种方法，即"80/20 分析法"和"80/20 思考法"。它们可以教给我们独特的分析方法和思考方向，针对不同问题，采取明智的行动。凡是认真看待 80/20 法则的人，都会学会有用的思考和分析方法，做事更有效率，甚至有可能因此而改变命运。

"80/20 分析法"是以系统、量化的方法来分析因果，即以量化方式对原因、投入、努力与结果、产出、报酬等勾画出一个精确的比例关系，把它们转换成百分比。运用 80/20 分析法，先要在思想意识上承认世间万物存在着不平衡的关系，然后客观公正地收集信息，统计分析。这本是一项实证程序，其结果可能千变万化，自 51/40 至 99.9/0.1 都可能，但这些结果都显示了不平衡的关系。

80/20 分析法虽然极其有用，但现实生活中的应用机遇并不多，我们不可能在做每一个决定的时候都做这样的统计分析，所以 80/20 思考法就具有更大的使用价值。确实，80/20 思考法比 80/20 分析法更实用，不过，当对现实估计有疑虑时，80/20 分析法就更值得信赖了，因为它需要有确切的数据，有科学的数学计算推演。

80/20 思考法是将 80/20 法则在日常工作和生活的非量化应用。和 80/20 分析法一样，首先要承认在因果之间有一种不平衡的关系，尽管无需搜集资料分析，只是做一个粗略的估计。然后，进一步思考："是什么因素让 20% 的原因产生 80% 的结果？"这是一种虽然不那么准确的直觉式思维和习惯。有了这么一种思维方式和习惯，就有可能设定和辨认出生活中的重要及其原因，利用资源，解决问题。值得注意的是，80/20 思考法不要求搜集资料，也不必认真测试假设能否成立，所以它有可能产生误导。

"80/20 分析法"和"80/20 思考法"是从"80/20 法则"衍生出来的，具有一定的实际意义，如：要鼓励特殊表现，而非赞美全面的平均努力；寻求捷径，而非全程参与；选择性寻觅，而非巨细无遗的观察；在几件事情上追求卓越，不必事事都求优秀；在日常生活中让园艺师、装潢师、汽车技师及其他专职人士发挥作用，不需事必躬亲；谨慎选择事业和雇员，如有可能就自己当老板；只做最能胜任且最能从中得到乐趣的事……

可以说，世上没有任何一种活动能够逃脱 80/20 法则影响。将 80/20 法则用于生活，可做出如下的粗略判断，虽难言精准，但也无大错：

- 世界上大约 80% 的资源，是由世界上 20% 的人口所消耗；
- 世界财富的 80%，为 20% 的人所拥有；
- 人们每天花 80% 的精力只能有 20% 的成就和结果；
- 80% 的企业利润来自它 20% 的产品或客户；
- 80% 的电脑故障是由 20% 的原因造成的；
- 80% 的文句是用字典里 20% 的字组成的；
- 20% 的知识能在考试中带来 80% 的分数；
- 20% 的朋友占据了人们与朋友相处的 80% 的时间；
- 20% 的产品，带来 80% 的利润；
- 20% 的工作，带来 80% 的成就感；
- 20% 的演讲内容，带来 80% 的效果；
- 20% 的罪犯的罪行占所有犯罪行为的 80%；
- 20% 的汽车狂人引起 80% 的交通事故；
- 20% 的已婚者，占离婚人口的 80%；
- 20% 的人口与 20% 的疾病，会消耗国家 80% 的医疗资源。

还有更多：

- 20% 的人成功，80% 的人不成功；
- 20% 的人用脖子以上赚钱，80% 的人用脖子以下赚钱；
- 20% 的人正面思考，80% 的人负面思考；
- 20% 的人买时间，80% 的人卖时间；
- 20% 的人支配别人，80% 的人受人支配；

- 20% 的人做事业, 80% 的人做事情;
- 20% 的人重视经验, 80% 的人重视学历;
- 20% 的人认为行动才有结果, 80% 的人认为知识就是力量;
- 20% 的人有目标, 80% 的人爱瞎想;
- 20% 的人在问题中找答案, 80% 的人在答案中找问题;
- 20% 的人放眼长远, 80% 的人只顾眼前;
- 20% 的人把握机会, 80% 的人错失机会;
- 20% 的人计划未来, 80% 的人早上起来才想今天做什么;
- 20% 的人按成功经验行事, 80% 的人按自己的意愿行事;
- 20% 的人做简单的事情, 80% 的人不愿意做简单的事情;
- 20% 的人明天的事情今天做, 80% 的人今天的事情明天做;
- 20% 的人受成功的人影响, 80% 的人受失败人的影响;
- 20% 的人会坚持, 80% 的人会放弃;
- 20% 的人敢于面对困难, 80% 的人逃避现实。

有意思的是, 婚恋专家们还把这个原则用于他们的工作: 80% 的男性, 都只爱容貌和性格排在前面 20% 的女性, 而 80% 的女性, 又只会喜欢经济能力和性格都排在前面 20% 的男性, 因而形成了供求关系的失衡, 永远都会有不少痴男怨女, 在错配与错爱中, 带来多少的遗憾。

言归正传, 同样, 80/20 法则也可以在诊所的经营管理中发挥作用:

1. 诊所管理　运用 80/20 法则管理诊所, 应该先弄清楚诊所提供的服务中有哪些是赢利的, 哪些是亏损的, 通过比较分析, 发现起主导作用的因素, 制定出一套有利于诊所成长的策略。如诊所 80% 的产出来自 20% 的病人; 20% 的设备仪器为诊所带来 80% 的收益; 诊所 80% 的麻烦来自 20% 的病人; 诊所 80% 的问题出在 20% 的工作中。

2. 人力资源管理　80/20 法则同样适用于人力资源管理。任何一个组织的效率和未来发展, 往往取决于少数关键性人物。诊所里, 员工们无不有所贡献, 大多数人都显得尽心尽责, 忙忙碌碌, 仔细分析却会发现他们创造的价值并不高。但是, 诊所里必有少数人为诊所创造的利润相当可观。所以, 诊所应该建立有效的机制, 防止关键人员流失。

3. 市场营销　了解客户后只消花 20% 努力就可以达到 80% 的成功, 不了解客户则极尽 80% 之努力也只有 20% 的成功希望; 80% 的客户都会抱怨产品价高质次, 但一定要花 80% 的力量证明产品能够给客户带来的好处。

4. 人际关系处理　每个人都有众多相识者, 但多为泛泛之交。此乃客观存在, 不必为此郁闷, "朋友遍天下" 仅为一相情愿, 无人能够脱俗。所以要把

80% 左右的时间花在 20% 的重要人物的人际关系处理上。

5. 人生规划　人的专长可能很多，但真正发挥作用的很少。所以要清楚地知道自己的优势，挑选自己非常喜欢、非常擅长、竞争不太激烈的事情去做，才有把握获得成功。

总而言之，要识别 20% 的骨干力量、20% 的重点项目、20% 的重点客户、20% 的重点信息，20% 的薄弱环节，把精力集中到这 20% 上，采取有效的措施。

顺便提一下，如同做任何事情一样，首先心要正，否则，"好经"有可能被"念歪"。

史蒂夫·金克拉夫的"六西格玛品质管理法"

简介

西格玛为英文 Sigma 的读音，其意是小写希腊字母 σ。俄国数学家 P. L. Chebyshtv 首先将它用于统计学，描述结果相对于期望值的波动程度，即与平均值的标准偏差。换句话说，西格玛值越大，表示偏差越小，结果越接近平均值，例如，合格率达到 68% 时即为 ±1 Sigma，达到 95% 时则为 ±2 Sigma，当合格率达到 99.73% 时 Sigma 就是 ±3 了。在具体应用中，西格玛分为 6 个等级，下表所示为印刷和钟表误差的不同西格玛等级：

西格玛水平	以印刷错误为例	以钟表误差为例
1	一本书平均每页 170 个错字	每世纪 31.75 年
2	一本书平均每页 25 个错字	每世纪 4.5 年
3	一本书平均每页 1.5 个错字	每世纪 3.5 个月
4	一本书平均每 30 页 1 个错字	每世纪 2.5 天
5	一套百科全书只有 1 个错字	每世纪 30 分钟
6	一个小型图书馆的藏书只有 1 个错字	每世纪 6 秒钟

六西格玛品质管理法问世至今有三四十年了。20 世纪 70 年代，日本企业界推行严格的质量管理方式，大大增强了产品在国际市场上的竞争力，对美国构成严重威胁。当时，摩托罗拉（Motorola）总裁 Bob Galvin 心有不甘，决心改善和提高其产品质量，与日本产品争一高低。为此，他聘请了德克萨斯州大学的统计学教授史蒂夫·金克拉夫（Steve Zinkgraf）博士主导此事。

原来，金克拉夫只是一个教课和改论文的教授，来到摩托罗拉工作后他才发现，在学校里教的东西可以真正地运用到企业中，他的知识可以帮助遇到困难的人建立一个路径图，教他们用一些适当的工具来解决这些问题。在

Galvin 的支持下，金克拉夫博士和其他同事一起力推六西格玛品质管理法，他们编写训练教材，并在软件公司的配合下将六西格玛需要的所有统计工具都制成专用软件，让没有统计知识背景的人也可以使用六西格玛技术。

经过努力，摩托罗拉在 1987 年达到了预定目标，产品质量合格率达到 99.9997% 以上（即六西格玛水平），也就是说，每 100 万件产品只有 3～4 件次品，几近"零缺点"境界，并在 1988 年荣获极负盛名的"国家质量奖"。

后来，许多国际知名企业也引进"六西格玛品质管理"，取得了骄人的成绩。通用电气（GE）引入六西格玛后，将其功效发挥到近于完美的境地，当时的 CEO 杰克•韦尔奇（Jack Welch）曾说："六西格玛是管理工具中最强有力的、最有突破性的，它适用于用来增加市场份额、降低成本及提高利润率底线的各种做法。"

史蒂夫•金克拉夫博士在离开摩托罗拉后，先后应邀在其他大公司工作，专注于精益运营系统而进行的六西格玛实施方案，终致自己创建了 Sigma Breakthrough Technology Inc.（SBTI），自任 CEO。他承诺：SBTI 客户投资的每一美元能够得到超过 10 倍的回报，最突出的韩国三星电子就在 2 年内实现了全球最高的 86 倍回报记录。那时，与 SBTI 签约的客户有 60 多个来自财富 500 强企业。经过辅导，其中有 45 家企业在 SBTI 成为行业的翘楚。史蒂夫•金克拉夫博士也被誉为"六西格玛之父"。

金克拉夫解释，六西格玛和精益运营方法越来越被关注，是因为我们目前仍然处在一个竞争非常激烈的商业环境中。在全球化经济环境下，公司都必须面对竞争，需要控制成本。在六西格玛实践中成绩卓著的通用电器 CEO 杰克•韦尔奇说过，我们要改变我们的竞争能力，所依靠的是将自己的品质提升至一个全新的境界。我们要让消费者觉得我们产品的品质极其优秀而具有不可替代的价值，而且，这对他们来说是相当重要的成功因素。如此一来，我们自然就成为他们最有价值的唯一选择。管理的要义在于迅速构建一个有效的体制，把所有的细节都置于经理人的直接或间接的控制之中。与解决问题相比，对问题的预防更为重要，一盎司的预防比一磅的治疗更为重要。

企业的年度计划落空，人们都会质疑战略制定错误。但在多数情况下，战略失败的原因在于它们没有得到很好的执行。六西格玛就是一个追求精细管理的理念，一套正确做事的方法，一种培养执行力的最佳实践。它源于数学理论，是测量流程能力的，但应用到公司管理，就能对过程的业绩好坏一目了然，从而更完善地整合并解决流程问题。六西格玛的关键在于清晰地测量一个公司或者一个项目到底出了多少差错，无论这个公司是从事哪种行业的。

六西格玛不是一个简单的质量运动，也不是解决问题的工作方法，它是企业在新的经济环境下获得竞争力和持续发展能力的一种有效的经营策略。在企业期望与现有业务存在差距时，对业务实施有效改善，在企业家的战略目标与企业执行力存在差距时，作为经营团队的执行武器。

现在，全球六西格玛的发展已经完成了战略转型：从制造领域的应用，发展为服务、设计、营销、开发、供应链等各领域的应用，从为企业日常运营流程的若干环节服务，进而发展为企业成长的战略目标服务。而且，它已经不仅仅是一种旨在降低生产流程和产品的缺陷的全面质量管理方法，更是一个高效的企业流程设计、改善和优化的方法，成为追求持续进步的管理哲学。对那些不但喜欢刨根问底穷追不舍，也喜欢举一反三浮想联翩的学者们来说，六西格玛品质管理法不单是提高产品质量的方法，更是企业在新环境下获得竞争力和持续发展能力的一种有效的经营策略。

说到底，六西格玛的灵魂在于"从顾客出发，为顾客服务"(at the customer, for the customer)。任何产品和服务都有相应的行业标准或部门标准，达标固然是一种标志，但这只是最低限度，绝不能沾沾自喜，更不能自吹自擂。应该说，满足顾客的最大需求才是企业追求的目标。企业只有在最大限度满足顾客需求的过程中，才能得到持续而显著的发展。

有鉴于此，美国品质协会(American Society for Quality, ASQ)前主席爱德华兹(George Edwards)说："六西格玛很可能是这100年来，我们学到一切关于品质理论的集结总成。"

实施六西格玛的效果

在20世纪70年代，产品品质达到2西格玛就符合标准了。20世纪80年代，质量要求的标准提升至3西格玛，即产品合格率应达到99.73%。应该说，这样的水平已近完美了。可是，根据美国企业管理专家Evans和Lindsay的分析，即使达到了99.73%的标准，美国还会发生如下的事件：

- 每年有2万次配错药的事件；
- 每年有1.5万以上的婴儿在出生时掉在地上；
- 每周有500宗手术失误；
- 每小时有2000封信邮寄错误。

可见，当样本数量比较大时，3西格玛还是无法令人满意的。

从理论上讲，"零误差"当然是最理想的。而且，当摩托罗拉实现了"六西格玛"的目标时，许多人也理所当然地认为，六西格玛并非终极，八西格玛、十西格玛……也会相继出现。但是，任何事情都有一个限度，超出这个限度就会走向反面。在提高产品质量的同时，成本(检查、测试、返工、报废等)也必然会随之增加，当成本增加与产品价格不成比例时，单纯追求质量的做法就违背经济规律了。所以日本品质管理专家 Taguchi 就提出：产品质量应该处于一个曲线的中点位置，高于或低于这个位置则代表成本上升和顾客的不满。之所以把企业品质管理的目标定在六西格玛，就是这个道理。

不仅于此，六西格玛品质管理法也被公认为"指导企业盈利的学问"。也就是说，它通过设计和监督每一道生产工序和业务流程，以最少的投入和损耗，赢得最大的客户满意度，从而提高企业的利润。以通用电气为例，杰克·韦尔奇在 1995 年全面启动六西格玛，从公司的组织结构、规章制度、生产流程上进行一系列大胆的变革，3 年内节省 20 亿美元，运营收入增长 11%，盈利增长 13%，每股收益增长 14%。1997 年的利润达到 3.2 亿美元，比原先设定的 1.5 亿美元目标翻了一番多。

如上所述，六西格玛不但适用于生产制造行业，也同样适用于服务性行业，包括医疗卫生行业。美国佛罗里达医院拥有 655 张病床，自引入六西格玛品质管理法后，两年多的时间内仅发生了一次配药失误。

如何实施六西格玛品质管理法

1. 以全面质量管理为基础　六西格玛关注生产及服务的所有流程，它解决问题的基本出发点是对过程进行量化分析，强化内部沟通和合作。虽说岗位责任制是企业有效运作的基础，但如果大家各自为阵，缺乏内部沟通，就会造成资金和资源的浪费和无效消耗，六西格玛就是要突破企业内部的部门职责范围，打破"点思维"框框，进行"无边界"合作。

六西格玛的发展历史告诉我们，一个企业如果没有实行全面质量管理的基础，盲目推行六西格玛，将承担很大的风险。全面质量管理关注的是现场状况，六西格玛关注的是流程整合；前者的质量标准是企业自己定义的，后者则是以顾客评判为准的。摩托罗拉是六西格玛的首创者，他们是在学习日本全面质量管理的基础上走出这一光辉的坦途。六西格玛之所以能够落户通用电器大放异彩，也是因为他们有了坚实的全面质量管理基础。如果还没有实施全面质量管理，还没有建立规范的质量管理和质量保证体系（如达到 ISO 系列标准），员工的质量意识和统计知识还没有达到一定水准就急着优化流程，等于把高楼大厦建立在沙滩上。当然，六西格玛可以与 ISO 系列标准整合起来，ISO 质量系统的数据和审计也会支持六西格玛的实施，使六西格玛的质量改善和程序控制有章可循。

2. 保证成功的三大要素　成功推行六西格玛的公司在总结经验时，无一例外地提到：最高领导人的支持是六西格玛成功的关键。这些企业在高层有专人负责六西格玛工程实施，定期与六西格玛团队交流座谈。中国的企业面临复杂的生存环境，企业领导人的态度尤为重要。受多年来的惯性推动，大多数企业都逃不脱这样的路径：号召时轰轰烈烈，宣传时热热闹闹，学习时参观考察，行动时大张旗鼓，遇阻力时缩手缩脚，出问题时互相推诿，最后不了了之。但在通用电气，为保证六西格玛得到切实的推进，干扰的领导人会被毫不留情地清除出公司。

其次是员工的素质保证。六西格玛是一项全员管理活动，要求全体员工共同参与。员工必须树立全局意识，从业务运转的整个流程来分析问题，不是局限于自己原来的本职工作范围。事实证明，即使员工无法运用数据分析方法，至少也有提供基本数据的能力。

第三是信息化水平。对生产和服务过程的评估必须遵循科学的原则，把数字化统计学方法用到模糊的质量管理过程。现代管理科学讲究的是量化分析，不能量化的经验是无法学习和不可重复的，这一点，恰好是我们的文化传统之薄弱环节。六西格玛是以数据收集和分析为基础的，如果缺乏基本的信息环境，采集的原始数据的正确性和及时性得不到保证，其最终的分析结果也就没有意义了。

3. 推行六西格玛的三种途径　推行六西格玛有业务变革、战略改进和解决问题三种途径可供选择。业务变革是在整个企业的范围内实行再造工程，是全方位的改革；战略改进针对的是企业的一两个关键领域或业务流程；解决问题的方法涉及范围最小，只着眼于某个有意义的问题。三种操作方式实行起来的激烈程度依次降低，所带来的收益当然也降序排列。

任何一项改革都有一定的风险，伴随高收益的往往是高风险。全方位的业务变革开始时必然产生混乱局面，对企业是一个很大的挑战，但如果进行得好，效果是非常明显的。通用电气和福特汽车采用的是业务变革的方式；而强生和 SUN 则采取了战略改进模式。

对任何一个企业来说，最严峻的挑战在于稳定而持久的发展。毫无疑问，为达此目标，路径是多种多样的。这也是本文只介绍了六西格玛品质管理法的概貌却没有详述实施细节的原因，虽然它是已经得到实践证明的，行之有效的方法。

无数实例证明，口腔诊所可以，也应该借鉴企业管理中宝贵的经验。在我们这个行业，无论是医疗操作技术本身，还是与医疗行为相关的支持性程序，都存在着如何提高质量，减少差错，降低成本，增加病人的满意度，更好地实现从业人员的自身价值的问题。医疗卫生事业的专业性非常强，但没有任何理由以此来宽容工作程序中发生的问题。实施六西格玛品质管理法，完全有可能是把医疗保健工作提高到新层面的正确选择之一。

ISO 和 JCI

简介

当今世界,早已变"平"(源自"地球是平的")成"村"(源自"地球村"),借助现代交通和通讯技术,交流日益频繁,共识日见增多,纵有异见,也能协商解决,无须兵戎相见。显而易见,产品之贸易往来也应有统一标准,否则"鸡同鸭讲",纠纷频生,有损和谐。ISO 就是在这样的时代背景下诞生的。

ISO 是"国际标准化组织"的英文(International Organization for Standardization)简称。该组织成立于 1947 年 2 月,日常办事机构是设在瑞士日内瓦的中央秘书处(Central Secretariat),职责是在世界范围内推广和实施各行各业的标准化。

1986 年 6 月 15 日,ISO 8402《质量——术语》发布,各有关概念有了统一标准。1987 年 3 月,首版 ISO9000 族标准(即 ISO9000:1987 系列标准)颁布,后加入 ISO9000-9004。从此,ISO9000 成为衡量企业质量管理的基础性国际标准,产品质量有章可依,大大推动了世界贸易。

ISO9000 的精髓在于过程管理,与传统的质量检查有显著不同:

(1)传统的质量检查重结果,在过程结束后挑出坏的;过程管理重预防,控制过程的每一环节。

(2)传统的质量检查重对责任人的处罚;过程管理强调发现问题、分析原因、采取措施、防止再犯。

按规定,此标准应每隔 5 年审议一次,但第二版到 1994 年才公布,ISO 9000:2000 版更延至 2000 年 12 月 15 日出台。

与先前的版本比较,ISO9000:2000 版的突出之处在于把"产品"定义修正为"过程的结果",包括有形的硬件、流程性材料、无形的软件和服务。此版本要求"通过持久的顾客满意令所有相关方获益"。文本规定,"相关方"包括顾客和最终用户、组织的员工、所有者和投资者、供方和合作伙伴,以及社会(社区和公众)。从此,服务被纳入"产品"范畴,同样可用 ISO9000,服务业有了可供衡量比较的国际化质量标准。

ISO9000:2000 版具如下特点:

(1)以顾客为中心;

(2)领导发挥作用;

(3)鼓励全员参与;

(4)重视过程方法;

（5）实施系统管理；

（6）确保持续改进；

（7）决策基于事实；

（8）供需双方互利。

鉴于各国对环境保护的重视，ISO 还在 2000 年颁布了 ISO14000 环境管理体系，把环保理念融入产品的制造工艺、分销和应用。

需要知道的是，ISO 颁布的是国际标准，有权威性，但无法律约束力，属非强制性，而各国制订的标准，在详简宽严方面与 ISO 不尽相同，虽只适用该国，却具法律效力。

医疗卫生行业质量标准

医疗卫生属服务性行业，但在服务过程中离不开医疗器材和药品等物。有形的医疗产品，可用 ISO9000 质量标准控制。对医疗机构提供的诊治服务，则另有"JCI 标准"认证鉴定。

JCI 标准是全世界公认的医疗质量和医疗服务标准，代表了医疗服务和医院管理的最高水平。ISO 和 JCI 都属国际认证标准，前者适用于公司、工厂等产品生产和销售类企业，后者则是专门用于医疗机构认证的国际医疗行业的标准，而且还要每隔三年对被认证的医疗机构进行复检。

JCI 是国际联合委员会（Joint Commission International）的英文简称，是美国医疗卫生机构认证联合委员会（Joint Commission Accreditation of Healthcare Organizations，JCAHO）的附属机构。

JCAHO 是美国各类医疗机构的鉴定认证机构，JCI 是 JCAHO 的国际鉴定认证部门，专门对美国本土以外的医疗机构进行评估认证。美国的医院，只有通过 JCAHO 鉴定，才能得到病人的信任，才能得到适当的医疗支付（或来自政府，或来自保险公司）。JCI 是全球评估医院质量的权威机构，由来自世界各地的医疗、护理、行政管理和公共政策等方面的专家组成，通过顾问、鉴定、培训等方式来协助医院提升医疗质量。

"JCI 标准"要求医院的管理制度必须以标准为基础，医生、护士、管理者要有授权，所有员工要有岗位考核和绩效评价，医院管理的评估要有依据，要有专家参与，考核重点不在于文件、台账、硬件，而在于制度建设、医疗流程、质量的持续改进、医疗安全等。JCI 为医院设定的目标是：为病人提供满足其健康需求的服务，协调各服务流程，提高病人的治疗效果，最大限度利用医疗资源。评审的核心价值是：降低风险，保证安全，医疗质量的持续改正。

"JCI 标准"主要分成两部分，一是以病人为中心的标准，二是医院管理标准，核心是安全、质量。它有 11 个部分，368 条标准（其中 200 个核心标准，

168 个非核心标准），每个标准之下又包含几个衡量要素，共有 1033 小项。

JCI 国际医院认证始于 1999 年。JCI 标准是世界公认的医疗服务标准，也是世界卫生组织认可的认证模式。所以获认证的医院得到业内的推崇，具足够底气自称质量资质有保障。

尽管"JCI 标准"是国际标准，但也考虑了特定国家的国情，所以它的大部分标准只提供行动框架，而将建立质量目标与指标的工作留给了医院。医疗机构如何实施标准，需要管理者深刻解读，以此为基础，制定自己的组织结构、规章制度、工作流程等。

2003 年，北京中美合资和睦家医院选择"JCI 标准"作为管理准则，2005 年通过 JCI 国际认证。从此，北京和睦家医院顺利与几十个世界知名医疗保险公司签约，治疗费用问题得到妥善解决，单人病房即使收费高达 1500 美金，病人也无须自掏腰包。

截至 2012 年 7 月，中国有十四家医院通过了 JCI 认证。它们是：北京和睦家医院、广州祈福医院、复旦大学附属华山医院、北京市健宫医院、南京华世佳宝妇产医院、上海儿童医学中心、河南省洛阳正骨医院、上海和睦家医院、杭州邵逸夫医院、天津泰达国际心血管病医院、北京燕化医院、青海红十字医院、深圳和美妇儿科医院、郑州市人民医院。

不难发现，上述医院中，国有医院仅为少数。国内看重"三甲"，国外关注 JCI，双方如何接轨？

口腔医疗行业与质量标准

据 2007 年的报道，全世界每年的牙科产品营业额高达 134 亿美元，牙科消耗品的营业额也有 115 亿美元，这充分说明制定牙科产品标准，保障牙科产品的安全和质量的重要性。

ISO 中有一个牙科分支机构，成立于 1963 年，名为 ISO 牙科技术委员会（ISO Technical Committee on Dentistry, ISO/TC 106），由 46 个成员组织组成，其中 25 个为常任成员，21 个为观察成员。ISO/TC 106 下面有 8 个二级委员会，如第 1 委员会是充填和保存材料委员会；第 2 委员会是修复材料委员会；第 4 委员会是牙科器械委员会；第 6 委员会是牙科设备委员会；第 8 委员会是牙科种植委员会。此外，ISO/TC 106 还有 44 个工作小组，由大约 300 位来自各成员国的牙科专家组成。除与 FDI 和 WHO 紧密合作外，该机构和世界各国的牙科专家也有密切联系。

ISO/TC 106 的任务是制订牙科设备和器材的国际标准。这些标准的特点有二：一是涵盖范围广，从治疗座椅、照明灯光、转动和抽吸设备的噪音到各种器械（如各种车针和转动器械等）；二是内容周密，如与根管清洗、成形、充填、封闭有关的标准就有 12 个，与前牙烤瓷冠的定义、代号、材料、设备和器材有关的标准就有 20 个。到 2007 年，ISO/TC 106 已制定 156 项牙科产品的标准。

有关牙科医疗机构质量标准，虽可参照 JCI，但牙科毕竟有自身特点，应有自己的国际标准。1995 年，英国牙科协会发布关于牙科诊所实施 ISO9002系统认证的指导意见，被世界各国的牙科组织采纳。有兴趣者，可参阅《口腔诊所的设立和经营管理》（第 2 版）（人民卫生出版社，2007 年）第十六章第 448页的附录 16-3"英国牙科协会关于牙科诊所实施质量管理系统（ISO9002）的指导手册（摘录）"。

世界各国的牙科医疗服务提供者无不以小型诊所为主，由于投入 / 产出的比例并不理想，所以在牙科诊所实施 ISO9002 质量管理系统有一定难度。但在日常运作中按照 ISO 标准设计和规范工作流程，使产品和服务的质量更加稳定、更加规范、更有保障，是完全应该，也可以做到的。

我国已有一些口腔诊所通过了 ISO 质量管理体系认证，更多的诊所虽未进行认证工作，但引入了 ISO 质量管理体系。这些诊所通过实施 ISO 体系，提高了质量意识，得到病人的普遍赞誉，收效显著。由此可见，问题不在于是否取得认证，而在于按其精神控制和提高质量，为病人提供稳定、优质、安全的医疗服务。

劳伦斯·彼得的"彼得原理"

管理学中有一个"彼得原理（Peter's Principle）"，这是加拿大管理学家劳伦斯·彼得（Laurence J. Peter）在 1969 年出版的一本同名书里提出的。

彼得原理又称层级组织学（hierarchiology），意思是：在一个层级分明的组织中，在原有职位上工作表现良好的人往往会被擢升到更高一级的职位（In a hierarchy, every employee tends to rise to his level of incompetence.），若继续胜任则将被进一步擢升，直至达到他无法胜任的职位，一旦被擢升的员工没有足够的教育训练或成长太慢，适应不了新岗位的工作，就会无法胜任新的职位。假如此种情况在组织内蔓延，最终就会导致组织内的每一个职位都被一个不能胜任其工作的员工所占据（In a hierarchy, every employee tends to rise to his level of incompetence），变成组织的障碍物（冗员）和负资产。从组织的发展角度来看，悲剧就在于某些职位被不胜任的人所占有，某些工作由尚未达到胜任的人去完成。

彼得原理解释了人力资源中的级别竞争，虽带黑色幽默，但很现实。此原理曾被评价为可以和科学史上牛顿、哥白尼的发现相媲美的、最深刻的社会和心理学的发现。

在现实的层级组织中，彼得原理的影响是普遍存在的。我们到处都可以看到这样的现象：本来可以在低一级职位施展优秀才华的人，现在却不得不待在一个级别较高，但自己不能胜任的职位上，而且往往要在这个职位上一直耗到退休。这种状况，无论对个人还是对组织，无疑都没有好处。对个人，由于不胜任，体验不到工作的乐趣，无法实现自身的价值；对组织，既得到了一个蹩脚的管理者，又失去了一个能够胜任较低一级职位的优秀人才，成了这种不恰当晋升的受害者。

在层级组织结构的金字塔中，由于人对权力的欲望和组织对这种欲望的推动，同样会造成这样的可悲结果：一方面，一些人由于本职工作出色被提到了高位，如一些科学家、教授、研究人员等专业人员被提拔担任重要行政职务，不胜其烦；另一方面，一些人为了得到更高一级的职位而排贤抑能、见风使舵、苦心钻营、拉帮结派。结果，无论是哪一种人，当他们终于身居令人仰首的位置时，面对的却很可能是他们不能胜任的工作，个中滋味只有当局者知了。

学者们认为，面对不胜任，当事人有三种选择：

一是放弃。回到自己胜任的位置，这自然是明智之举，己所不能，让能者为之，但此种人古今中外少有；

二是努力。学习、磨炼，其结果必是又继续升到不能胜任的位置；

三是自得。在不能胜任的位置上，干一些自认为聪明的蠢事，还自以为是。

不幸的是，人们选择的多是最后一种。这大概就是为什么一些组织的效率总提不高、事情总办不好的症结之一吧。

彼得原理公式对人力资源管理的真正启示是：

（1）必须尊重管理的规律。根据职位的作用，确定相应的能力，根据能力选人才，这是选拔提升的根据。人力资源管理所要考察的能力，不单是完成现职工作的能力。擢升员工时固然应该着重他们对事业的执着、工作的责任心、本职岗位的绩效，还必须注重和考虑他们是否具有上一职位所要求的能力。这样，才能使人才各得其所，不为功名所累。

（2）必须遵循可持续发展的规律。要尽可能为在现有环境里表现出色的员工提供最大发挥潜能的机会，不要轻率地把能够在现在位置胜任的人提升到他不胜任的位置，也就是说，不要把提升作为激励的唯一举措。事实证明，工资宽幅浮动制同样能够使人获得成就感，提高组织对个人的业绩和贡献的认可程度。再说，相互交叉重叠的工资制度也可以减少对职务的盲目追求而带来的弊端，不仅有利于个人，也有利于组织的发展。

（3）必须提倡和强调责任与奉献的组织文化。要营造这样一种氛围，让员工们知道，职位的利益与职位的责任风险是成正比的，职位越高，责任和风险越大。所以，在提升员工的时候，必须郑重其事地告诉被提升者，领导岗位的责任是要给组织带来更多的利益和承担更大的责任，他在新的位置上不得不放弃很多东西，面对很多风险。被提升者应该很清醒地知道，在新的岗位上，个人的利益与组织责任、个人付出和工作风险相比是微不足道的。

（4）必须建立有效的机制。在现实生活中，彼得原理的逻辑是不可避免的，人性在利益诱惑面前又是软弱的，因此，机制就显得格外重要。一个优秀的组织必须建立起一种有效的机制，能够充分发挥胜任者的才能，能够改变不胜任者对职位的冲动。人员的流动不只是单向的，既要有能够体现与职位提升有同等价值的激励，也要有能够抑制对职位提升心怀鬼胎的措施。

由此看来，在人力资源管理中防止彼得原理作祟，还真不能够掉以轻心呢。

阿·里斯和杰克·特鲁特的市场营销法则

阿尔·里斯（Al Ries）和杰克·特劳特（Jack Trout）是世界公认的营销权威，许多知名跨国公司都聘请他们担任高级顾问。他们的著作畅销全世界，其中《定位》（Position）一书就被翻译成 15 种以上的文字，还被许多商学院指定为必读参考书。

虽然他们从来没有涉足过牙科医疗服务，也从未讨论过牙科诊所的营销，但是，牙科诊所管理专家们照样借鉴他们有关营销的理论和法则，并且取得了良好的效果。

在介绍两位大师的营销法则之前，必须强调：营销时必须严格遵守伦理学规范，必须谨记专业的整体性，在医疗卫生专业上尤其如此。那种不遵守伦理学规范的做法也许会得一时之利，但必定会付出高昂的代价。

引领法则：宁做第一，不做第二。

The Law of Leadership: It's better to be first than it is to be better.

许多人都认为，营销的基本出发点是让顾客觉得你的产品或服务比别人的好。但是大师告诉我们：这种想法是错误的。营销的基本出发点是让顾客觉得你是第一的。做营销，宁做第一，不做第二。那些最能干的人，往往是那些即使在最绝望的环境里，仍然坚持成功意念的人。他们不但鼓舞自己，也振奋他人，不达成功，誓不罢休。只有坚信自己第一，才有可能去说服顾客，影响顾客，让他们也毫不怀疑，你的产品或服务是最好的。这就是引领法则。

即使并不完美，但因为你是第一人，人们就记住了你。一旦在顾客的心理上占据了第一的位置，再要想动摇它就不那么容易了。反之，尽管你做得更漂亮，但因为你不是第一人，人们就不会记住你。心理学上有"人都有固执己见的倾向（people tend to stick what they've got）"这样的说法。例如，Lindbergh 是第一位独自横跨大西洋的飞行员，人们都记住了这一点。虽然Bert Hinkler 紧接着以更短的时间完成了同样距离的飞行任务，但几乎没有人记住他的名字。市场就是如此残酷。这就恰好应了俗话说的"饮头啖汤"，或学者们说的"占领先机"。

开设诊所是如此，开展某个治疗项目，甚至实施某种服务措施，无不如此。

心智法则：宁要心智第一，不要市场第一。

The Law of the Mind：It's better to be first in the mindthan to be first in the marketplace.

商场上，顾客心智中的地位远比市场份额重要。市场份额上没有常胜将军，但顾客心智中的胜负之分轻易不会改变。在营销中，试图改变公众心智是最费力不讨好的事情。

如果王医生诊所在当地最先使用麻醉机，并通过一系列的营销手段让广大公众知道，王医生诊所引进了高科技手段，提供无痛牙科服务，王医生及其诊所就成为公众心智中"无痛牙科治疗"的第一人了。

张医生诊所附近已经有一个广为人知的，以牙科美容为主营业务的诊所，张医生在营销专家的指点下放弃了亦步亦趋的做法，决定另辟蹊径。张医生挑选了贴面作为突破口，避开"美容牙科"这个已经被其他人用了的名称，用"重建微笑"这个全新的概念来打动公众。虽然上述两个名称在口腔医学专业上没有本质的区别，但对公众心智而言却是完全不一样的概念。最重要的是，它们与商场上的输赢有关。在病人心智上拉开了这样的距离，张医生就无须去改变公众的心智，能够比较轻松地在病人的心智上占据另一个"第一"的位置，公众也不会去认真思考究竟谁才是最好的"美容牙科医生"。

当然，在这个过程中需要采用广告、宣传、甚至新闻发布等手段。这些手段的目的都是为了在公众心智中占领"第一"的位置。这也是一个"定位"的过程。

认知法则：营销不是产品之争，而是认知之争。

The Law of Perception：Marketing is not a battle of products, it's a battle of perceptions.

许多人都认为，营销是产品或服务之争。在他们的眼中，从长远来看，取胜的将是最优质的产品或服务。实际上，在营销世界里没有实体，没有最好的产品或服务,只有顾客心中的认知。认知就是现实,其他一切都不过是过眼烟云,是不可靠的。

人们都习惯性地认为,汽车销售的决定性因素是质量、外观和价格。日本三大汽车公司 Toyota,Honda 和 Nissan 在本土和美国的销售方式基本上是一样的,可是 Honda 在美国的销售量往往位居榜首,而 Toyota 的本土销售量却是 Honda 的四倍。调查发现,日本的消费者都知道,Honda 是以摩托车生产制造商起家的,这对他们销售汽车就很不利,而美国消费者则没有这样的认知。

树脂充填材料的颜色与牙齿一样,而且不含对人体有害的水银,那么它是否比银汞更安全?学者们见仁见智,各有充足的证据,但这是在营销时无法回避的问题,就看医生如何引导病人。王医生的诊所提供的高科技治疗项目并不比张医生的诊所多,但因为王医生是当地第一位以高科技医疗的定位进入公众视线的,其"江湖地位"就很难动摇。那么,张医生就不应该步王医生的后尘,还以"高科技医疗"作为自己的定位,而必须想办法创造一个全新的概念,在公众认知上标新立异。

聚焦法则:在公众心智中浓缩为一个点的营销概念是最有力的。

The Law of Focus: The most powerful concept in marketing is owning a word in the prospect's mind.

在营销范畴,聚焦的关键在于选择一个能够代表某种产品和服务的质量和发展方向的词。例如,在消费者的心智中,Xerox 就代表着"复印";Hershey 等同于巧克力;Kleenex 就是面巾纸。营销工作做到这种地步,可以说是登峰造极了。

那么,怎么样的一个词能够在公众的心智里构成一个高科技的、人性化的、舒适方便的口腔诊所的形象呢?假如诊所在当地已有相当高的知名度,而当地的牙科医疗服务竞争又不是很激烈,聚焦就不那么重要。否则,聚焦就必须给予高度重视。梁医生的诊所以牙齿矫正著称,一提起"梁医生诊所",人们就知道病人得到了高素质矫正治疗;周医生诊所把服务对象瞄准高端人群,在那个圈子里,只要讲起自己去那里看过牙齿,其潜台词就是"本人身价不低"。

开设民营口腔诊所已经成为业界的趋势,但重视营销的诊所不多,意识到聚焦重要性的则更少,诊所之间没有明显区别,对病人的吸引力不大,难以留住病人。许多诊所在营销宣传上都包罗万象,面面俱到,无一遗漏,"千所一面",根本不可能在公众心智上留下印象。这样的诊所,没有任何优势,又谈何竞争力?再以"美容牙科"这四个字为例,用的诊所太多了,可以说已经用得过滥了，在病人的眼中已经司空见惯，习以为常，没有任何说服力，不值得留恋了。

排他法则：两个实体不能在公众心智中占据相同的位置。

The Law of Exclusivity: Two companies cannot own the same wordin the prospect's mind.

从营销战略来讲，当竞争对手已经在公众心智中占据了某一位置后，争夺同一位置的意图往往是徒劳的。由此可以进一步引申为：在市场上，争夺公众心智中的同一位置的努力往往都会付诸东流。

牙科医疗服务市场有相当强的局限性，每个局部的情况往往是各不相同的，正确应用这个营销法则，就会产生良好的效果。想要自命为"上海（或某地名）第一口腔诊所"的做法只会成为人们的笑料，为人们诟病；但如果把它限定为"卢湾区种植专科口腔诊所第一家"就也许是无懈可击的了。

对立法则：位居第二的战略应取决于前者。

The Law of the Opposite: If you're shooting for second place, your strategy is determined by the leader.

任何强者都有弱点。即使领军者很强，第二者也总能够发现其弱点，有扭转局势的机会。摔跤教练经常指导选手不要与对手发生长时间正面冲突，而应该保存自己的实力，窥测对方的弱点，等待时机，集中全力攻其不备。公司在营销时也应该学会利用杠杆的原理，四两拨千斤，扭转局势，变对方的优势为劣势。

在市场上，即使公司的位置暂时位居第二也无须气馁，要想超越前者，就不要邯郸学步，步别人的后尘，而应该寻找新的突破口。为此，必须仔细观察领军者，了解它的优势所在，并设法将其强项变为弱点。专家们告诫我们：消费者在选择产品或服务的时候，只有两种不同的态度，一种是要最好（包括质量和价格）的，另一种是无所谓的，两者必居其一。

百事可乐把自己的目标人群定位在年轻人，这就等于将可口可乐推到了老年人的定位上，虽然不可能完全取代可口可乐的地位，但也非常稳定地占领了自己的阵地，时常对后者构成严重的威胁。如果当初百事可乐跟在可口可乐的后面走，它就永远不可能建立起自己的王国。

在牙科医疗服务中，供病人选择的可能性不仅仅局限在年轻人和老年人，还有传统充填法和无银汞充填法、经典治疗法和无创伤治疗法、常规注射法和无痛注射法、普通 X 线片和数字化影像系统等等。任何事情都有两重性，知名度很高的诊所往往存在着等候时间比较长和诊治时间比较短的弊端，摆脱困境的最佳营销手段就是发现对方的"三寸"之处，把这个部分做到极致。

分离法则：假以时日，一个领域就会分裂为两个或多个领域。

The Law of Division：Over time，a category will divide and become two or more categories.

市场永远是在动态中前进的，永远不会一成不变的，而且总的趋势是处于不断细分的过程之中。所以，永远不要对自己丧失信心，必须牢牢记住，机遇是永存的，最好的市场营销战略就是创造一个自己能够成为领军人物的领域。在牙科医疗服务领域不断细分的过程中，任何诊所都有机会成为某一单项的领军者。

陈医生的诊所在当地最先引进机动根管治疗，成为这个新技术的领军人物。当其他诊所醒悟过来并紧随其后的时候，他又添置了数字化影像设备，为病人提供可由个人保存牙科健康档案资料的服务。两三年后，他又开展了激光治疗。他是一个永不满足的医生，当他把精力集中在某一领域的同时，已经在窥视其他领域，为下一个营销重点做准备了。这样，陈医生总能够不断地制造亮点，牢牢地吸引住公众的心智，保持住自己的领军地位。

这一法则的应用难度比较大，因为未知因素太多，很难把握得准，要把尚未确定的趋向作为营销的重点是有相当风险的。为此，必须对专业的现状和行业的发展有比较清晰的了解。从诊所的经营角度来看，优秀的诊所医生不应该把自己封闭起来，"只顾埋头拉车，不看方向路线"。

远期法则：营销效果需要比较长的时间才能显现出来。

The Law of Perspective：Marketing effects take place over an extended period of time.

换句话说，营销活动不能急功近利，其效果是不可能在短时间内显现出来的。

李医生的诊所决定把牙齿美白作为营销重点，他们经过周密计划后开展了一系列活动，包括在媒体上刊登广告、通过邮局寄发有关的资料、实施有范围的降价优惠、联合形象设计公司等等。开始的时候，病人量不但没有增加，新病人的初诊量反而减少了，因为他们要找的是一般的口腔医生而不是专门做牙齿美白的医生。过了一段时间，牙齿美白逐渐成为时尚了，公众对牙齿美白的认知程度提高了，病人也就逐渐增多了。在这个过程中，诊所通过有效的教育沟通，让许多病人对牙齿美白有了进一步的认识，知道牙齿美白需要有健康的牙齿做基础，美白治疗前还要做一些准备工作，这就推高了诊所的业务收入。

一般来说，营销效果的显现要几个月，甚至长达一年的时间，有许多其他因素也会影响这个过程。但是必须要充满自信，持之以恒，只要方向和方法对头,这个时刻是一定会来到的,诊所一定会进入黄金收获季节,正所谓"苍天不负有心人"吧。

标志法则:每一标志都会有一个相反而有效的标志。

The Law of Attribute:For every attribute,there is an opposite,effective attribute.

排他法则强调的是不要与竞争对手使用相同的定位或聚焦点,必须确定自己的定位,必须要有另一个聚焦点。商场上经常要与领军者竞争,关键在于必须知道如何才能够收到效果。寄希望于通过鹦鹉学舌、邯郸学步的方式来改变消费者的心智需要很大的投入,效果却不明显,得不偿失。

在营销世界里,一切标志的问世都不会是孤立的,每一种标志的出现必然会带出一个与之对立,却也同样有效的标志;享有同一标志的竞争者不可能是平起平坐的,必然有输有赢。竞争者应该仔细观察,认真思考,发现与竞争对手相对立的标志,独树一帜。这样的投入产出比是最佳的,效果是最好的,关键在于相互对立,而绝对不是相同。说到底,营销之争是思维的博弈,要想取得成功就必须有自己的想法,独特的标志,聚焦在这一点上。否则,必然会陷入无止境的价格战,大家同归于尽。

不同的顾客有不同的倾向和选择,有的标志对某些顾客比较重要,有的标志则对其他顾客比较重要,任何标志都不可能包罗万象,占据所有消费者的心智。以牙膏为例,Crest、Aim、Ultra-Brite 和 Close-up 都是营销工作非常成功的典范,它们分别代表着抗龋、口感、美白和清新。假如它们放弃自己的特有标志,使之扩大、延伸、模仿、抄袭,这个市场必将重组。即使 Crest 宣传自己具有"抗龋和口感好"的特点,它的销售额也不可能有明显增长,反而会使自己的核心定位淡化。"抗龋"是它拥有的特殊标志,为什么要舍己求它呢?这些品牌都是在其固有领域里独占鳌头的品牌,它们的聚焦标志都不是平白无故地形成的,不是凭空产生的。市场上的牙膏名目繁多,但无一有如此明确的标志,它们也就不可能成为领军品牌。

一个诊所应该有什么样的标志?选择非常多:高科技、无痛、方便、人性化、价格低廉等等,必须根据客观条件和自身特点选择确定,加以包装。诊所运营是否充分发挥了自己的潜能,是否进入了良性循环的轨道,是否保持着可持续发展的状态,与营销的做法有着非常密切的关系。

坦诚法则:当你坦承自己的不足时,公众的反应是正面的。

The Law of Cando:When you admit a negative,the prospect will give you a positive.

回避问题,掩饰不足,否认过失,乃是人性之弱点。占据公众心智的最有效方式是：先坦承负面因素，然后积极地把它们转化为正面因素。在市场营销上，忠诚老实往往会赢得公众。

首先，坦诚能够非常有效地解除公众的戒备心理。自己公开承认自己的负面因素总会被认为是如实的。另一方面，正面的表白却往往会被认为是冒牌作假。在广告领域，尤其如此。

有的牙科医生可能会说：我们向您提供个性化的服务，因为我们把您视为重要的个体，我们关护您，我们尊重您的价值观。同样的意思，但如果从承认负面的角度来表达，就会是这样的：本诊所规模不大，知名度不高。正因为如此，我们就有比较多的时间与您沟通，更好地了解您的想法和需求，对您给予更多的关注和照护。以上两种表达方式，您会更相信哪一个？这就是营销的秘诀。

曾经有一位医生在广告中用这样的句子开头："人人都讨厌去看牙医……我就是一个牙医。没错！就是！"牙医做这样的广告，无疑对读者有着巨大的吸引力。紧接着，广告步入了正题："本诊所最近新添了喷砂机（比牙钻更无痛舒适）和无痛注射机，加上亲善友好、与病人感同身受的员工，我就能够在您来的时候尽量让您感到舒服愉悦，不再讨厌我。"这种独特的表达方式会让人觉得有较高的可信度，因为讲话的人坦诚，对自己的负面因素并不掩饰。

丰田的"精益生产法"

什么是精益生产

精益生产（lean production，LP），也称精益制造（lean manufacturing），其中"精"表示精良、精确、精美；"益"表示利益、效益等等。或者说，精，即少而精，不投入多余的生产要素，只在适当的时间生产必要数量的市场急需产品（或下道工序的急需产品）；益，即所有经营活动都要有经济效益。因此，"精益生产"，就是通过系统结构、人员组织、运行方式和市场供求等方面的变革，使生产系统能够很快适应用户不断变化的需求，精简生产过程中一切无用及多余的东西，最终使各方面产生最好结果的一种生产管理方式。与传统的大生产方式不同，其特色是"多品种"，"小批量"。

精益生产的基本思想可以用一短语来概括，即丰田佐吉（Toyoda Sakiichi，1867—1930）在20世纪初提出的准时制生产（just in time，JIT），翻译为中文是"只在需要的时候，按需要的量，生产所需的产品"。所以有些管理专家也称精益生产方式为JIT生产方式、准时制生产方式、适时生产方式或看板生产方式。

　　"精益生产"一词，最早出现于约翰·克拉富西克（John Krafcik）在 1988 年发表的文章："精益生产系统的胜利"。克拉富西克曾是丰田新联合汽车制造公司（丰田在加利福尼亚的合资企业）的质量工程师，后赴麻省理工斯隆商学院学习 MBA。他曾在 1985 年主导美国麻省理工学院（MIT）的一项庞大的研究项目："国际汽车项目"（IMVP），该项目组织了 17 个国家的专家学者，花费了 5 年的时间，耗资 500 万美元，做了大量的调查对比，进行了理论化总结。

　　精益生产的优越性不仅体现在生产制造系统，同样也体现在产品开发、协作配套、营销网络以及经营管理等各个方面，可以说，它是现代工业一种最佳的生产组织体系和方式，它综合了批量生产与单件生产方式的优点，力求在生产中实现多品种、高质量、低成本。简言之，精益生产的特点就是用最少的工作，最大限度地消除浪费、为客户创造最大的价值。

　　精益生产方式是战后日本汽车工业一方面受制于资源稀缺，另一方面又面临市场多品种小批量需求的产物。它是从丰田佐诘开始，经丰田喜一郎（Kiichiro Toyoda，1894－1952）和大野内一（Taiichi Ohno，1912－1990）等人的共同努力，直到 20 世纪 60 年代才逐步完善而形成。到了 1990 年代，"精益生产"得到全世界的认同和推广应用。

　　精益生产追求生产的合理性和高效性，其核心在于实施计划、控制流程、管理库存、消除浪费，它能够灵活地适应各种生产技术和管理技术。

　　虽然人们公认"精益生产"源自日本丰田，但创始人之一大野内一却将它归功于美国人。美国企业管理专家诺曼·波迪克在《福特的前世今生》一书中有这样的描述："1980 年，我刚刚接触到准时制生产（JIT）和丰田生产系统的概念。当我参观丰田时，我问系统创立人大野耐一先生，究竟是什么引发他创立了该系统，他笑答，一切都来自亨利·福特（Henry Ford，1863－1947）。"

TPS 系统

　　追根溯源，精益生产是从丰田生产系统（Toyota production system，TPS）发展而来的，所以也有人称之为丰田主义（Toyotism）。

　　1934 年，丰田从纺织企业转型生产汽车。丰田汽车集团创始人丰田喜一郎负责引擎铸造工作，发现了问题，改善了流程，提高了产量。二战后，日本处于经济发展时期，得益于美国的企业管理经验，形成了具有自己特色 TPS，此乃"精益生产"的核心。

　　TPS 是世界制造业历史上的一大奇迹。日本的制造业广泛采用丰田的生产方式和经营管理方法，以其独特的"生产方式"、"组织能力"和"管理方法"，改变了 20 世纪全球制造业的存在形式和秩序。

TPS 系统的宗旨是解决浪费（muda）、不平衡（muri）和不均匀（mura）。他们高度重视工作的流畅程度，通过技术改进，减少变量，让有附加值的工作顺畅流动，以此作为 JIT 的基础。

丰田人认为，浪费是指流程不到位和操作不得当，导致产量减少，常发生在下面七个环节：

- 运输：把原本没有必要的物资运送到生产流程中。
- 库存：不必要地储存零件、半成品和成品。
- 运动：超过生产必要的人员走动和设备搬动。
- 等待：生产环节衔接中的等待。
- 生产过剩：生产超出需求。
- 返工：因设计问题、工具有误等因素导致的返工。
- 瑕疵：为检查和修复瑕疵需要的额外投入。

2003 年，吉姆·沃马科揭示了属于"人类智慧的浪费"的第八种浪费，即未能满足客户需求的产品和服务，虽然它不在上述七项浪费范畴，但在实际操作中很有用。

丰田人懂得，"消除浪费"是一个简单而明确的主题，但在实际操作中，难度很大。他们引入了"附加值"这个概念，以此区分没有附加值的浪费和有附加值的工作，集中精力评估前者，改进流程。他们认为，管理者的作用就是检查和消除引起浪费的因素，同时区别"不平衡"和"不均匀"。

不平衡是管理者对工人和设备提出不合理要求，破坏了正常流程，导致过度负重、危险操作、乱放物品、工作进度过慢过快等等。这些问题可以通过科学合理的设计和严格执行加以纠正，杜绝走捷径，切忌擅自修改决策。

不均匀指在工作中因工时及操作等级等方面的波动和参差所造成的质量和数量的变动。

精益生产的沿革

20 世纪初，美国福特汽车公司创立世界上第一条汽车生产流水线，大规模的生产流水线以标准化、大批量来降低生产成本，提高生产效率，成了现代工业生产的主要特征。

生产流水线的出现，把汽车从奢侈品变成了大众化交通工具，汽车工业迅速成为美国的一大支柱产业，还带动了钢铁、玻璃、橡胶、机电，以至交通服务业等在内的一大批产业的发展。

大规模流水生产在技术及管理史上具极重要意义。但二战后，市场进入了需求多样化的新阶段，工业生产开始向多品种小批量的方向发展，单品种大批量流水线生产方式的弱点日渐明显。在这种情况下，日本丰田汽车公司在实践中摸索创造出了以多品种、小批量、高质量、低消耗为特点的精益生产。

概括而言，精益生产的形成过程可分为三个阶段：形成与完善阶段、系统化阶段（即精益生产的提出）和革新阶段（对以前的方法理论进行再思考，提出新见解）。

1. **形成与完善阶段**　1950 年，丰田英二（Eiji Toyoda，1913—2013）赴美考察底特律福特公司的鲁奇厂。当时，该厂每天生产 7000 辆轿车，比丰田公司一年的产量还要多，规模和效率均列世界第一。丰田英二对这个庞大企业的每一个细微之处都作了审慎考察，回到名古屋后，和在生产制造方面富有才华的大野内一一起研究。后来，他们得出结论：大批量生产方式不适合日本，因为第一，当时日本国内市场狭小，但所需汽车品种很多，大批量生产方式不适合多品种小批量的需求；第二，战后日本缺乏购买西方技术和设备的外汇，无法仿效鲁奇厂做改进；第三，缺乏大量廉价劳动力。

此外，日本的家族观念、服从纪律和团队精神与美国人的自由散漫和个人主义形成鲜明的对比，日本的经济和技术基础远远落后于美国，所以"规模经济"法则在日本遇到了难以克服的障碍。在照搬美国的生产方式还是按照日本国情另谋出路的选择面前，丰田选择了后者。他们开始了适合日本需要的生产方式的革新，如现场管理法、目视管理法、一人多机、U 形设备布置法等，这是丰田生产方式的萌芽。

通过对生产现场的观察和思考，丰田英二和大野耐一进行了一系列探索和试验，提出了一系列革新，如三分钟换模法、现场改善法等等，最终建立起具有自身特点的丰田生产方式。经过 30 多年的努力，日本的汽车工业超过了美国，年产量达 1300 万辆，占世界汽车总量的 30% 以上。

2. **系统化阶段**　1973 年发生石油危机，日本经济负增长，但丰田公司的盈利逆势而上，不仅高于其他公司，而且与年俱增。于是，丰田生产方式受到重视，在日本普及推广，学界也兴趣盎然地对其深入研究，完成了内容的体系化。随后，丰田生产方式传到美国，以其在成本、质量、产品多样性等方面的成效广受青睐，经受住了考验，证明了它是普遍适用于各种文化背景和各种行业的先进生产方式。

为了进一步揭开日本汽车工业成功之谜，美国麻省理工学院实施了"国际汽车计划"（IMVP）研究项目，最后由三位顶尖学者，詹姆斯·沃麦克（James P. Womack）、丹尼尔·琼斯（Daniel T. Jones）和丹尼尔·鲁斯（Daniel Roos）共同编著了堪称精益思想的奠基之作：《改变世界的机器：精益生产之道》（*The Machine That Changed the World: The Story of Lean Production*），第一次把丰田生产方式定名为 LeanProduction，即"精益生产"。精益生产的提出，使其内涵更全面更丰富，对生产方式的变革更具针对性和可操作性，也把它从生产制造领域扩展到产品开发、协作配套、销售服务、财务管理等各个领域，贯穿于企业生产经营活动的全过程，由此掀起了一股学习精益生产的狂潮。

1996 年，IMVP 第二阶段完成，出版了《精益思想》一书。此书弥补了第一阶段之不足，强调了学习丰田方法的关键原则，并通过实例讲述了各行各业均须遵从的行动步骤，进一步完善了精益生产的理论体系，使之更具适用性。到了 2007 年，在多年研究和实践的基础上，推出了畅销书《改变世界的机器》(*A complete historical account of the IMVP and how the term 'lean' was coined is given by Holweg*)，对"精益生产"的概念做了全面的总结。

3. **革新阶段**　精益生产的理论和方法是不断发展的。20 世纪末，越来越多的专家学者参与，各种新理论新方法层出不穷，如大规模定制(mass customization)、单元生产(cell production)、5S 等等。很多美国大企业将精益生产与本公司的实际情况相结合，创造出适合本企业的管理体系，如美国联合技术公司(UTC)的"获取竞争优势管理法"(achieving competitive excellence，ACE)、波音的"群策群力"、通用汽车的"竞争制造系统"(Competitive MFGSystem)、"六西格玛管理法"等。这些管理体系应用精益生产的思想，将其方法具体化，把实施过程分解简化为一系列图表，员工只需按图索骥，一步步做下去，每一环节有一套对应标准用以评估实施情况。

在这个阶段，精益思想跨出了它的诞生地——制造业，作为一种普遍通用的管理哲理，在建筑设计施工、服务行业、民航和运输业、医疗保健领域、通信和邮政管理，甚至软件开发和编程等方面都得到成功应用。同时，精益生产系统也日渐完善。

精益生产的特点

1. **拉动式准时化生产**　以最终用户的需求为生产起点，强调物流平衡，追求零库存，要求上一道工序加工完的零件立即进入下一道工序。

2. **全面质量管理**　强调质量是生产出来，而非检验出来的，由生产过程中的质量管理来保证最终质量。员工要有质量意识，每一道工序都做质量检验和控制，及时发现质量问题时，可根据情况立即停止生产，解决问题，不对不合格品做无效加工。

3. **团队工作法**(team work)　按业务关系，而不是按行政关系组织团队，针对不同情况建立不同的团队，同一个人可能属于不同团队。团队成员一专多能，熟悉团队内其他成员的工作，确保工作协调顺畅。员工不是仅仅执行命令，更重要的是积极参与，发挥决策或辅助决策的作用。信任员工，着眼长期表现，不做过细的稽核，评定业绩时重视团队内部的评价。

4. 并行工程(concurrent engineering) 以产品设计开发为例,概念设计、结构设计、工艺设计、最终需求等工作由各项目小组负责,定期或随时反馈信息,协调解决问题,各小组密切配合,并行推进,以最快的速度,按要求的质量完成。

50多年来,精益生产的成功案例已证实它具有以下优越性:

- 所需人力资源减少50%;
- 新产品开发周期减少1/2或2/3;
- 工厂占用空间减少50%;
- 生产时间减少90%;
- 库存减少90%;
- 生产效率提高60%;
- 市场缺陷减少50%;
- 废品率降低50%;
- 安全指数提升50%。

精益生产在诊所的应用

大量事实证明,源自丰田的"精益生产"适用于世界各国,适用于各行各业。它的"精心设计、强力实施、控制流程、节约成本、提高效率、消除浪费"的精神,绝对可以用于我国民营口腔诊所。当然,学习时不应该生搬硬套,要充分考虑到诊所的具体情况。

同样,大量事实证明,能够掌握"精益生产"真经的企业并不多。丰田公司每年举办培训班,全球招生,有问必答,任意参观,毫不保留。他们信心十足地宣称:"精益生产"并没有高深的理论,模仿和学习不难,掌握精髓绝非易事。这,正是迄今丰田依然独占鳌头的原因。

西里尔·帕金森的"帕金森定律"

定义

医学上有一种令人闻之头痛的疾病,叫做"帕金森病"(或"帕金森综合征");企业管理上有一种令人头疼不已的现象,叫做"帕金森定律"。前者特指一种病因不明,表现复杂,疗效欠佳的疾病;后者是行政管理上的一种弊端,不时被人提及,两者万万不可混淆。

社会学家一致认为,任何一个组织之成长过程,因内部矛盾冲突及外部环境影响,必萌生一些特别现象,假以时日,多会形成各种"病象",妨碍组织运作发展,若未得纠正克服,难免走向衰败灭亡。"帕金森定律"就是其中之一。

"帕金森定律"是英国历史学家和政治学家西里尔·诺斯古德·帕金森(Cyril Northcote Parkinson, 1909—1993)在1958年出版的《帕金森定律》(*Parkinson's Law*)一书中提出的,被誉为20世纪西方文明之重大发现之一,它解释了组织机构重叠、人浮于事、互相扯皮、效率低下的表现和成因。该定律包括以下七个分定律:

定律一: 又称冗员增加原理,即管理人员数量增加与工作量无关,而是每一个管理者都要显示其重要,或增加自己的部属,或设置障碍使相关工作增加所致。

定律二: 又称中间派决定原理,即组织内的两方在做决定时费尽心机争取中间派,致使中间派成为主角,尽管他们并不称职,并不清楚决定的内容。

定律三: 又称鸡毛蒜皮定律,即大部分管理者对重大议题缺乏知识,很快做出决定,但在鸡毛蒜皮小事上要显示自己的水平能力,反复讨论,费时费力。

定律四: 办公场所的豪华程度与组织的事业和效率呈反比,即事业处于成长期的组织一般没有兴趣和时间去建设富丽堂皇的办公场所,所以办公场所之豪华常显示效率之低下。

定律五: 又称鸡尾酒会公式,意指会议参加者座次之排列及在酒会上露脸的时间都有非常严格的次序,用以区别管理人员的等级高低和他们的重要性。

定律六: 嫉妒症流行,即在组织里常有嫉妒症流行。先是出现"庸妒症(平庸而嫉妒)"病人;接着,他们爬上高位并排斥和压制比自己强的人;最后,有才干的人消失殆尽。结果是高层忙碌迟钝,中层勾心斗角,底层垂头丧气。

定律七: 退休混乱,即在位者设法阻止职位较低的人接近自己的职位,这就可以延长自己的退休时间。

应用

帕金森博士对上述现象的抨击是建立在大量、细致、缜密的调查分析基础之上的。例如,他详细研究了1914年到1954年间英国海军舰艇和官兵的数量,及其与海军部官员人数间的变化,发现了行政机构的膨胀与海军事业的发展没有必然联系。他还对数十个国家的内阁组成进行深入研究,得出5人内阁最理想,9人内阁必有点缀阁员,20人内阁难免派系之争,超过20人则难以控制的结论。他甚至提出一个非常有趣的"低效能系数",即一个委员会的成员超过20人或21人,工作效率就会开始降低。

现在引用"帕金森定律"时最常提及的一个现象是所谓的"金字塔上升现象"。此现象即一个不称职的管理人员有三条出路:一是申请退职,把位子让给能干的人;二是让一位能干的人来协助自己工作;三是任用两个水平比自己更低的人当助手。通常,第一条路万万不能走,因为会丧失权力;第二条路也不能走，因为能干的人会成为自己的对手；所以只有第三条路最适宜。结果，两个平庸的助手分担工作，自己高高在上发号施令。两个无能助手上行下效，再各为自己找两个无能的助手。如此类推，终致形成一个机构臃肿、人浮于事、相互扯皮、效率低下的体系。任由发展，人员不断增加，机构不断膨胀，犹如金字塔，每个人都很忙，效率却越来越低。

帕金森博士对人们普遍称为"组织麻痹病"或"大企业病"的现象做了深入研究，提出许多精辟的见解。比如：管理者以"是否听话"为标准来补充下属，结果是庸人和懒人充斥，人多了，办同样的事，花费的时间更多，手续更麻烦。又如：管理者遇到自己不熟悉的专业问题，鲜见不耻下问谦虚学习，而是行使权力强行实施，结果是浪费资源无效无果。再如：不称职的人占据了某一位置，造成组织庞杂冗员过多，整个行政管理系统恶性膨胀。还有："一份工作所需要的资源与工作本身没有太大关系。""时间多了，办事人反而更懒散、更缺乏动力、效率更低。"

条件

帕金森博士指出，定律要发生作用，必须同时满足下面四个条件，缺一不可。

第一：必须有一个组织，它必须有内部运作的方式，而且管理在该组织中占一定地位。这样的组织很多，大到各种行政部门，小至只有一个老板和一个雇员的小公司。

第二：管理者不具有对权力的垄断，试图藉物色助手以图达到自己的目的。换句话说，管理者的权力并不稳固，有可能在细枝末节上失控，所以宁可找两个不如自己的人做助手而不选一个比自己强的人。

第三：管理者能力极其平庸，所以要找几个助手来协助。

第四：该组织不断自我要求完善，不断吸收新人补充管理队伍。

可见，帕金森定律必须在一个拥有管理职能，不断追求完善的组织中，有一个与某职位能力不相匹配的、平庸的、不具权威的管理者时才起作用。反过来说，一个没有管理职能的组织（如兴趣小组之类）就不存在帕金森定律阐释的顽症；一个不思进取墨守陈规无须引进新人的组织自然也没有帕金森定律的困扰；一个拥有绝对权力的人，不害怕别人攫取权力，也就不会找比他平庸的人做助手；一个能够承担管理责任的人，没有必要找助手，同样不存在帕金森定律的情况。

根源

按照帕金森博士解释，产生帕金森现象的根源在于"权力危机感"，即害怕自己的"大权旁落"。

恩格斯（Friedrich Von Engels，1820－1895）说过："自从阶级社会产生以来，人之恶劣的情欲、贪欲和权势欲就成了历史发展的杠杆。"作为社会性和动物性复合体的人，因利而为是很正常的。当人的既有利益受到威胁，本能就会告诉他，一定不能丧失，必须千方百计地保护和巩固。所以，一旦拥有了能够获取和保护既得利益的权力，自然就不会轻易放弃，当然也就不会给自己树立对手。在这种情况下，选择不如自己的人作为助手就是很自然的选择了，无可指责。

通过一系列生动直观的现象描述和心理剖析，恩格斯对英国社会政治制度做了无情的嘲弄，层层剥开了人们深恶痛绝的官场丑相，展示其华丽外表掩盖下的内部纹理，引发人们作深层次的思考。帕金森博士没有停留在现象的描述和鞭挞，而是用科学的方法进行研究和分析，所以"帕金森定律"能够在世界上广为流传。本来，任何一个健康组织的建构中都不应有官僚主义存在的条件，可现实情况是，它不仅顽强地存在和生存下来，而且以其不断变化的面貌适应着外界的变化。

既然上述的"帕金森现象"是不可避免的赘疾，它就必然有发生和传播的规律。帕金博士在揭示它的表现和成因时还告诫人们：这种现象诊断容易，治疗困难，有些根本就是不治之症。他没有企图为每一种病开出药方，只是指出病情发展各阶段的临床表现，或者提出几条原则，将问题的最终解决留给我们。他还甚至指出：一个患病的组织，单单位依靠自己是治不好的，生病初期可打预防针，中期有时可做手术，后期目前尚无办法。他说，将老单位的一部分掺和进新单位的做法是致命之伤。当然，他的观点是否是有失偏颇，尚待商榷。

所以，许多有识之士认为，要想解决帕金森现象的症结，必须把管理单位的用人权放在一个公正、公开、平等、科学、合理的用人制度上，不受人为因素的干扰。

现实

帕金森定律用于社会现象，如同数理化定律用于自然现象，几乎可以说是"放之四海而皆准"。它揭示的行政权力扩张引发的人浮于事、效率低下的现象是我们非常熟悉的。

口腔诊所虽非行政机关，但也绝非一片净土，它"拥有管理职能"，也在"不断追求完善"，只要诊所里"有一个与自身能力不相匹配的、平庸的、不具备权力垄断的管理者"时，"帕金森定律"就会起作用。如此看来，了解一些有关的知识，认真自我反省，做好预防工作，绝非"多此一举"。

米尔顿·弗里德曼的"花钱矩阵"

简介

"花钱矩阵"是美国经济学家，米尔顿·弗里德曼（Milton Friedman，1912—2006）在1980年与妻子罗斯·弗里德曼（Rose D. Friedman）合著的《自由选择——个人声明》（*Free to Choose - A Personal Statement*）一书中提出的。

米尔顿·弗里德曼是著名的经济学家，1976年诺贝尔经济奖得主。他还是美国前总统里根（Ronald Wilson Reagan，1911—2004）和英国前首相撒切尔夫人（Margaret Hilda Thatcher，1925—2013）的"师爷"，是美国联邦储备委员会（Federal Reserve Board）前局长艾伦·格林斯潘（Alan Greenspan）的老师，是名言"世上没有免费的午餐"（There is no such thing as a free lunch）的原创者……终其一生，弗里德曼都为了一个理念而奋斗——社会是在人们的自由选择之下形成的。

弗里德曼撰写《自由选择》的初衷是批判政府的福利制度。作者通过大量历史事实和鲜活案例，论证了自由竞争如何有效和国家干预如何低效。他尖锐地指出："政府活动领域如同市场，也受一只看不见的手之操控，但其作用同亚当·斯密（Adam Smith，1723—1790）的那只手相反。一个人如果一心想通过增加政府的干预来为公众利益服务，他将势必受一只看不见的手的指引去增进他的私人利益。"他极力主张彻底回到放任自由的市场经济。在弗里德曼看来，不论对生产者、消费者还是一般公民，市场竞争才是通往繁荣和幸福的道路。作者在书中表示，如果人们对生活方式、消费方式和子女教育方式拥有更多的选择，也就拥有更加多元和繁荣的社会文化。整本书自始至终都宣扬自由竞争及自由选择的合理性。与其他经济学论著不同的是，该书文笔通俗，阐述原理深刻，表达思想深邃。这本书并非作者的经典之作，但问世后旋即成了美国当年最畅销的非小说类读物。出版后，该书多次印刷，被翻译成多国文字，销量超过100万册，还被拍成同名的10集电视系列片，在公共广播服务（PBS）网络播出，广受欢迎。

花钱矩阵

花钱矩阵以出资人（谁的钱）和受益人（谁的事）为两个基本维度，把所有经济行为分为四种情况。它简单明了，一针见血地说明了各种消费行为的效能，是一个非常有用的分析工具。

米尔顿·弗里德曼的花钱矩阵的内容具体如下：

	为你办事	为别人办事
钱是你的	I	II
钱是别人的	III	IV

I：花自己的钱为自己办事　私人消费基本都属于这种情况，比如花自己的钱去饭馆吃一顿。这种消费行为无需他人监管，绝大多数人都会尽量让这笔钱的效用最大化，因为花自己的钱没有人会不在意浪费的情况，一定是尽量选择性价比最高的产品或服务。其次，自己是最明白自己需求的人，所以这一类经济行为的结果自然也是最能满足自己需求的。这也正是私营经济实体的老板都会孜孜不倦地追求这种消费形式，公有经济总是竞争不过私营经济的主要原因。

II：花自己钱，为别人办事　在日常经济活动中，这一类的例子非常多，例如在商务活动中私人的送礼宴请，慈善活动中的捐赠等等。这类消费，因为花的是自己的钱，自然会非常留意钱是否花得合情合理，有没有浪费，还会认真考虑花出去的钱是否精准地满足了对方的需求（如接受礼品或招待的客户的爱好或口味，慈善活动中受助者的实际需求）。可想而知，这类经济活动中经常会发生花钱的效用难以最大化的情况。

III：花别人的钱，为自己办事　单位的福利就属于这种类型。举例来说，如果单位出台一项福利措施，每个人每个月可以报销150元的买书费用，那么财务就会发现几乎所有员工每个月都会买150元左右的书。无须深究，这类消费的真实性就比较可疑。如果让员工用自己的钱去买书，他们就会判断自己是否需要这本书，书的价值和价格是否相符等等。但当买书费成了一项福利制度，员工们就势必对价格的敏感度大大降低，甚至会为了花完150元的限额而买一些永远都不看的书。

IV：花别人的钱，为别人办事　有人直接用"万恶"二字来形容这类花钱的方式，理由有二：第一，花别人的钱，自然不心疼，更不会什么动力去精打细算；第二，为别人办事，也很难了解他人的真实需求，难以真正达到效果。这种花钱不讨好的方式，往往也就成为滋生腐败的沃土。

就效率而言，上述四种模式中，I的效率最高，IV的效率最低；就成本而言，情况则刚好相反。所以在经济学界普遍认同这样的观点：私营企业花自己的钱办自己的事，既注重成本又注重收益；国营企业花别人的钱办别人的事，既不注重成本又不注重收益。正因为如此，两者在竞争中的优势，也就不言而喻了。从这个角度来看，既浪费又办不好事，乃是政府行为的常态，所以"取之于民，用之于民"需要极高的监管成本。

从管理的角度看，真正聪明的花钱方式是把其他三种花钱方式向第一种转换，让所有公共消费转化成为私人消费，让公共事务转化成为私人事务。这样一来，无论花钱的效率、选择的合理性和最后的结果才可能令人满意。

对诊所管理的意义

米尔顿•弗里德曼的"花钱矩阵"用最简单最直白的方式总结了人类经济活动的不同模式，一目了然。诊所的一切活动背后都可以看到经济的影子，当然也逃脱不了这个"花钱矩阵"。

对诊所"老板"（尽管我一再说明对这个称谓的反感，但用在这里还真的比较恰当）来说，诊所是自己的，所以，花的是自己的钱，办的是自己的事，当然要千方百计"增效节支"。牙科器材商都知道，诊所老板都是非常精明的买家，他们不会索要回扣，他们不会收受红包，他们都会挑选性价比最高的物品。这些老板有时也要遵守潜规则，办别人的事，但他们一定会精打细算，甚至想尽办法在"别人的事"里掺入"自己的事"。

在诊所工作的员工，花的是老板的钱，办的是自己的事。所以，员工们多会要求最好的工作环境，使用最先进的器材，有最优秀的助手配合，这样，病人对员工的满意度就有可能达到最高水平。在这种情况下，"增效"的重要性远高于"节支"。某教学医院的一位资深口外主治医师在外兼职，要求诊所添置进口阻生牙拔除器械未果，颇有微词。后来，该医师自行开业，则只购国产器械，曰："我巴不得一分钱掰开两半来用呢！"

诊所规模扩大或增加网点，姑且不论请人不易和病人难觅，单看经济活动就知"花老板钱"的人增多，效益有可能改善，成本则必然提高，如何衡量，见仁见智。

有的诊所试行股份制，部分员工变为持股人，从"花老板的钱"变成"花自己的钱"，对效益和成本的理解大不相同，而没有持股的员工则"涛声依旧"。

开诊所，"盼兴旺"。用米尔顿•弗里德曼的"花钱矩阵"来指导，常可拨开迷雾，省不少"学费"。

世界卫生组织的"手术安全核对表"

简介

观赏国外影视作品，常会看到一些细节，令人浮想联翩。以动手术为例，医生总要在下刀前宣读病人姓名、手术名称和部位，麻醉师也要报告病人血压、脉搏、血氧含量……后来才知道，这是程序之需，为的是预防出错。说来也是，这个世界，本不完美，连丰田福特等汽车生产厂家都要"召回"有问题的汽车,遑论其他产品。如此类推,医生并非圣人,也难免差错事故。想想中国最有名的医疗事故,也就消气了:1926 年,大名鼎鼎的梁启超先生在中国最好的北京协和医院住院手术,想必一切都以最高级别对待,以最细致周到处置,结果却是鬼使神差地被切掉好肾,留下坏肾。

Archives of Surgery 杂志曾在 2006 年报道:美国每年约发生 1500~2500 例手术部位错误事故;对 1050 名手外科医生作问卷调查,21% 医生承认在他们的职业生涯中至少发生过一次手术部位错误的事故。据统计,目前全世界每年实施大手术约 2.34 亿例,其中近 100 万名病人在接受大手术后死亡。世界卫生组织(World Health Organization,WHO)也报告:在工业化国家,接受外科手术治疗后罹患严重并发症的病人居然多达 16%;发展中国家的大手术死亡率约 10%;在撒哈拉沙漠以南非洲部分地区,每 150 名手术病人中就有 1 人因全身麻醉而死亡。

为了尽可能减少手术事故,世界卫生组织下属的病人安全联盟(World Alliance for Patient Safety)发起了一个名为"安全手术拯救生命(Surgical Safety and Save Life)"的行动,意在有效解决手术的安全问题,包括不完善的麻醉、手术感染、团队成员之间沟通不畅等。联盟组织外科医师、麻醉师、护士、病人安全领域的专家及来自全球的病人一起商讨,终在 2008 年 6 月 25 日制订了"手术安全核对表"(Surgical Safely Checklist),由世界卫生组织公开推荐,作为指南。核对表由三部分组成,即麻醉前、手术前和病人离开手术室之前,由手术医生、麻醉师和手术护士三方对病人的身份、手术部位和使用器械等信息进行陈述核对,确保"病人正确、手术部位正确、手术方式正确"。

据报,世界上有 3000 多所医院在世界卫生组织的指导下推行这个表,在减少并发症、避免差错、控制感染和降低死亡率方面发挥了重大作用。2009 年,世界卫生组织在 Ifakara(坦桑尼亚)、马尼拉(菲律宾)、新德里(印度)、阿曼(约旦)、西雅图(美国)、多伦多(加拿大)、伦敦(英国)和奥克兰(新西兰)8 个城市的医院进行调查,结果显示,在重大手术时运用这个核对表,手术死亡率及术后并发症从 11% 降至 7%,下降了 1/3;术后住院病人的死亡率从 1.5% 降至 0.8%,下降了 40% 多。

上述调查报告的主要执笔人、制定核对表小组的领导人 AtulGawande 博士说,"对我们来说,使用这个简要而全面的核对表,是一个崭新的概念。开始时,并非每一位成员都乐于尝试,但结果出乎意料,得到了所有参与者的大力支持。"他还指出:"调查结果证明,核对表可以提高许多医疗行为的安全性和可靠性。"病人安全联盟主席和英格兰首席医务官 Liam Donaldson 爵士也说:"核对表立即获得了好评,在试点医院开展的调查意义重大。"

很显然，使用世界卫生组织制定的手术安全核对表，医院就会严格遵照手术治疗的基本安全标准。推行安全核对标准是否能够杜绝差错事故，也许受多种因素影响，但一定会提高手术的安全性和可靠性，拯救生命，同时也增强了人们对卫生系统的信任度。

必须指出的是，使用安全核对表并非要改变原有工作流程，而是提供一套简便有效的核对方法，增强团队成员之间的沟通，提高临床诊治的安全系数。

在牙科诊所的应用

牙科诊所管理专家认为，牙科临床操作相对比较简单，涉及人员不多，而且牙医在其中享有比较高的权威，所以推行安全核对表的阻力比较小，见效比较快。事实上，在西方发达国家，使用安全核对表的牙科诊所也在悄然增多。由于没有一个权威性的机构制订和颁布类似于 WHO 推荐的"安全核对表"，所以实施者都是循其精神，自行其事。这种用于牙科诊所的安全核对表被称为"操作前核对表（pre-procedure checklist）"，由五个部分组成：预约、治疗前、治疗中、病人离开前和病人离开后的跟进。

和 WHO 的核对表一样，牙科诊所使用安全核对表，针对的是不安全的医疗行为和设备仪器，是在每一项医疗行为之前再次审核有可能发生的问题，防患于未然。

需要指出的是，制订安全核对表的时候必须针对关键性的环节，重点解决那些用其他办法不能充分核对的问题，确保其功效的正常发挥，但也要注意诊所在诊治手术过程、诊所文化、团队成员之间的熟悉程度等方面存在的特点，要适应自己的环境和条件，在保持主要内容的前提下，确保其功效的正常发挥。安全核对表在使用前应先行试验，听取各方意见，直至它能够发挥令人满意的作用。

制定安全核对表后，最好印在塑料板上，用红绿两色表示是否已经核对，改变颜色必须经两位使用者认可。塑料板的视觉效果比较好，比较容易引人注目，效率更高，更易避免差错。

使用安全核对表的时候要注意以下事项：

1. **安全核对表必须由使用者制订**　诊所是否使用安全核对表，应由主管决定。如若使用，制定者必须是使用者。最好是按照具体工作项目分组商量，协同定稿，主管应尽量少干预，要给予充分的自由，提供足够的支持。由无关人员制订的核对表很难收效，因为他们并不熟悉具体的医疗行为，使用者也会因"与己无关"而缺乏激情和责任感。

2. **安全核对表必须简单明了**　安全核对表越简短越好，只需要列举关键性环节，即那些假如做得不对就会对病人和医护人员造成伤害的事情。每个部分的内容以 5～9 项为宜，每一项都必须对应一个明确而具体的行动，要让执行人非常清楚地知道该做什么，完成一个部分的核对时间不宜超过 1 分钟。任何一种安全核对表都不可能，也没必要面面俱到。飞机驾驶员为启动引擎和起飞要做约 65 件事情，但"启动前核对表"只有 11～12 项内容，都是若有闪失就无法自我纠正的。

3. **安全核对表必须使用标准的和通用的语言**　要使核对表发挥作用，必须让使用者一看就懂，所以必须使用清晰的句子和段落，必须使用标准的单词和短语。否则，使用者会按自己的理解各行其是，既无效果，又耗时间。

4. **医生要发挥主导作用**　任何工作都必须有人负责，必须明确责权利。飞机上，安全核对工作是由机长负责的。在牙科诊所，医生要对诊所提供服务的安全性负责，所以必须起主导作用，确保安全核对工作得以有效实施。

5. **安全核对表应起交流作用**　除了必要的口头交流外，安全核对表上应有留言部分，起交流作用。交流能让使用者认真思考，谨慎撰写，高度负责。众目睽睽之下，没人会自甘出丑，没人会弄虚作假。

6. **不要把安全核对表当作审核工具**　牙科安全核对表是一项重要工作，不是书面检查工具。其目的在于协助整个团队（不是个人）核查安全措施，堵塞漏洞。核对表要求整体参与，要求精神高度集中；而检查工具只需一个人负责，只要在项目空格上打勾，所以往往会流于形式。

7. **核对时排除干扰**　研究发现，某些常见的干扰会令使用者注意力分散，如手机铃响、闲谈、金属器皿碰撞和掉落发出噪音、提出无关问题等等。经验证明，营造一个"无干扰区"（no interruption zones）可以减少因注意力分散而影响核对工作有效性的可能性。

为了确保安全核对工作顺利有效地进行，诊所还应该做到：

- 所有员工都知道病人发生紧急情况的表现和症状；
- 所有员工都知道何时和如何拨打电话求救；
- 所有员工都必须知道氧气的存放地点；
- 所有员工都要接受基本的急救培训；
- 所有员工都要知道如何检查和记录病人的生命指征；
- 诊治程序要放在醒目地方；
- 必须常备必要的和没有失效的药品。

附:

世界卫生组织推荐的手术安全核对表

麻醉诱导前

病人是否已经确认了其身份、手术部位和名称,是否已签署手术同意书?

 □是

是否已标记手术部位?

 □是

 □不适用

麻醉机和麻醉药品是否核对完毕?

 □是

是否给病人进行血氧饱和度监测,该仪器运转是否正常?

 □是

病人是否有既往过敏史?

 □否

 □是

是否存在气道困难/误吸的风险?

 □否

 □是,所需设备/辅助人员已就位

是否存在失血量>500ml(儿童>7ml/kg)的风险?

 □否

 □是,已建立两条静脉通道/保留中央静脉导管,已备好液体表

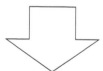

切开皮肤前

(护士、麻醉师、手术医师核对)

确认团队的所有成员要自我介绍其姓名和职责

确认病人姓名、手术名称和手术部位

手术前60分钟内,是否给病人注射了预防性抗生素?

 □是

 □不适用

预期的关键事件

手术医师:

 ● 手术的关键步骤是什么?

 ● 手术需要多长时间?

 ● 预计的手术失血量是多少?

麻醉师：
- 病人有没有特殊的注意事项？

护理团队：
- 消毒（包括消毒指示带结果）完成没有？
- 设备有没有问题？有没有其他的注意事项？
- 是否已展示必需的影像资料？
  - □ 是
  - □ 不适用

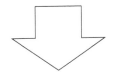

病人离开手术室前
（护士、麻醉师、手术医师核对）

护士口头确认：
- 手术名称
- 清点完毕手术器械、敷料和针头
- 标记手术标本（大声朗读标本标签，包括病人姓名）
- 是否存在需要解决的设备问题

手术医师、麻醉师和护士：
- 手术后，该病人在康复、治疗方面的特别注意事项

风 险 管 理

简介

在影视作品里，不时可以看到面对天灾人祸，头头下令："启用 X 号预案"，接着，各就各位，各司其职，按部就班，有章有法。其实，这一切的背后，起作用的是"风险管理"，只不过，这四个字没有说出来而已。

风险管理（risk management），是指在变化多端的社会里，为了防范风险而采取的一整套机制。风险管理实为一个管理过程，包括对风险的认定、预测、评估和发展而采取的措施。风险管理之目的在于避免风险，尽可能降低成本和损失。

说起来，风险管理的意思不难理解。趋利避害是人的天性，不用教，谁都会。但把它作为一个学问来研究，有意识地把它用在现实，那就别有洞天了。

就好像刷牙，大家都在刷，而且天天刷，但把它当做口腔疾病预防的措施来研究，那就另有一番天地了，牙刷有牙刷的讲究，牙膏有牙膏的讲究，连刷牙的方式，甚至刷牙的时间，都有调查数据作证，有科研结果为基。

风险管理已被广泛应用，从国家决策到家庭生活。追根溯源，其发源地是美国的企业。1930年代，受1929—1933年世界性经济危机的影响，美国约40%的银行和企业破产，经济倒退近20年。为应对，许多大中企业设立了内部的保险管理部门，安排各种保险项目。那时，风险管理主要依赖保险。

1938年后，美国企业对风险管理开始采用科学的方法，逐步积累了丰富的经验。进入1950年代，美国一些大公司发生重大事故，损失惨重，如1953年8月12日，通用汽车公司在密歇根州的一个汽车变速箱厂发生大火，损失高达5000万美元，为美国历史上最著名的15起大火之一。这些事件，令美国许多大公司对风险管理的重要性有了新的认识，推动了风险管理的发展，并发展成一门学科。

1970年代以后，企业面临的风险越来越复杂，保险费用越来越高昂，各国对风险管理的重视程度越来越高，全球性的企业风险管理风起云涌。近20年来，欧美发达国家纷纷成立风险管理协会。1983年，美国召开风险和保险管理协会年会，世界各国专家云集纽约，通过了"101条风险管理准则"，标志着风险管理的发展进入了一个新的历史时期。

具体来说，现代企业的风险管理是通过辨识、衡量（包括预测）、监控、报告诸手段来实施，采取有效方法降低成本，有计划地处理风险，保障营运的顺利。由此可见，对风险的辨识、预测和控制是企业风险管理的主要步骤。

对市场变化最敏感的金融业有这样一句耳熟能详的话："当市场变动频繁时，风险管理就流行起来"。2013年4月，亚洲基金论坛（Fund Forum Asia）在香港召开，与会的基金经理明确表示，为投资组合规避风险正变得越来越重要。巴黎证券服务公司（BNP Paribas Securities Services）亚太投资报告和绩效主管玛德胡·盖尔（Madhu Gayer）指出："对于资产所有者和资产管理者而言，风险理念——如何定义风险、如何衡量风险、如何迅速并彻底地评估和监控风险——都是一个重要问题。"会议上提出了两种衡量风险的方法：一是欧洲综合风险与回报指数（European Synthetic Risk and Reward Indicator）；二是澳大利亚标准风险指标（Australian Standard Risk Measure）。前者明显关注于过去，利用过去5年的回报率来计算波动性；后者则注重"面向未来"，展望未来一年的表现，推算未来20年的情况。

现在，风险管理已经成了世界各国商学院的必修课程，它涉及如何保护企业的人员、财产、责任等，已经成为企业管理中一个相对独立的领域。

中国对风险管理的研究始于 1980 年代。开始时，一些学者引入风险管理和安全系统工程，在少数企业试用，效果良好。

口腔诊所的风险管理

口腔诊所也需要风险管理，即调查诊所存在的风险和可能发生的法律纠纷，采取相应措施来避免病人投诉，制订应对风险的预案。具体来说，要做的事情有：

- 反省曾经发生过的风险（尤其是病人的投诉），防止再发。
- 检查现有系统，如人力资源管理、操作程序、设备保养和财产管理等方面的制度和执行情况。
- 制订适宜的应急预案。

国外研究结果表明，病人不满时多会另择诊所，公开表达意见者仅占其中的 4%～30%。而且，他们的矛头多指向接待员或护士，极少累及医生。与综合性医院相比，口腔诊所发生风险的几率较低，但应对经验少，资源有限，保障体系不健全。所以，每一个诊所都应该高度重视风险管理，不要存侥幸心理。

现在，我国医患关系比较紧张，法律诉讼逐年增多，所以必须防患于未然，时刻心存忧患意识。国家卫生计生委和公安部在 2013 年 10 月 23 日印发了《关于加强医院安全防范系统建设指导意见》，指导医院通过人防、物防、技防三级防护体系构建"平安医院"。文件要求全国二级以上医院安全防范工作均按该意见执行，其他各级各类医疗机构参照执行。《指导意见》指出，医院应加强出入口、停车场、门（急）诊、住院部、候诊区等人员活动密集场所的巡查守护管理，定期开展安全隐患和矛盾纠纷排查等。《指导意见》要求建立完善的入侵报警系统、视频监控系统、出入口控制系统和电子巡查系统，设置安全监控中心，加强重点部位监控等。

为了制订风险管理的措施，首先要掌握诊所最容易发生风险的源头，有的放矢。据加拿大资料：

（1）牙科病人投诉集中在：

- 疼痛；
- 感染性疾病；
- 冠桥修复不当；
- 拔牙中的过失，如拔错牙、断根、拔牙后感染等；
- 治疗过程中伤及唇舌；
- 放射线；
- 麻醉意外；
- 化学药剂灼伤；
- 吸入异物（如车针等）；
- 龋病漏诊；
- 收费。

（2）病人投诉逐年增多的问题有：

- 未能对牙周病做出恰当诊治；
- 未能对颞下颌关节疾病做出恰当诊治；
- 根管治疗时器械断在根管内，加之没有如实告知病人；

- 第三磨牙拔除后下唇或舌麻木；
- 根管治疗后局部不适；
- 治疗前病人没有签署知情同意书；
- 没有记录和（或）更新病人的全身病史，以致使用不当药剂。

在制订诊所的风险管理措施时，以下几个方面是要给予高度重视的：

（1）病人的隐私权：要注意以下事项：

- 杜绝对病人评头论足；
- 有情绪问题的病人的资料要另行保管；
- 向第三方（如转诊／会诊医生）告知病人资料前先取得病人的书面同意。

（2）病人的知情同意权：知情同意建基于病人有权决定接受什么治疗。具体而言，每位病人都有权同意治疗，有权拒绝治疗，有权收回对治疗已经做出的同意。知情同意从病人第一次来到诊所时开始，贯穿整个治疗过程。

同意有暗示，有明示。从法律角度看，病人张口接受诊治就是暗示同意。病人自愿来诊所接受简单的检查或无创伤治疗，暗示已足够。明示要藉口头或书面表达。治疗超出简单检查和无创伤治疗范畴时，应得到明示同意。尽管口头同意得到法律认可，但若风险比较大时，口头同意也应记录在案。此外，有关治疗决策的谈话过程、提供的信息和病人的决定都应记录下来。

注意事项如下：

- 为不承担法律责任的病人（如儿童）治疗，必须有监护人的同意。
- 紧急情况下可在没有同意的情况下进行必要的治疗，但必须有第三者在场。
- 永远不要对治疗结果和安全做出保证，永远不要宣称治疗是常规的、简单的、没有合并症的。

（3）医患沟通：注意事项如下：

- 未能按时和及时安排病人就诊时必须给予合理解释，致以道歉。
- 交流时应有主语，最好以病人姓名相称，同时要介绍自己和其他员工的名字。
- 鼓励病人直接参与治疗计划的制定。
- 要让病人知道如何及时与医生联系。
- 尊重病人的抱怨和投诉，不要急于解释，严禁对抗。

（4）对病人和诊所的档案资料的保存：病人的档案资料是诊所的宝贵财产。许多诊所对此重视不够，或只有简易病历，或交病人自行保管，无疑存在着极大风险。

病人档案资料很重要。资料的完整性和准确性是诊所的专业和管理水平的直接反映。现在电子病历日渐流行，但法律更重视书写的原始病历。

病历容易忽略的内容：

- 全身和口腔的病史；
- 过敏史和用药史；
- 鉴别诊断；
- 知情同意的记录及书面文件；
- 已知的和预测的合并症和副作用；
- 病人的自我保健；
- 会诊或转诊；
- 爽约的日期和时间。

修改记录时用单线删划，使之仍可辨认，不可涂抹，还须加上修改人签名和日期在旁。记录可用专用符号和英文缩写，但必须是约定俗成的，统一和恒定的。

病人的档案资料应符合专业、伦理学和法律的规范要求。所以，向病人提出的建议、指导、劝告，以及有关合并症和（或）后果的讨论也应记录在案。有关病人的个人和家庭信息，可用另页记载。必须注意的是：有关病人在他处接受的治疗的负面评价、与上级主管机构和律师就病人问题的讨论记录均不应放入档案。

除法庭和上级主管机构的正式书面要求外，病人档案不能随意公开。病人提出要求时，可允许查阅复印，但复印前要得到病人的书面请求。一旦病人提出诉讼，有关档案资料就应封存，不能再做任何改动增删。

（5）完善的病人转诊制度：医学科学本身和医生技能都有局限性，所以在诊断和治疗上没有把握时应及时把病人转给更有经验的医生和条件更好的医疗机构。

转诊前，应先把意图告知病人，征得病人同意。在与接诊医生联系后，在病人的病历上记下转诊原因、转诊时间和与对方联系的结果，还应把病人对转诊的态度（同意或拒绝）记录在档案资料。转诊时应按接诊医生的要求，提供必要的资料（包括 X 线片）。

以上所述是风险管理的反省和预防。诊所还应制订应急预案，即风险发生时的应对措施，包括可能发生哪些事、如何应对、由谁负责、怎样结案。

风险管理是诊所整个管理系统中的一个组成部分，必须取得全体员工的理解和执行。为此，最好在《员工手册》中做出具体规定。

利 益 冲 突

解释

在与国外同道交流时，常听到他们提及"利益冲突"四字。刚开始，觉得挺新鲜，虽不难理解其意，但颇有"小题大做"之感。渐渐地，对其内涵有了进一步认识，深感其作用之重要。

"利益冲突"的英文是 interest conflict，中文翻译上不存在争议。按维基百科解释，"利益冲突"是指个人或组织在涉及不同方面的利益时，向自己或与自己相关人士作出偏袒或优待的不当行为。这里所讲的利益，不仅是经济利益，还包括专业利益、个人声誉等等；不一定是个人利益，也可能是与机构相关，或与行业相关的利益。

再看百度百科的解释："利益冲突"是指专业服务领域特别是律师职业中的一种现象，即委托人的利益与提供专业服务的业者本人或者与其所代表的其他利益之间存在某种形式的对抗，进而有可能导致委托人的利益受损，或者有可能带来专业服务品质的实质性下降。

姑且不论上述两种解释在文字简繁和理解难易上的差别，单就所涉范围，两者就明显不一。不可否认，专业服务领域的利益冲突较引人注目，在社会上造成的后果也影响较大。但若论对社会造成的伤害，公职人员的利益冲突更甚。

在欧美等发达国家，对"利益冲突"的管制早已上升到法律层面，对许多容易引发利益冲突的事项，均有严格、详细的规定。比如，加拿大有专门的《利益冲突章程》，还有《公职人员利益冲突与离职后行为准则》；美国甚至制订了《利益冲突法》，将其归于刑事法的范畴，有具体的相应罚金和刑期；英国则制定了一项《利益申明》制度，要求公职人员在参与决策之前首先申明拟决策事项是否与个人利益关联。

应用

在专业服务领域的利益冲突，律师这个职业首当其冲。它是指委托人的利益与律师本人的利益（或与律师代表的其他利益）之间存在的对抗，可能伤及委托人利益，或致服务品质下降。

实际上，利益冲突在其他专业服务领域也同样存在，它必伤及提供服务的职业之声誉和社会公信力。因此，专业服务人士或机构必须采取有效措施，避免出现利益冲突。在律师行业，通常的做法是，律师在接受委托前要查证是否存在利益冲突，确保律师本人或事务所未向委托人的对立方（或者在利益上有对抗的任何一方)提供过，或正在提供服务。纵使接受了委托，如若发现利益冲突，律师本人或事务所必须向委托人说明，主动辞去委托。在某些情形下，比如利益冲突不大，或律师及事务所为与委托人有利益冲突的前委托人提供的服务超过了一定年限等，经委托人同意(通常要求书面形式)，律师或事务所可豁免此义务。清华大学廉政与治理研究中心副主任程文浩副教授认为，如果公职人员在履行公共职责时掺杂了个人私利，必然会使其掌握的公共权力和资源偏离公共目标，沦为谋取个人私利的工具，所以说，利益冲突是权力异化的一种形式。最高人民检察院检察理论研究所副所长谢鹏程研究员认为，任何权力部门和掌权者，只要存在利益冲突，就可能或主动或被动地利用权力谋取部门或个人利益。所以有的学者指出，从普遍意义上说，腐败的第一诱因是利益冲突，而非个人贪欲，权力是形成腐败之云，利益冲突是形成腐败之冷空气，一旦两者结合，就会形成腐败之雨。

特点

一般情况下，利益冲突风险见于组织和个人两个层面。如果组织不能提供公平的服务，或占据了不公平的竞争优势，人们就有理由质疑其利益冲突之存在。如果个人在履行公务中营私舞弊，人们就能考问其中的利益冲突。

当然，有利益冲突时，当事人的行为不一定发生腐败，不一定存在着道德上的缺失。可是，若不准确识别和及时处理，任其发展，就有可能产生严重后果，危及工作，丧失诚信。

学者们分析了大量利益冲突的实例，总结出利益冲突有以下三种表现：

交易型利益冲突：即利用职务之便，直接收取利益相关者提供的实体性的或非实体性利益。比如，利用手中的权力输送利益，得益方以馈赠或提供好处的形式回报。

影响型利益冲突：即利用权力的影响力，直接地或间接地谋取自己的或亲属的私人利益。比如，当事人虽然没有直接输送利益，但其本人或亲属从利益相关者处收取好处。

"旋转"型利益冲突：有些当事人兼有公私双重角色，在执行公务的过程中，利用公权力为自己、亲属或利益相关者谋取利益。比如，公职人员自己开公司、兼职、退休后到企业任职等。

在医疗卫生领域的应用

医疗卫生领域并非世外桃源，同样存在着"利益冲突"。

专家们发现，当医生的临床判断或科学家的研究判断受到某种利益，如金钱、地位、名誉等影响时，有可能发生利益冲突。他们指出，医疗卫生领域的利益冲突是一种境况，在这种境况下，当事人对某种主要利益(如病人的利益、研究的准确性、教育的质量等)的判断,不恰当地受到次要利益(如金钱、名誉等)影响。按照这种解释,医疗卫生领域的利益冲突不一定是现实利益的输送,从预防和遏制的角度出发,把利益冲突视为"境况"和"现实",存在着微妙的,却是重要的区别。

对医疗卫生领域的利益冲突的研究,美国早在第一次世界大战时期就开始了。据文献记载,美国利来医药公司(EliLilly)在1922年和加拿大多伦多大学共同就这个课题开展专题研究,到了1931年,利来公司又和美国罗切斯特大学合作,进行深一步的探讨。第二次世界大战后,美国国家医学研究院(National Institute of Health,NIH)就专门立项,资助这方面的研究。20世纪70年代,学界和企业有了更加密切的合作,双方在这方面的研究也逐渐增多。

我国在医疗卫生领域上的"利益冲突"并不鲜见,只是还没有把这些现象提升到这个高度来对待而已。例如,在病人的检查和治疗方面,在药物的采购和使用方面,在设备的选择和投标方面,"利益冲突"的影子时隐时现;在专业会议中、在继续教育上、在论文发表时,"利益冲突"的现象层出不穷。在科室承包、职称评定、成果审核活动中,"利益冲突"的事情常有发生。

在计划经济体制向市场经济体制转变的时候,旧的利益格局被打破,新的利益格局尚未建全,经济收益成了考量的主因,由此而生的利益冲突越来越常见。在这种态势里,原先最不带功利色彩的医疗卫生事业也无法独善其身了。

公平地讲,在医疗卫生领域,利益冲突和可接受的利益之间不易界定。例如,医生为救治病人付出巨大努力,承受难以想象的压力,为此,病人用不同形式表达发自内心的感激是人之常情,完全可以理解,但究竟应该如何确认当事人的动机?又如,医生与企业合作研究进行产品开发、新药研究,对于提高医疗保健质量、改善病人健康水平具有重要价值和积极意义,在此过程中,医务人员得到适当的酬劳是完全应该的,但究竟应该如何掌握这个尺度?再如,如何在临床行为、教育实践和研究工作上确认和管理利益冲突,怎么样规避医疗卫生与企业的利益输送等等,都还有待专家们进行深入研究,制定相关的制度。

在口腔医疗领域的应用

有关利益冲突在牙科领域的应用,加拿大成绩斐然。成立于1868年的安大略省皇家牙外科学院(Royal College of Dental Surgeons in Ontario,RCDSO)是全世界第一个牙科行业管理机构,权威性不容置疑。在它制订的执业"指南"(guideline)中,有一个专门的章节谈及利益冲突。

按照细则，"利益冲突"被界定为"当病人有理由认为牙医在实施专业行为，或作出专业方面的决定时，受其个人私利驱动，就构成利益冲突。在这种情况下，哪怕医生的决定是微不足道的，也属主观感觉上的利益冲突。"

文本指出：利益冲突，无论是客观事实上的，还是主观感觉上的，都会使公众产生这样的一种印象，即他们所接受的医疗服务本身，或其费用，受到了牙医私利的影响。在有利益冲突情况下采取的行动，可能导致专业行为不当的诉讼。

细则中对牙科医生的利益冲突作出了相当详细的界定，如：

- 牙科医生用自己的知识和经验，向病人提供专业性服务而获得回报，是完全合法的。但若在合理回报以外，通过"其他安排"来获得额外利益，就会构成利益冲突。"其他安排"指的是把病人介绍或转给别的医生而获利、通过非正常途经购买和出售牙科器材或药品获利。医生为了避人耳目，作出特殊安排，将利益转移给自己的家庭成员，或与自己有利益牵连的个人及组织，也属利益冲突。

- 牙科医生除受雇，或以合同形式，在其他开业牙科医生，以及医院、大学、政府或社区医疗服务中心，以自己的专业知识和技能为病人提供医疗服务以外，不能受雇于任何个人和组织，领取固定报酬或"按劳取酬"，否则有可能发生利益冲突。

- 牙科医生在自己的诊所内可以聘请其他医生及卫生士（dental hygienist），但不能收取场地和设备器材的租赁费用，否则就构成利益冲突。

- 有的牙科医生除了开设诊所外，还经营牙科器材制造或经销企业，那么，他在临床医疗中使用企业的产品时，必须确保使用这些产品是完全符合专业标准的，还要非常清楚地把利益关系告诉病人，取得病人的同意，否则就会构成利益冲突。

- 牙科医生在技工加工费上收取直接或间接的好处就构成利益冲突。但有的牙科医生除了开设诊所外，还经营或参与经营商业性技工加工所，那么，他在把加工件送往该加工所之前，必须确保加工所的工作质量是符合专业标准的，收取的费用是合理的，还要非常清楚地把利益关系告诉病人，取得病人的同意，否则就会构成利益冲突。

在牙科医疗的行业管理上，我们和国外的距离不是短时间内可以消弭，不可能在很短的时间内和国际接轨。但是，只要我们重视国外的经验，赶上国际水平，置身于"世界文明之林"，是完全可以预期的。

专业行为不当

概念

在西方国家，医疗卫生行业和律师行业有一个词是从业人员忌讳的，那就是 malpractice。《牛津高阶英汉双解词典》将此词解释为"玩忽职守、营私舞弊、渎职"。上网搜寻，可见"专业行为不当""医疗事故""医疗差错"等解释。

国外把律师和医师等行业尊称为"专业"（profession）。在西方国家，契约精神渗入社会各层面，大家都知道，责、权、利是相匹配的。专业人士享有比较高的社会地位和经济收入，其背后必定有着相应的高标准职业操守和行业规范。所以，对不符合专业操守的行为就有了这样一个专门的名词：malpractice。

在法律界，malpractice 是指专业人士没有遵照公认的专业标准，没有履行职责，给某人造成了伤害，当然，这样的伤害最终是要由专业人士或相关机构加以确认的。

在医疗卫生行业，medical malpractice 被解释为：医疗卫生关护提供者由于专业疏忽（professional negligence），致使提供的治疗低于医疗卫生行业公认的标准，发生医疗错失，造成病人受损或死亡的结果。

牙科也属医疗卫生（healthcare）行业，但有其独立性，所以在相关文献资料中有特指的 dental malpractice。有关 dental malpractice 的解释，笔者仅在颇具权威的法律网站 LawInfo.com 上查到：指病人在牙科治疗中受到的伤害、严重伤害，甚至死亡。

上述之"伤害"特指牙科治疗过程中发生的舌、腭、龈、唇的损伤；"严重伤害"指的是暂时性的，或永久性的剧烈疼痛、口腔组织（舌、腭、龈、唇）严重外伤。上述伤害及死亡，或因医疗提供者未能妥善治疗病人的牙齿或口腔的疾患所致；或因医疗提供者疏忽、不称职，甚至故意为之所致；或因麻醉不当所致；或因诊所及器材污染所致，当然还可能有其他原因。此外，dental malpractice 还包括不必要的治疗（如不必要的拔牙）、某些口腔病变（如癌症）的漏诊、未请病人签署知情同意书就实施治疗、泄露病人隐私，以及性骚扰等。

根据上面引述的资料，malpractice 的含义比我们平常所讲的"医疗差错"或"医疗事故"宽泛得多。

诉讼

有关 medical malpractice 的界定和规管，因国家和地区而异，但因此而带来的后果，则大同小异。有统计数字显示，美国每年有 195 000 人死于医疗事故，每年针对医生提起的诉讼多达 15 000～19 000 宗。还有研究报告指出：在 2000—2003 年期间，美国的住院人次中有 3700 万例产生的费用是由 Medicare （医疗保险制度之一）支付的，其中有 114 例属于医疗安全意外。由于因医疗差错引致的诉讼和赔偿金额巨大，所以美国的医疗卫生从业人员基本上都购买昂贵的"专业责任保险"（malpractice insurance）。

牙科的情况不如医科那么严重，据 2007 年美国牙科顾问协会研讨会（Dental Consultants Workshop）提供的数据，2004 年有 13% 的牙医被病人投诉，最终进入法律控辩程序的 dental malpractice 诉讼，约为同期 medical malpractice 诉讼的 5%，其中牙医胜诉占 62%，病人胜诉占 38%。尽管 dental malpractice 的问题不如 medical malpractice 那么严重，但毕竟会给当事人的工作和生活造成严重影响，所以绝不能掉以轻心。

显而易见，造成 dental malpractice 的主体是牙医，是包括全科牙医和专科牙医在内的全体牙医。但若考虑到 dental malpractice 的定义和牙科临床治疗的特点，牙科治疗师（dental hygienists）和牙科诊所的其他员工也并非完全没有责任。所以，牙科顾问协会研讨会的 2007 年报告指出：在某些案例中，他们有可能成为 malpractice 的主体。

俗话说"不怕一万，只怕万一"，牙医购买"专业责任保险"，其道理如同开汽车买保险一样。买了保险，病人投诉时，行业管理机构就会介入，与病人协商调停，妥善解决，达成和解；调解失败，进入司法程序时，行业管理机构就会为医务人员物色律师，行使辩护之责。以美国为例，牙医被病人投诉后，负责行业管理的牙医协会就会及时介入，展开调查，收集证据。据 LawInfo.com，提起诉讼有一定的时限，大多数州规定的时限是 180 天；加州的规定是治疗行为发生 1 年以内，伤害表现初次显露 3 年以内。

如果没有购买"专业责任保险"，当事人就要自己聘请律师，除了经济上要承受更大损失外，工作和生活也会遭遇严重干扰。有鉴于此，西方国家的执业牙医，无人不买"专业责任保险"。

防范

如上所述，国外对"专业行为不当"的认识和处理已经相当成熟，积累了丰富的经验，有比较完善的系统，值得我们借鉴。参阅加拿大牙科行业管理的做法，结合我国民营口腔诊所的具体情况，现将牙科诊所所涉的"专业行为不当"之表现列举如下，与广大同道商榷。

● 有关法律法规

1. 触犯国家的有关法律法规。

2. 触犯卫生行政主管部门制定的条例。

3. 违反口腔科专业的伦理行为规范,没有保持专业操守的标准。

4. 没有遵守口腔专业团体的章程。

5. 拒绝接受国家机关、卫生行政主管部门和口腔专业团体的监督、检查,以及有关的安排,包括没有提供调查所需要的资料、拒绝上级部门授权的代表进入诊所检查与医生临床服务有关的文档记录和设备、拒不出席调查听证会、不服从对执业所做的限制或处罚。

6. 没有采取必要的措施,确保向有关上级部门提供的资料是真实准确的。

● 有关行医执照

1. 违反口腔科医生执业登记注册证书上所规定的执业期限和条件。

2. 某医生开始其独立的口腔诊所工作时,没有执行如下事项:

(1)以书面形式,将他工作所在的诊所的名字、地址、电话通知有关上级管理部门;

(2)以书面形式,将选定的转介病人的其他诊所或医疗机构的名字和地址通知有关上级管理部门;

(3)在诊所地址变更的规定时限内,以书面形式将变更情况通知上级管理部门。

3. 没有按照规定,缴付行医执照登记注册所需缴付的费用。

4. 在为病人提供口腔临床服务的过程中,使用与执照不同的名字。

5. 在为病人提供口腔临床服务的过程中,使用与医生、专科医生、医生的职称或学位无关的称呼。

6. 没有遵守有关部门关于使用诊所名称的规定,使用未获批准,或被行医执照管理部门禁止使用的称号、头衔或名称。

7. 使用未经有关部门批准的专科医生名称、头衔或称呼。

8. 没有持专科医生行医执照,却使用专科医生的名称、头衔或称呼,或向公众宣称自己是专科医生,能够提供口腔专科的服务。

9. 没有持普通口腔科医生行医执照的专科医生,向病人提供非自己专科的口腔临床服务。

10. 在诊所的负责人变更的规定时限后,仍然使用原医生或原诊所的名字。

11. 在既不是自行开业,又不是受雇于正式执业医师、政府部门、医院或教学单位,或与他们形成合伙关系的情况下为病人提供口腔临床服务。

12. 在没有得到卫生行政主管部门批准的情况下,使用"中心"、"联合诊所"、"医院"的名称。

13. 没有以书面形式将在"中心"、"联合诊所"、"医院"等医疗机构内工作的医生的姓名、资历、证书和负责医生的姓名通知有关部门;或者在上述资料发生变更后的规定时限内通知有关部门。

14．在没有达到以下条件的情况下，公开宣称"提供牙科急诊服务"或任何其他类似的词句。

（1）诊所内的医生每天能够提供不少于规定时间的急诊服务；

（2）在其余时间内，诊所的医生能够立即到达，并提供急诊服务；

（3）诊所与综合性医院之间的距离不超过规定距离；

15．犯有某种影响医生本人的身体健康，使之无法正常从事口腔临床服务的错误行为。

16．在行医执照被吊销后，依然直接或间接地从临床服务中获利，除非事先得到有关主管部门的批准。

17．在尚未确定某人有资格，并能够安全而正确地进行口腔诊治工作的情况下，命令、指使或指派此人诊治口腔疾病。

18．协助某医生的临床服务，而该医生是由于酗酒或服用药物，无法向病人正常提供临床服务的。

19．允许、建议或协助没有行医执照的人从事口腔临床服务，除非这种做法是符合法律法规的。

20．当某医生离开了其原工作的医疗机构后，离开者和该医疗机构的医生没有按照如下要求去做：

（1）当病人向该医疗机构的医生索取离开者的工作地址和电话号码，前者知道，或应该知道的话，应该将这些信息告诉病人；

（2）当病人向离开者索取其原工作的医疗机构医生的工作地址和电话号码时，离开者知道，或应该知道的话，应该将这些信息告诉病人；

（3）离开者不应该引诱原医疗机构的病人，但他可以将自己离开该医疗机构的消息通告病人，通告的内容应该仅包括其离开的时间、新的工作地址和电话号码。

● 有关临床服务

1．在知道，或应该知道，自己对治疗某种口腔颌面部疾病或功能异常缺乏把握的情况下，依然提供或试图提供这样的治疗。

2．向病人建议进行或提供不必要的临床服务。

3．在事先没有得到病人书面同意的情况下，就向病人提供诊断、治疗、预防、姑息、美容或与病人健康有关的服务；而从法律角度来看，在这种情况下应该先取得病人的书面同意。

4．与病人签订的协议书没有做到如下要求：

（1）作为病人病史记录的一个部分，并能够随时使用；

（2）明确牙科服务的提供者以及接受者；

（3）明确所有的费用，以及这些费用的承担人；

（4）明确治疗所需要的时间；

（5）明确医生不能按照协议的规定提供牙科服务时的责任；

（6）治疗计划发生改变和出现其他费用时的解决办法。

5．用粗暴的语言或行为对待病人。

6．与病人发生不正当的性关系。

7．影响病人改变他们的遗嘱。

8．在临床工作能力因服用某种药物而受到损害的情况下，还继续从事牙科临床服务。

9．出于不正当的目的开处方、配制和出售药物，或不恰当地利用手中的权力开处方、配制和出售药物。

10．没有正确地向病人介绍将要采取的诊治措施、操作方法和提供的修复体，或没有应病人的要求，介绍将要采取的诊治措施、操作方法和提供的修复体。

11．向病人介绍某种尚未得到基础科研或临床实践的广泛支持的诊治措施、操作方法或修复体。

12．在没有正当理由的情况下没有履行诺言，向病人提供临床服务，除非：

（1）病人没有按照原定的时间和条件接受诊治；

（2）在这样的服务开始前五个工作日就书面通知病人终止这样的服务。

13．在没有正当理由的情况下中止向病人提供临床服务，即使这些服务没有协议书的规定，除非：

（1）病人主动提出中止的要求；

（2）原服务计划有所改变；

（3）向病人提供了更加合理的方案。

14．在没有得到病人同意的情况下，向不是病人本人的其他任何人提供与病人的口腔状况，或其所接受的口腔服务有关的资料，除非是应法律要求这么做。

15．没有向病人提供口腔急诊服务，或没有指导病人如何得到口腔急诊服务。

16．没有采取必要的措施，防止助手医生或合伙医生在诊所内发生专业行为不当的事情。

17．未得到卫生行政主管部门的同意，在诊所以外向病人提供口腔临床服务，并收取费用。

● 有关收费

1．在病人同意医生提出的治疗计划和收费的情况下，医生没有将双方达成的协议记录在病人的病史中，没有按照协议向病人提供协议规定的治疗，以及收取规定的费用。

2．诊治服务收取了不允许收取的费用。

3．诊治收取的费用超出了有关部门规定的收费标准，或属于没有根据的收费。

4．没有执行事先与病人议定的收费标准和收费方法，收取的费用超出了协议书所规定的数额，或收取了协议书规定以外的费用。

5．在治疗结束后没有向病人提供收费证明，或没有在书面证明上说明病人所接受的各项治疗的名称及其收费。

6．故意向病人提供虚假的或误导的账目或收费标准。

7．在诊治服务相同的情况下，向某病人收取的费用少于其他病人，除非医生做出合情合理的努力向该病人补收余额，或与该病人有书面的协定。

8．向病人收取的技工加工费比技工所的收费要高，或者没有在书面证明中将技工加工费单独列出。

9．没有按照病人或负责付款的机构的要求，提供收取费用的明细账目。

10．通过将病人介绍到其他医疗服务机构或医生，直接或间接收取回扣或其他形式的经济好处。

11．因使用药物或牙科器材设备，直接或间接收取回扣或其他形式的经济好处。

12．通过向病人销售或提供药物、医学产品或生物制剂而获取经济好处，除非这些药物是确实为了治疗疾病所必需的。

13．将病人所欠的专业服务费用出售或转让给某人，而此人有可能向病人勒索所欠的款项。

14．接受信用卡来获取牙科服务费用，除非提供信用卡的人同意按照他与医生签订的协议书或信用卡签单支付费用，而不是按照医生的记录来支付费用。

15．与触犯了卫生处罚法律法规的医师达成任何合同，为其提供工作的方便，直接或间接地收取费用。

● 有关文档资料

1．没有按照有关的规定书写和保存文档记录。

2．篡改或伪造与临床工作有关的文档记录。

3．当病人、病人的监护人，或病人的法定代理人提出要求时，没有使用通俗易懂的语言说明向病人提供的服务。

4．没有在适当的时候，按照病人或其授权代表的要求，提供病人的检查或诊治记录或证明，又无法给予合理的解释。

5．在知道文件内有虚假、误导或不正确内容的情况下，依然签署或发出证明、报告或类似的文件。

6．没有在适当的时候，按照病人或其授权代表的要求，提供病人的记录或 X 线片或其复制件，又无法提出合理的解释。

7．在医生退休，或病人提出要求的时候，没有安排好病人的病史记录或其复制件的转交工作。

● 有关广告

1．出版、刊登、发行或使用，或直接或间接地允许出版、刊登、发行或使用任何与某个医生或某诊所有关的广告，但如下情况为例外：

（1）仅有医生的姓名、地址、学位、电话号码、工作时间的名片；

（2）有关开诊、或诊所地址变动的通告但这些通告的内容不包括医生的资历、医生提供的服务内容和诊所的设备，而且这样的通告在报纸或定期刊物内出现的次数不超过 3 次；

（3）内容不比名片多，加上预约日期、时间和预约医生姓名的预约卡；

（4）提醒病人的便条；

（5）内容不比名片多，宣布诊所开诊或地址变动的通知卡；

（6）在诊所门口的广告牌，但其数量、形式、大小等指标不超过规定；

（7）诊所大门招牌和诊所所在建筑大楼指示牌上的字体大小不超过规定；

2．在黄页电话号码簿上刊登诊所电话号码时，违反如下规定：

（1）不能采用彩色广告；

（2）只能够遵照电话号码簿规定的顺序刊登；

（3）不能刊登工作时间；

（4）不能刊登医生的职称和职务；

（5）如果是专科医生，不能够刊登专科名称以外的内容。

上述所列，仅为参考，没有任何约束力。但若这些意见能够为同道们效微薄之力，善莫大焉！

归根结底，"专业行为不当"的提出和防范措施的落实，最终目的还是保护广大病人，不是故意和口腔医务人员"过不去"。有了这个意识，任何抵触情绪也就很容易消弭，医患关系也势必能够进入融洽和谐的状态了。

企业社会责任

概念

企业社会责任（corporate social responsibility，CSR），顾名思义，指的是企业在社会上承担的责任。换句话说，那是指企业在创造利润、对股东承担责任的同时，还需承担的对员工、消费者、社区和环境的责任。企业社会责任要求企业超越把利润作为唯一目标的理念，关注生产过程中的人的价值，对消费者、对环境、对社会做出贡献。

如此，这个概念就牵涉到企业营运过程中的道德、法律和公众要求。但是，迄今为止，企业社会责任并非强制性的，对企业并没有约束力，所以有人说，它靠的是商人的"良心"。需要知道的是，企业社会责任的提出，说到底，还是基于商业运作可持续发展的考虑。

演变

"企业社会责任"这个概念，最早是英国学者欧利文·谢尔顿（Oliver Sheldon）在1924年提出来的，其意是指企业不能仅仅以获取利润为唯一目的，还应照顾到包括雇员、消费者、债权人、社区、环境、社会弱势群体及整个社会的利益。

从这个概念的历史演变过程看，它并无公认定论，是随着时代的发展变迁而不断充实和完善，在不同历史时期有着不同含义。

18世纪中后期，英国的第一次工业革命完成，现代意义上的企业基本成型，企业社会责任的观念还仅仅局限在企业家个人的道德行为层面。专家们一致认为，企业社会责任思想的起点是亚当·斯密（Adam Smith，1723—1790）的古典经济学理论，即当企业尽可能高效率地使用资源，提供社会需要的产品和服务，并以消费者愿意支付的价格销售这些产品和服务时，企业就尽到了自己的社会责任。

18世纪末期，西方企业家开始热心捐助学校、教堂和穷人。进入19世纪后，社会生产力大大提高，企业在数量和规模上有了很大发展。一方面，受"社会达尔文主义"思潮影响，许多企业只求成为强者，蔑视社会责任；另一方面，社会发展促使企业制度逐渐完善，企业的不良行为得到有效遏制，客观上推动了企业社会责任的发展，与之相关的观念也发生了变化。

但在20世纪30年代前，权威观点依然认为，企业社会责任就是通过管理获取最大利益。美国密歇根法院就曾在1919年宣称：企业运营的主要目的是为股东赚取利润。这种观点肯定了企业的经济功能对社会进步的作用，得到企业界普遍认可和推崇。

从 20 世纪 30 年代到 60 年代早期，企业管理者的角色从原来的授权者变成了受权者，其职能也由追求利润扩展为平衡利益，企业从向所有者负责转变为向更多的利益相关者负责。在这个阶段，公众成了推动转变的主角，他们要求企业更多地关注员工和顾客的利益和要求，更多地参与改善工作条件和消费环境的工作，为社会发展发挥更积极的作用。

不过，企业社会责任的发展始终伴随着反对的声音。在 20 世纪七八十年代，诺贝尔经济学奖得主、新古典主义经济学之父米尔顿·弗里德曼（Milton Friedman，1912—2006）就是反对企业履行社会责任的领军人物。他认为，公司只有在追逐更多利润的过程中才会增加整个社会的利益，如果公司管理者出于社会责任的目的花公司的钱，实质上就如同政府向股东征税，那就失去了股东选择管理者的理由。1970 年 9 月 13 日，他在《纽约时报》发表题为《商业的社会责任是增加利润》的文章，指出"要求公司主管人员除了为股东尽量赚钱之外还承担社会责任，势必彻底破坏自由社会本身的基础"，他认为，"企业的一项、也是唯一的社会责任是在比赛规则范围内增加利润。""企业最重要最根本的责任是赢利，是拥有建立在法律和商业伦理基础上的赢利能力，如果不能盈利，其他所有责任都无法承担。"他甚至宣称："企业管理者为股东以外的群体谋利益，有违信托精神。"

但更多的经济学家认为，利润最大化只是企业的第二目标，企业的第一目标是保证自己的生存。"为了实现这一点，他们必须承担社会义务，以及由此产生的社会成本。他们必须以不污染、不歧视、不从事欺骗性广告宣传等方式来保护社会福祉，融入所在社区，资助慈善组织，在改善社会中扮演积极的角色。"

1976 年，联合国经济合作与发展组织（OECD）制定了《跨国公司行为准则》，这是迄今为止唯一由政府签署，并承诺执行的多边性跨国公司行为准则。该准则虽然对任何国家或公司没有强制性的约束力，但它要求关注和保护利害相关人士和股东的权利、提高透明度、加强问责制等。2000 年，该准则重新修订，强调了签署国政府在促进和执行准则方面的责任。

进入 20 世纪 80 年代，企业社会责任运动在欧美发达国家蓬勃发展，涉及环保、劳工和人权等方面，致使消费者的关注点由产品数量转向产品质量、环境、职业健康和劳动保障等多个方面。同时，涉及环保、人权和社会责任的非政府组织（NGO）也不断呼吁把企业社会责任与贸易挂起钩来，社会舆论也发挥了重要作用。迫于日益增大的压力和自身发展的需要，跨国公司纷纷制定责任守则，通过环境、职业健康、社会责任的认证，应对不同利益团体的需要。

20 世纪 90 年代以来，全球化进程加快，跨国公司遍布世界，但生态环境恶化、自然资源破坏、贫富差距加大等问题引起了各国关注和不安,恶意收购、血汗工厂等现象令人对过分强调股东利益的不满。对此,国际社会普遍期望和要求企业在发展的同时,承担必要的社会责任,如尊重基本人权、维护劳工权益、保护生态环境等等,企业社会责任被提到前所未有的高度。

1990 年代初期,针对成衣业和制鞋业的不良行为,美国劳工及人权组织发起"反血汗工厂运动"。在压力下,许多知名公司相继制定了生产守则,后演变为"企业生产守则运动"。但是,这些生产守则有着明显的商业目的,实施状况也无法得到社会的监督。在劳工、人权等 NGO 组织的推动下,生产守则运动由公司"自我约束"(self-regulation)的"内部生产守则"逐步转变为"社会约束"(social regulation)的"外部生产守则"。

1997 年,英国学者约翰·埃尔金斯顿(John Elkington)提出了一个"三重底线理论",认为企业发展要同时顾及经济、社会和环境三重底线,即既要拥有确保企业生存的财务实力,又必须关注环境保护和社会公正。后来,学者们据此提出了三个"同心责任圈":最里圈是企业的基本职责,如产品、企业及经济增长等;中间圈是企业在实现基本职责时,对社会价值观应承担的责任,包括保护环境、和谐处理与雇员的关系、对消费者认真负责等;最外圈是企业必须参与改善社会环境的活动。自此,三重底线理论逐渐成为理解企业社会责任概念的共同基础。

如同对世界上任何事情都有不同看法一样,2006 年 12 月,"竞争战略之父"迈克尔·波特(Michael Porter)在《哈佛商业评论》上发表《战略与社会:竞争优势与企业社会责任之关系》一文,指出对 CSR 认识的两个严重缺陷:一是把企业与社会对立起来,而这两者事实上是相互依存的;二是只是就公益谈公益,从未将其与企业自身的战略需求结合起来。他认为,如果企业能够用他们选择核心业务那样的方法来分析 CSR,就会发现它并非简单意味着成本、约束或慈善的需要,而是企业实现创新和提高竞争优势的潜在机会。在他看来,企业在为自己创造价值时已经促进了社会的价值,也因此获得了更好的竞争地位。波特一针见血地告诫人们:"成功的企业需要一个健康的社会",也就是说,好的政府、好的法律、好的知识产权保护,好的媒体和舆论等等,都会帮助好的公司获得来自市场的正面反馈,变得更有竞争优势;但若社会对好的公司没有鼓励,反而纵容恶劣的、不择手段的短期行为,那就会出现"劣币驱逐良币"的恶性循环,人们再也不信"善有善报"。

联合国全球盟约

长期以来,人们一直在为将"企业社会责任"付诸实践而努力。"联合国全球盟约"的提出和成形,就是最好的证明。

1979 年，国际知名企业家、慈善及人权工作者苏利文（Reverend Leon H. Sullivan）提出"全球苏利文原则（The Global Sullivan Principles）"，得到广泛响应。

1995 年，联合国秘书长科菲·安南（KofiAttaAnnan）在世界社会发展首脑会议上提出了"社会规则"、"全球盟约"（Global Compact）的构想，呼吁全世界的企业领导遵守有共同价值的标准，实施一整套必要的社会规则。在各有关方面的努力下，第一个与企业社会责任有关的国际标准 SA8000 在 1997 年制定，并得到广泛推行。

1999 年 1 月，联合国秘书长安南在达沃斯世界经济论坛年会上提出"全球盟约"计划，号召各公司遵守在人权、劳工标准及环境保护等方面的九项基本原则，建议各企业与联合国各机构、国际劳工组织、非政府组织和其他有关各方，结成合作伙伴关系，建立一个更加广泛和平等的世界市场，推进全球化朝积极的方向发展。

2000 年 7 月，《全球契约》论坛第一次高级别会议召开，参加会议的 50 多家著名跨国公司的代表会见安南，表示他们支持"联合国全球盟约"，承诺在建立全球化市场的同时，要以《全球契约》为框架，改善工人工作环境、提高环保水平。国际雇主组织还承诺举办区域研讨会推行"联合国全球盟约"。

2002 年 2 月，36 位世界顶级企业的 CEO 在纽约世界经济峰会上共同指出，企业社会责任是核心业务运作至关重要的一部分，"绝非多此一举"。同年，世界可持续发展峰会在约翰内斯堡举行，联合国经济合作与发展组织提出推动这种合作责任和义务的方法。也是在这一年，联合国正式推出《联合国全球协约》（UN Global Compact），共九条原则，要求全球各企业在对待其员工和供货商时尊重此原则。

公平贸易（Fairtrade）和企业公民

讲到"企业社会责任"，不能不提"公平贸易"。国际上有一个"国际公平贸易标签组织"（Fairtrade Labeling Organization, International, FLO），该组织成立于 1997 年，是一个非营利性组织，有 20 个团体会员（或称标签倡议者 Labelling Initiatives）、生产者组织、贸易商和外部专家。这个组织是世界上唯一一个专门制订和审查公平贸易标准的组织，其使命是通过公平贸易的认证，提升当地弱势生产者和劳动者的权利意识，促使发展中国家永续发展。2004 年 1 月，该组织一分为二："国际公平贸易标签组织"（FLO International）和"公平贸易认证组织"（FLO-CERT）。

我国江西省婺源县大鄣山集团专门生产有机绿茶，是中国当前为数不多的，可以在产品上贴上 FLO 标签的企业。除要尽社会责任外，集团还与德国进口商有协定：

（1）确保茶农得到售价 10%～20% 的回报。

（2）确保每收购 1 公斤茶就支付 0.5 欧元给村民作"社会保障基金"。

有关社会责任的规定还包括不可破坏环境、不可雇用童工、在校学生不能停课帮家长采茶、男女同工同酬（甚至根据女员工人数确定女坐厕数目）、定期培训等等。

20 世纪 80 年代，企业社会责任衍生出"企业公民"的概念，它包括以下内容：

（1）公司治理道德：包括遵纪守法，恪守道德行为准则和商业原则，反对腐败贿赂。

（2）对人的责任：确保员工安全、就业机会均等、反对歧视、薪酬公平。

（3）对环境的责任：保护环境、使用清洁能源、应对气候变化、保护生物多样性。

（4）对社会的责任：社会福利，传播国际标准、向贫困社区提供要素产品和服务（水、能源、医药、教育和信息技术等）。

简言之，"企业公民"肩负实现股东、员工、客户和社会四个价值最大化之责。

社会实践

"企业社会责任"提出后，全世界的企业都纷纷相应，以自己的实际行动履行社会责任。1982 年，在搞了约 30 年公司 500 强评选活动之后，美国《财富》杂志邀请各大公司总裁、董事及金融专家对美国几百家大公司进行评分，评选最受尊敬的公司。

自 2005 年开始，美国《财富》杂志、英国著名的企业社会责任（CSR）智库、AA1000 标准的制定者 AccountAbility 和 CSR 顾问公司 CSRnetwork 联手，每年对财富全球 500 强企业的前 100 名进行评估和排名，评选内容包括九个方面：创新、公司资产使用、全球化、管理质量、员工才能、财务可靠性、长期投资价值、社会责任、产品与服务质量。可见，现代企业比拼的不止是赚钱的能力。

信息披露

世界贸易发展迅速，不同国家和企业在技术合作、经验交流及贸易往来上要求有共同语言、统一的认识和共同遵守的规范。为此，企业社会责任信息报告越来越被国际社会推崇，其意义不仅彰显出企业在投入产出和利益最大化方面的成绩，更重要的是，它显示了企业在国际舞台上的发展和形象。

目前，企业应该公布多少社会责任信息报告，以及怎样才能得到认可，尚无标准。国际上比较通用的 CSR 报告编写标准是全球报告倡议委员会（Global Reporting Initiatives）提出的 CRI G3 标准。该标准要求企业社会责任报告包括三部分：社会责任（包括 SA8000、职业健康、安全、人权状况、慈善等），环境责任（包括三废处理、温室气体排放 CDM 等）和经济责任（利润、税收等）。

30 年前，世界 500 强只有不到一半提交企业社会责任。可是，第一个与企业社会责任有关的国际标准 SA8000 在 1997 年制订出来，过了仅仅 5 年，到了 2002 年，就有近 90% 的 500 强企业把社会责任看成是组织目标中的要素，并在年报中积极反映其履行社会责任的各项举措了。如今，全球 500 强企业的前 250 家中，通过 CSR 报告披露其社会责任信息者超过 50%，其中 80% 的报告都通过第三方认证。

随着社会各界对报告可信度的要求越来越高，由第三方对 CSR 报告进行独立审验的活动也在逐渐发展。2005 年，英国社会道德与责任研究院（Account Ability）制订用于核查企业报告的 AA1000 标准，涵盖了企业信息披露和社会责任绩效的各个方面，指导对报告的审验工作，成为在企业社会责任报告中应用最广泛的审验指南。第三方审验，强化了企业社会责任报告的客观性和公信力，也成为国际社会对企业社会责任报告认可的规范。

企业社会责任在中国

企业社会责任在中国的发展，大致经历以下三个阶段：

第一个阶段：

20 世纪 90 年代中期到 21 世纪初，企业社会责任在中国逐渐受到重视，有关部门建立起了在国际采购中实施社会责任方面的准则、标准、体系。中国企业开始接受跨国公司实施的社会责任方面的工厂审核。

第二个阶段：

从 21 世纪初到 2006 年，企业社会责任在中国得到广泛关注。学术机构、非政府组织以及在华国际组织开始系统地介绍企业社会责任，并进行广泛的研究和讨论，政府部门也开始积极参与，劳动部及商务部开始推广企业社会责任，并对建设情况进行比较全面的调查。

自 2006 年 1 月 1 日起开始实施的《中华人民共和国公司法》第五条规定，公司从事经营活动，必须遵守法政法规，遵守社会公德、商业道德，诚实守信，接受政府和社会公众的监督，承担社会责任。

第三个阶段：

广大企业逐渐落实社会责任，有意识地追求经济责任、社会责任和环境责任的动态平衡。事实证明，凡是社会责任履行得好的企业，市场竞争力有了显著提升，人才的流向有了明显趋向，企业的形象有了瞩目改善，企业的品牌有了长足进步，企业的利润有了骄人的提高，投资者的意向有了大幅增强。

2008 年 6 月 6 日，《南方周末》报社创办"中国企业社会责任研究中心"，成为国内第一个完全以科学、可测的第三方数据为研究基础，对企业资产规模与社会责任作出综合研究与评估的机构。该中心以整合世界 500 强企业在华贡献排行榜、民营企业创富榜为核心，并增设国有上市企业排行榜，通过设立以经营状况、社会责任、社会贡献、公众形象为主体的指标体系，通过对在华大型企业的综合调研和评估，向全社会传播"责任同行"的理念，彰扬正确的企业责任方向，引导企业、社会的和谐发展。

2013 年 1 月 9 日，"中国企业社会责任评选"第九次公布榜单。通过官方数据和问卷调查，综合各企业的责任报告与媒体披露，最终形成涵盖全行业的三大榜单。同时，研究中心还发布了分析报告。

广大民营口腔诊所虽然迄今还没有把"社会责任"正式提到议事日程，但在日常工作中早已付诸行动。诊所经营管理的每一个举措都不会不考虑到各利益相关方，不会不顾社会的反应。当然，如能有意识地、自觉地全面落实"社会责任"，使之更加规范更加系统，诊所的发展道路必将更加宽广和平坦。

可持续发展

"可持续发展"（sustainable development），单看字面就可以知道个大概。但是，作为一个特定的名词，它有着特定的内涵和意义。

概念

1960 年代，发达国家在非洲和南美洲大量收购农地种植咖啡和甘蔗，用所得金钱购买粮食供应当地居民。后因咖啡和糖贬值，南美各国经济顿时崩溃。此外，由于当时缺乏长远规划，土地开发过度，导致水土流失，加上追求短期效益而滥用农药，令土地贫瘠，甚至沙漠化，出现大范围饥荒，引起世界各国高度关注。为此，联合国在 1972 年 6 月 5 日召开"人类环境会议"，通过了《人类环境宣言》，成立了环境规划署。到了 1980 年，世界自然保护联盟（IUCN）、联合国环境规划署（UNEP）和野生动物基金会（WWF）共同发表《世界自然保护大纲》，首次使用"可持续发展"的概念。

1983 年，为解决日益严重的"人类环境和自然资源加速恶化而造成的经济发展后果"，联合国成立"世界环境与发展委员会"（World Committee of Environment and Development，WCED），任命可持续发展及公共卫生专家格罗·哈莱姆·布伦特兰（Gro Harlem Brundtland）担任主席。由此可见，联合国越来越意识到，环境问题是全球性的，建立可持续发展政策是所有国家的共同利益所在。

现在，"可持续发展"这几个字已为世人耳熟能详，但不同的人从不同的角度加以诠释，所以定义种类多达数百种，涵盖国际、区域、地方及特定界别各层面。但是，被广泛接受、影响最大、最具权威性的，仍源自 1987 年的 WCED 报告《我们共同的未来》，即"既能满足我们现今的需求，又不损害子孙后代，能满足他们的需求的发展模式"（development which satisfies the current needs of society without compromising the needs of future generations）。此报告还提出了可持续发展的 6 项原则：①公平性原则；②可持续原则；③和谐性原则；④需求性原则；⑤高效性原则；⑥阶跃性原则。在 1987 年联合国第 42 届大会上，这份报告得到世界各国的支持，顺利通过。

1992 年 6 月，联合国在里约热内卢召开"环境与发展大会"，183 个国家和 70 多个国际组织的代表出席了大会，其中有 102 位国家元首或政府首脑。与会代表在"可持续发展"的问题上取得共识，通过了以可持续发展为核心的《里约环境与发展宣言》和《21 世纪议程》等文件。

按照 WCED 的《我们共同的未来》报告，"可持续发展"包括两个重要概念：需要的概念，尤其是世界各国人们的基本需要，应放在特别优先的地位来考虑；限制的概念，对技术状况和社会组织能力施加限制，使环境不仅能够满足眼前的需要，还要满足将来的需要。

据专家们的意见，可持续发展社会应具备以下特征：

（1）不仅实现代际公正，更要实现代内公正，即当代一部分人的发展不应损害另一部份人的利益。

（2）经济与社会的发展要符合地球生态系统动态平衡的法则，以及资源可持续利用的原则。

（3）改变不合理的资源消耗式的消费模式。

（4）解决全球的贫穷问题，穷人的生活质量有所提高。

（5）地球环境恶化得到抑制并得到根本的改善。

（6）在平等公正和尊重国家主权的前提下解决国际争端，以对话代替对抗。

（7）依靠科技进一步解决可持续发展中的主要问题。

（8）建立节约资源型、环境友好型的社会。

专家们还指出，"可持续发展"还涉及伦理学的一些基本原则，如：

（1）公平与效率：这是当代社会发展面对的一个尖锐问题。一方面，分配时必须打破平均主义原则，唯如此，生产效率才能提高；另一方面，分配上的差别又必须以公平为原则。也就是说，应力求做到既不搞"利益均等"，也不无限扩大差别，而是将差别控制在一定限度内，使大部分人都能从发展中获得好处。

（2）发展与付出的代价：社会要发展，这是全人类的一个基本共识。在追求发展的时候，为了全局的利益、全人类的利益和后代人的利益，付出局部的、暂时的代价是必要的，符合可持续发展伦理原则的。换句话说，为了局部的、眼前的利益而牺牲人类整体的和后代人的生存利益，是违反伦理原则的。

（3）发达国家与发展中国家的关系：发达国家对全球环境的恶化负有主要责任。长期以来，发达国家以无法持久的生产和消费方式过度消耗自然资源，对全球的，特别是发展中国家的环境造成损害。所以，发达国家有责任，也有义务帮助发展中国家摆脱贫困和保护环境。此外，发达国家与发展中国家之间的交往，也应当遵循平等、公平和正义的原则。

（4）稀有资源所有权：稀有资源具有不可再生的特性，它们的合理使用直接关系到全人类的生存，包括我们后代的生存。因此，必须超越传统的所有权观念，不能认为这些资源在我国国土上我就可以随便挥霍，也不能认为它们归我所有我就可以随便浪费。所以，可持续发展包含了"浪费不可再生的稀有资源是不道德的行为，不管这些资源属于谁所有"的原则。

（5）科技评估和规范：现在，科学技术的发展已经到了能够毁灭地球、毁灭人类自身的地步。从这个角度来看，能做的，或有能力做的，不一定就是应当做的。所以对每一项科技成果，都应当先做评估和规范，使其在不伤害人类生存和发展的条件下进行。

国际可持续发展权威，英国学者约翰·埃尔金顿（John Elkington）在 1990 年提出了一个"三重底线（triple bottom line）"的概念。他认为一个企业之所以能够基业常青，最重要的不是只想着如何实现盈利的最大化，而是始终坚持这个原则，即企业盈利、社会责任、环境责任三者的统一。

2013 年 7 月，美国预算与政策重点中心（Center on Budget and Policy）高级研究员杰瑞德·伯恩斯坦（Jared Bernstein）和经济与政策研究中心（Center for Economic and Policy Research）主任迪安·贝克（Dean Baker）在《纽约时报》撰文建议，计算 GDP 规模时应该考虑环境成本，他们认为，没能将环境退化计入 GDP 是核算体系的一个重大瑕疵。

2015 年 9 月 25 日，150 多位国家元首和政府首脑齐聚纽约，参加"联合国可持续发展峰会"。峰会通过了一份题为"改变我们的世界——2030 年可持续发展议程"的协议。该协议早前由联合国 193 个会员国共同达成，涵盖 17 项可持续发展目标，旨在 2030 年时创造一个更公平、更环保的世界，解决饥饿和贫困，具体内容如下：没有贫穷的世界，消除饥饿，改善健康，人人都能受教育，两性平等，清洁饮水，处处有能源，公平职场，基础设施可持续性，公平分配，友善的居住空间，可持续性消费和生产，有效控制气候变迁，保护海洋，终止环境破坏，加大执法力度和团结合作的未来。其中，"改善健康"的目标是"每个人都能享有卫生保健服务、可负担的药物和预防接种。"

诊所的可持续发展

我们是医疗卫生事业的从业人员，专业责任重大，多无暇顾及诊所外的事情。但，我们必须意识到，在考虑诊所效益时，还有责无旁贷的社会责任和环境责任。

在"可持续发展"思想的指导下，小小的诊所也是大有可为的，例如，在诊所的装修之时就把污水处理考虑在内，建好污水处理池；严格执行卫生监管机构制订的医疗废物处理规定，绝不将医疗废物混在生活垃圾内丢弃；做好放射线的防范，定期检查，严防放射线泄漏；按规定回收 X 线片的显影液和定影液，绝不将它们排入市政下水道等等。

对口腔诊所使用的"一次性检查盘"，一直存在着许多不同看法。不少诊所从业者反映，它们看似方便，但普遍存在着质量问题，一方面影响临床检查诊断，另一方面还存在着相当高的潜在感染风险。更令人担忧的是，这种检查盘的回收和处理不但浪费大量的人力物力，还给环境带来不可低估的影响。据了解，国外牙科诊所使用的都是经过严格清洗、包装、灭菌等程序的高质量口镜、镊子、探针。这样，器械可以反复使用，灭菌操作程序能够自行控制，最后丢弃的只是用于包装的消毒口袋，成本低，对环境影响小。

西晋·陈寿《三国志·蜀书·先主传》中说，刘备临终前给其子刘禅的遗诏中有言：勿以善小而不为，勿以恶小而为之。口腔诊所很小，单个诊所的单个举措都绝不会给社会造成巨大影响，但若我们都"从小事做起"，"从我做起"，那就不但可以确保诊所的"可持续发展"，对整个社会的"可持续发展"也势必会做出不容小觑的贡献。

"梅奥诊所"的"病人的需求第一"

Mayo Clinic 简介

在美国，哪一个医院最好，最为大众青睐？2007 年，美国进行了一项关于家庭健康服务品牌第一选择的问卷调查。问题之一是：如果您面对诸如癌症治疗、心脏手术或神经外科手术那样的问题，而您的保险和经济状况又允许你们去全国任何一家医院时，您会为自己或家人选择哪一家？结果，超过16% 的回答都是 Mayo Clinic，占比是排名第二的 2.5 倍。2014 年，《美国新闻与世界报道》（*U.S. News & World Report*）公布"全美最佳医院排行榜"，Mayo Clinic 位列第二，仅次于 The Johns Hopkins 医院。许多人评论：这是技术层面的排次，若从对病人的重视程度看，Mayo Clinic 是当之无愧的第一。

即使是从技术层面来讲，Mayo Clinic 的众多成就，丝毫不逊色于任何一个医疗机构。单看它创造的世界第一，就可列出让人不能不服气的清单：1889 年建立了世界上第一个手术室，第一个手术台，实施了世界上第一例胃大部切除术；1890 年建立了世界上最早的住院病历制度；1905 年，第一辆急救车在该院诞生（马车）；1915 年建立了世界上最早的研究生院，Mayo Graduate School of Medicine；1933 年建立了世界上第一个"病人教育中心（Patient Education Centre）"；1950 年，发现可的松并用于临床而获得诺贝尔医学奖；1950 年，制成了世界第一台心肺机；1955 年，成功完成世界首例心脏手术；1957 年，首创 ICU 病房；1969 年，完成世界第一例人工髋关节置换手术。可以毫不夸张地说，Mayo Clinic 代表了美国医学的最高水平之一。正因为如此，Mayo Clinic 真的是享誉全球，被形容为医疗卫生事业的圣地——"医学的麦加"，当无愧地被誉为"最后能求助的法庭——医学诊断的最高法院"。

Mayo Clinic，中文直译为"梅奥诊所"。现在，它已经是全美规模最大、设备最先进的非盈利性综合性医疗体系：拥有博士学位的医生和科学家 3300 多人，住院医生、专科研究医生和博士生 2200 多人，护士、助理护士以及其他管理和辅助人员 46 000 多人；每年接待来自全美 50 个州和全球 150 多个国家的50 多万不同种族、不同行业、不同年龄的客人。用我们现在的习惯话语说，它是一个名副其实的"医学中心"或"医疗集团"，之所以沿用 Mayo Clinic 这个老名字，完全是由于历史原因。

据历史记载，Mayo Clinic 的雏形是威廉·奥沃尔·梅奥医生（Dr. William Worrall Mayo）在 1846 年从英国移居到明尼苏达州（Minnesota）的罗切斯特市（Rochester）开办的私人诊所。后来，他的两个儿子 William James Mayo 和 Charles Horace Mayo 从医学院毕业，加盟诊所，并陆续聚集了很多医生、护士等医疗人员，实行相互合作、优势互补、共享知识技能和经验的行医方法。1883 年，罗切斯特遭受龙卷风袭击，损失惨重。圣方济会修女阿尔佛雷德·摩尔（Mother Alfred Moes）向梅奥医生提出了建立一个医院的建议。1889 年，Mayo 父子与圣弗朗西斯修女合作创办的圣玛丽医院开业。此后，越来越多的医生加入，逐渐发展为世界上最早的多学科综合性医院。1915 年，Mayo Clinic 建立了研究生院。1972 年，成立了医学院（Mayo Medical College）。1986 年，罗切斯特的 Mayo Clinic 与圣玛丽医院（Saint Mary's Hospital，SMH）、罗切斯特卫理公会医院（Rochester Methodist Hospital，RMH）合并，成立了 Mayo 医学中心暨基金会。现在的 Mayo Clinic 包括了位于罗切斯特市的 Mayo Clinic、圣玛丽医院、罗切斯特卫理公会医院、医学院和研究生院，以及亚利桑那州斯科茨代尔市（Scottsdale，Arizona）和佛罗里达州杰克逊维尔市（Jacksonville，Florida）的两个分部。

Mayo Clinic 的发源之地是一个其貌不扬的安谧小城——罗切斯特市。城市不大，市中心也就五、六个街口这么大，少有百货大楼和超市，但仅仅 Mayo Clinic 就有大约 30 幢医疗用的大楼和 5 个停车场，大楼之间有廊桥或地下通道相连，既保暖又便捷。市中心和外围满是旅馆，接待来自各州或国外来的病人和家属。

虽然 Mayo Clinic 的地理位置并不很好，但许多知名人士却乐此不疲地专程到这里来治病，前总统里根（Ronald Wilson Reagan，1911—2004）在这里住院治疗老年痴呆、前总统福特（Gerald Rudolph Ford，Jr.1913—2006）在这里安装心跳起搏器、前总统布什（George Walker Bush，1946—）夫妇在这里做了股骨头置换术、约旦前国王侯赛因（Hussein bin Talal，1935—1999）在这里就医至逝世、林青霞因高龄孕育两次到这里做妇科检查、诺贝尔文学奖得主，美国作家海明威（Ernest Miller Hemingway，1899—1961）多次到这里就诊……

Mayo Clinic 的核心价值观

一个普通的家庭诊所，历经 100 多年，不但没有湮没，还成了全球顶级医疗机构，可谓古今中外之奇迹，其成功的秘密，不会不引起人们的高度关注。

Mayo Clinic 之所以能够屹立在世界医学之巅，究其原因，可归结于其创始人在 1910 年制定的，每天都在实践着的核心价值观——病人的需求第一（The Need of the Patient Comes First）。梅奥人向病人及其亲属提供全面周到的服务，同时也得到了最宝贵的东西——个人价值的提升。

1910 年，威廉·J·梅奥医生应邀在拉什医学院（Rush Medical College）的毕业典礼上发表了一篇演讲，他发自肺腑地说："病人的最大利益就是我们最根本的关注点。"这就是 Mayo Clinic 现在宣称的核心价值观的萌发之处。

The Need of the Patient Comes First，七个英文单词；"病人的需求第一"，七个中文字。无论英文还是中文，都是一个简单得不能再简单，平凡得不能再平凡的陈述句。但仔细分析英文，大有讲究：Patient 为单数，强调的是个体病人；Need 也是单数，重点在于每一需求。这一简单句子包含了三个实意词语："病人"、"需求"和"第一"，每一个词语都未加任何修饰，凸显的是每一位病人的每一个需求都是第一位的。

The Need of the Patient Comes First 不是摆设，不是宣传。它通过一系列的实际举措：董事会的决策、员工的培训、"Karis 季度奖"评选、《医护手册》、Mayo Clinic 传统节、传统展示厅、梅奥兄弟雕像等等，不断提醒全体员工要时刻牢记以病人为中心的服务宗旨，并以自己的一举一动体现出来。

　　"病人的需求第一"的宗旨无时无刻地体现在医院董事会和委员会的决策过程。在 Mayo Clinic，对重大决策负最终责任的是董事会，各种委员会负责具体事务的运作。董事会有 17 位外聘董事和 14 位内部董事，前者有官员、律师、商人、市民，后者有医生、专家、护士、行政人员；委员会的成员有医务工作者，也有行政管理人员。罗切斯特分部 CEO 杰弗瑞·科斯莫（Jeffery Korsmo）是这样来说明医生和行政主管的关系的："行政主管的职责是让负责照护病人的人能够全力以赴地关注病人。拿舞台作比方，我们负责舞台后面的活动，确保前台的活动顺畅地开展。"已退休的运营主管戴夫·莱昂纳多（Dave Leonard）回应了这种说法："行政主管既是将各种事情整合在一起的黏合剂，又是让各部分平稳运转的润滑剂。"每当董事会和委员会在决策过程中遇到棘手的事情，意见难以达成一致的时候，总会有人发问："也许这样是对的，但是否对病人最好呢？"Mayo Clinic 的前 CEO 雪莉·维斯（Shirley Weis）就说过："'病人的需求第一'的价值观省却了开董事会时许多难以避免的争议讨论和繁文缛节，只需问'这样做是对病人最好的吗？'就可以让我们找到解决问题的关键。"

　　Mayo Clinic 有对新员工实行就职培训的制度，培训的重点不是业务，而是核心价值观。已经在职的员工，每隔一段时间就要接受一次层次更高的类似培训。负责罗切斯特分部员工培训的执业护理师伊丽莎白·帕斯卡（Elizabeth Pestka）指出，"病人的需求第一"价值观是融进每一位员工心里的概念和精神，绝不是通过几堂课、几次讲座的培训就能完成的。

　　除了培训，Mayo Clinic 还向每一位员工派发一本《医护手册》，除了详细介绍 Mayo Clinic 的组织架构、业务范围、工作流程、运作方式外，最突出的部分是非常清楚地阐述了自身的价值观、文化内涵和对员工的期望，如：

梅奥氛围

- 梅奥的高素质员工是藉组织文化培育出来的，他们的贡献有目共睹，并受到尊重。
- 医护人员具备令人信服的专业伦理和职业素养、娴熟的临床技术和对梅奥的无限忠诚。
- 有利于医学研究和医学教育发展的学术氛围。
- 优秀的领导艺术。
- 完善的病历制度。
- 对门诊病人和住院病人一视同仁，热诚服务。
- 医护人员的职业津贴和薪酬分配重质不重量。
- 职业着装庄重、服务礼仪友善、医护设施优质。

病人医护

- 临床部门和医学院的专家及员工应各尽其责，分工明确，但也必须相互配合、协同合作。
- 检查诊断时不要匆忙断言，应认真听取和观察病人的情况。
- 医生应与病人的当地的社区医生沟通交流，共同制订病人的长期医疗护理方案。
- 以人道的和值得信赖的方法向病人提供最优质的服务。
- 尊重病人、病人的亲属和当地的社区医生。
- 对病人的情况必须做全方位的综合评估，及时和有效地评定疗效。
- 积极采用最先进的诊疗技术，采用创新的诊断和治疗方法。

曾任 Mayo Clinic 罗切斯特分部医疗委员会主席的大卫·赫尔曼（David Herman）医生说："我们需要《医护手册》，就像一个国家必须要有宪法一样。它是 Mayo Clinic 取得成功的法宝，是执委会和医疗委员会开会所依循的法则。"

每年 10 月，Mayo Clinic 都会举行为期一周的"Mayo Clinic 传统节"活动，宗旨是传承价值观和理念。这是一位从事人类学研究的专家受托对 Mayo Clinic 的文化进行了深入调查后提出的建议，董事会对此作出了积极的回应，正式启动了这项活动。

在 Mayo Clinic 有一个名为"Karis（希腊语，意指关怀备至）季度奖"的评选活动，专门表彰为病人提供良好服务的员工。1999 年，一位取得过多项科研大奖的世界著名结肠直肠外科医生获奖，他在颁奖午宴上致词："这是我有生以来第一次作为一个真正的好医生获得大奖，其分量远重于我曾经得到过的所有奖项。"

"传统展示厅"在 2004 年竣工开放。用展示厅馆长马修·达西（Matthew Dacy）的话说，其意在于"向人们讲述发生在 Mayo Clinic 的历史故事和重要沿革"。展示厅告诉参观者，Mayo 先辈们创造了不朽的价值观，组建了伟大的团队，赢得了极高的赞誉。

基本上保留了 20 世纪 30 年代原貌的"1928 普拉莫大楼"里有一个面积不大，装饰简朴的房间，这是 Mayo Clinic 理事会长达数十年的董事会会议室。房间的墙上高悬着梅奥兄弟获得的各种荣誉证书、他们拥有的荣誉博士学位证书、世界各地的医学社团的荣誉证书，以及多项公共服务奖项证书。这个房间提醒着一代又一代的员工，正是这样的医术和医德，铸造了 Mayo Clinic 不老的传说和不朽的品牌，是防止全体员工自以为是自鸣得意的良药妙方。

Mayo Clinic 主楼（Gonda Building）前面的阶梯台阶上，摆放着与真人大小一模一样的威廉·J·梅奥和查尔斯·H·梅奥的铜像，兄弟俩很随意地坐着，宽厚慈祥，坚毅执著，微笑地注视着 Mayo Clinic 发生的一切。

价值观的体现

Mayo Clinic 始终致力于把"病人的需求第一"化为全体成员的"DNA 的一部分"，要求医护人员设法进入病人的世界，用病人的眼光理解疾病、对待疾病。而 Mayo Clinic 最为人称道的，就是真正把"病人的需求第一"做到了极致，体现在每一个地方、每一秒瞬间、每一件事情，在所有细节之处聆听病人的声音、体会病人的感受、考虑病人的需求，并千方百计地予以满足。

Mayo 人常说："如果你只是宣扬一种价值观，却没有将其融入到制定决策、组织营运、资源配置，以至行为举止之中，那么它仅仅是一句口号而已。"罗切斯特分部的 CEO 格伦·福布斯（Glenn Forbes）说：我们无时无刻不在强调"病人的需求第一"这一核心价值观，这是 Mayo Clinic 与众不同的关键之处。一代又一代的梅奥人在制定政策、搭建架构、配置资源、招聘员工、运营管理的时候，都会不遗余力地将这一价值观付诸实践。

在明尼苏达（Minnesota）机场，Mayo Clinic 设置了一个醒目的接待站，为旅客提供咨询和免费班车服务。免费穿梭面包车每隔半小时一趟，接送病人和他们的家属。

在装修设计上，Mayo Clinic 明确传达了这样的主旨：消除病人的紧张情绪，分散病人的注意力，向病人表示关爱和尊重，为病人提供一个庇护所。遵循这样的原则，大楼内有宽敞明亮的全开放式空间大厅、精致高雅的水晶吊灯、美观舒适的沙发，地面铺设防滑大理石，人造瀑布让人心静如水，到处可见美轮美奂的艺术石雕和令人叹为观止的玻璃精品，墙上错落有致地分布着可以俯瞰远方绵绵山脉的窗口，走廊通道宽敞明亮，两侧还有扶手木栏。许多大厅有钢琴，经常有病人和志愿者在那里抚琴弹奏，引吭高歌。走在儿科诊区，整体环境充满童趣，连诊室的窗户都有小鸟装饰，似乎进入了游乐场，弱化了孩子对医院的恐惧。

Mayo Clinic 的利民服务更是可圈可点。每天清晨，医院门口一侧整整齐齐摆放着 100 多辆轮椅，十来个穿着医院统一服装的彪形大汉态度可亲、满脸笑容、轻手轻脚地推着轮椅不停地在医院里穿梭，把病人从汽车抬到轮椅上，或推入大堂，或送到要去的科室，这是医院特设的免费服务项目之一。注册挂号大堂的前台比五星级宾馆的还要大，病人安静地排着队，三五分钟就轮到了。

在 Mayo Clinic，内部电话随处可见，每个主要路口都设有问讯处，相隔不远就有电梯。在大楼徜徉，经常可以看到医生为病人开门，弯腰把病人扶上轮椅，亲切地与病人握手交谈。遇到病人问路，每一位员工都会耐心解答，甚至把病人领到目的地（或问讯处）。"病人的需求第一"不仅仅是指导员工们日常工作的原则，也是赋予员工们的一种特别权力和道德权威，使其能够在特殊场合放下自己手头的工作，首先满足病人的需求而无须征得什么人的批准，更不必担心制度上的约束和上级领导的批评。

一般来说，从病人进入医院的那一刻开始，只需要等候 15 分钟就可以见到相关专科的医生。可以绝对放心的是，医生会十分耐心地聆听病人的倾诉，绝对不会流露出不耐烦的神情，更不会粗暴地打断病人的陈述。更加重要的是，无论接待病人的医生多么知名，检查病人的设备仪器多么高级，病人一概无须为费用问题操心。

医院里还有 30 多位专聘宗教人士，服务于不同宗教信仰的病人，鼓励病人通过自己的传统、习俗和信仰找到精神寄托和慰藉。

Mayo Clinic 创办初期，收费依病人的支付能力而定。二战期间，一位在欧洲服役的士兵的妻子因严重的多发性硬化症前来就医，出院时收到的账单只有 28 美元，恰好是她丈夫在部队服役一个月的收入。很显然，医院因这位病人承受了巨大的经济损失。

Mayo Clinic 的创办者威廉·梅奥在退出行政和业务的职务时宣布："从今往后，我只接待那些病情危急，而且家境贫寒的病人。其他的病人，我不再接待了。"时隔不久，他在一间 8 人病房里发现了一位生命垂危，贫困潦倒的病人。他给了主管医生 400 美元，叮嘱他："你把钱交给收费处，不要告诉他们钱是怎么来的，把那个病人转到单人病房，在病房里放上冰桶和风扇，方便降温（这是当时仅有的制冷方法），再配一个特护。"他一次又一次地这样做，帮助那些身患重病的贫困病人，从不张扬。

20 世纪 80 年代，一位病人需要植入一个心脏起搏器，医院面临两种选择：或植入可以报销费用的起搏器，但必须层层审批，而病人的病情可能在等候过程中恶化；或立即植入一种对病人更适合的起搏器，病人可以得到及时治疗，还能避免可能发生的不良反应，但要冒被有关部门拒绝而得不到经济补偿的风险。根本无须权衡，第二种方案理所当然成为首选。

一位重型卡车女司机突患急病前来求医，当医生强烈建议她立即住院时，她因为卡车还停在急诊室外，爱犬还锁在驾驶室内而婉言拒绝。配合医生的护士了解了原委后主动提出协助，女司机也就听从医生的嘱咐，住入医院接受进一步的检查治疗。当护士发现那辆卡车是肯沃斯（Kenworth）载重车，后面还有一个 53 英尺长的拖车时大吃一惊，马上回到急诊室，求助于一位曾经开过长途卡车的同事。最后，在征得当地肯沃斯卡车销售中心和罗切斯特警察局的许可后，卡车被移到一个大型商场的停车场。此外，护士还很负责任地照料病人的爱犬，给小狗建了一个舒适的小窝，甚至把它送到兽医那里治病，直至病人出院。事后，那些医生护士说："我们所做的一切，都是为了保证病人的所有需求都能得到满足。"旁人看来，这是不可思议的。但这种难以置信，却又令人无比感慨的事情，每天都在发生。

在 1991 年卸下 Mayo Clinic 总裁和 CEO 之职的眼科专家罗伯特·华勒（Robert Waller）医生常说，病人的需求常常是一些微不足道的小事，但也绝对是至关重要的。他讲过这样一件事：一位内科医生在星期五打电话给他，请他为一位糖尿病病人做一次事先没有预约的眼科检查，这位病人要赶往机场，时间紧迫，但对自己的视力非常担忧。当时，眼科门诊的挂号额已满，无法插加，华勒医生二话没说，答应了会诊的要求。他说："帮他看一下，只花五分钟的时间。但是，这样做不仅能够让病人感到安心，医生也会从中得到快乐和满足。"

一位垂危病人住进了 Mayo Clinic，她的女儿在和医院牧师谈话时流露出为母亲无法参加自己的婚礼而无比沮丧的心情。牧师立即把这一情况转告病危护理部经理，几个小时之后，医院正厅布置成了婚庆礼堂，到处都是鲜花，气球和彩带。医院的工作人员买来了婚庆蛋糕，护士们为这位病人梳头，上妆，穿衣，把她的病床推出来，一位护士还主动坐到钢琴前弹奏婚礼进行曲。每层楼的楼厅都簇拥着医院工作人员和参加婚礼的亲友们，医院牧师为新人主持了婚礼，用新娘的话来说，"他们就像天使下凡一样"。

2005 年 9 月，飓风袭击新奥尔良，有几位伤员送到 Mayo Clinic 佛罗里达分部。接待时，一位急诊室医生发现那天刚好是一位病人的生日。再一了解，该伤员在佛罗里达州举目无亲——事实上，她在这个世界上已经没有亲人了。这位医生马上打电话给自己的妻子，让她做了一个生日蛋糕，还带着自己的孩子们一起来到急诊室为这位病人庆祝。正是这种简单而人情味十足的举动，使这位一无所有的病人在心灵深处感受到了如沐春风般的喜悦。

2005 年，Rita 的父亲被查出直肠癌晚期，在 Mayo Clinic 治疗了 6 个月，第二次手术差点没命，术后血小板不够，白细胞太少，没有血压，肺内感染积水，心肌梗死，抢救了十多天后，终于死里逃生。住院期间，护士为他洗澡、刷牙、刮胡子、剪指甲、清理床上的排泄物，从不要求家属代劳。出院结账，老人花了 60 多万美元，但因为他只有 300 美元的月收入，Mayo Clinic 就把费用全免了。

一位年轻女士身患癌症，生命危在旦夕，负责护理她的几位护士凑了一笔钱，为她远在千里之外的丈夫买了机票，让她的丈夫陪她走完生命旅途的最后一程。

一位 37 岁的男病人住院手术后被诊断为骨肉瘤，在病人弥留的日子里，他的妻子想陪伴在侧，护士们把双人病房改成单人病房，让他们夫妻能在一起渡过最艰难的时光。

一位即将结婚的小伙子得了胶原血管病，很容易导致动脉瘤破裂，曾先后两次心搏骤停。医生妙手回春，挽救了他的生命，医院的牧师还在重症监护病房为这位病人如期举办了婚礼。

Mayo 人都会用很高的标准来要求自己，同时也要求自己的同事，这是永远保持高标准的秘诀之一。退休医师爱德华·罗斯诺（Edward Rosenow）常讲这么一件事情：一位在 Mayo Clinic 工作了 15 年之久的员工被怀疑患有乳腺癌，前往放射科做 X 线检查，某临床助理把她从候诊室带入检查室的时候打了一个哈欠。检查后，她很严肃地向罗斯诺医生指出："那个临床助理当着病人的面打哈欠，给我留下了很不好的印象，他似乎在告诉我，他很累，也很烦。"

Mayo Clinic 历经百年依然生机勃勃，跻身在全球最有影响力和最具价值的服务品牌当中，成功地维持、延伸和保护着自身的品牌——这是非同寻常的。值得我们深思的是，时至今日，它几乎从未为提升自己在医疗卫生界的知名度而做过广告。之所以说"几乎"，是因为她到 1986 年才设立市场营销部，并且从那时到 1992 年，该部只有一名员工。Mayo Clinic 的品牌是由医生及全体员工共同努力，全心全意地实践人性化医疗护理服务创造出来的。这一品牌的创立并没有依靠哪一本营销学教材，也没有聘请营销专家做顾问。它的品牌故事，和人民公认的"好品牌离不开好广告"观念恰好相反。

1990 年代中期，Mayo Clinic 皮肤医学部研究开发出一种化妆品，其效果远优于市场上的同类产品。在讨论是否以 Mayo Clinic 冠名的提议时，理事会一致否决。问题并非出于对其潜在的赢利能力的考量，而是觉得这个提议有悖于"病人的需求第一"这一核心价值观。董事会非常明确：管理一个服务型品牌，必须非常关注品牌展示、品牌宣传，以及顾客体验对品牌价值所造成的影响，具体而言，必须坚持这样的原则：使用"Mayo"或"Mayo Clinic"品牌名称的产品、服务或相关企业，必须由 Mayo Clinic 所拥有，或在 Mayo Clinic 的完全（最终）掌控之中。

历史上，曾有不少提供优质医疗照护的大型医院试图加盟 Mayo Clinic，但商谈最终均徒劳无功，因为它们只对 Mayo Clinic 的名称感兴趣，却不愿意把自己的运作与 Mayo Clinic 融合在一个系统。董事会认为，唯有在绝对掌控的情况下，才能让 Mayo Clinic 的品牌得到妥善的保护，而附带 Mayo Clinic 名称的加盟关系，如果不能够保证这个品牌过去对病人所做出的庄严承诺，只是拿这个品牌来谋取经济利益的事情，都是无法容忍的。这个原则不仅适用于临床业务，同样也适用于品牌旗下的所有实体和产品。

全面深入了解 Mayo Clinic 所走过的路和正在发生的一切，对我们会有许多许多的启迪，许多许多的帮助。

加拿大安大略省牙科协会的《医患沟通指南》

概述

2012 年，加拿大安大略省牙科协会（Ontario Dental Association，ODA）颁发《医患沟通指南》（*Patient Communication Guides for Dentists*）（下文简称《指南》）。意在"介绍改善医患沟通之基本做法和技巧"，"让医患沟通更顺畅"。

从牙科诊所管理的角度看，医患沟通属于医疗卫生行业中的"软技能"（soft skills）。这种技能有别于牙科专业的临床治疗之"硬技能"，但大大有助于提高病人对医疗关护价值之认知，增强病人对牙医的信任，取得更好的疗效，绝对不容小觑。

对医务工作者来说，"医患沟通"是每天都在做的事情，却又鲜有牙科医疗从业人员全面而系统地学习过这项技巧，所以学习《指南》必会获益良多，最终达致造福广大病人之目的。

在提供有关口腔医疗保健资讯的时候，医生们通常完全忽视了病人们对此一无所知或一知半解的现实。所以《指南》指出，有效的医患沟通可以让病人在对自己的口腔健康做出决定之前掌握必需的资讯，这正是病人接受治疗计划的基础。

医生属于专业人士，对自身专业的热爱、重视和钻研是医疗卫生从业人士的一大特点，但他们常常误判了病人对医生的专业技能和服务态度之权重。病人对牙科专业知识的贫乏，极大地加重了医患沟通在他们心理上所占的分量。大量事实证明，再好的口腔医疗健康知识和技能也代替不了良好的医患沟通。出色的医疗关护就是耐心倾听和充分理解病人的需求，及时作出适当反应。所以《指南》指出，良好的医患沟通会增进病人对医生的了解，提高病人对医生的信任度。当病人对诊所和医生的体验是积极正面的时候，他们不仅会很容易接受医生提出的治疗计划，而且还会向自己的亲友推介诊所，这才是最好的市场营销方式。

《指南》还列举了医患沟通的重要性：

- **增加满意度：**加拿大牙科协会的调研结果显示，病人的满意度是与他们在诊所得到的关护成正比的，这又直接与医护人员的沟通意愿、能力，以及对病人的同情心有关。

- **减少投诉**：与病人进行坦诚的交谈，有助于减少病人的抱怨和投诉。病人对治疗的不满，也常可借良好的沟通得以化解。
- **提高效率**：良好的医患沟通能够让病人说出心中的顾虑，以免错失重要信息，消弭治疗后可能发生的问题，提高工作效率。

《指南》把病人对诊所和医生的需求总结为以下七个方面：

（1）友善：和蔼亲善，温暖如春，关怀备至。

（2）同情：重视病人的想法和状况。

（3）效率：尊重病人的权益。

（4）可控：治疗计划合情合理。

（5）可选：允许病人选择治疗方案。

（6）资讯：坦诚告知治疗计划及其费用。

（7）可信：不隐瞒可能发生的情况。

从心理学角度分析，每一个病人都期盼得到与众不同的对待，绝不愿意被当作一个代号，所以《指南》告诫医生，工作中必须恪守以下原则：

- **不要和病人争执**：病人总是觉得自己是对的。诊所员工应该做出色的听众，尽可能附和他们，尽最大努力令他们高兴。
- **初次接触中不要谈钱**：涉及费用的讨论要择机而行。最好的时机是在介绍和解释了治疗建议，医患双方对治疗计划取得共识之后。
- **慎重接待新病人**：不要轻易询问病人是否享有牙科保险，以免病人形成"这个医生把钱看得太重"，或"这个医生的治疗会随行就市"之错觉。

《指南》分析，病人眼中的好医生应具有如下品质：

（1）自信心：牙医的自信心会影响病人。

（2）同情心：牙医应该关心病人的感受和体验。

（3）人道：牙医应该满怀关爱、怜悯、仁慈。

（4）个性化：牙医应该尊重病人，热情对待病人，即使是常规检查也不例外。

（5）诚实：牙医应该用浅显的语句解释诊断，有的放矢地介绍治疗计划，不要漫天要价。

（6）可靠：牙医应该向病人提供多种选择，协助病人做出最适合的决定，而不是拿不切实际的方案向病人施加压力。

（7）尊重：牙医应该仔细倾听病人的陈述，认真考虑病人的意见。

（8）细致入微：牙医应该从容不迫，不要让病人有被催促的感觉。

五个时段

为了让诊所全体工作人员自觉熟练地运用医患沟通的技巧，《指南》科学地把它分为五个时段：

第一时段：初始接触（the initial contact）

初始接触不但决定了整个就诊过程的互动基调，而且还是避免与病人之间产生误解，防止误读病人期望的最佳时机。

新病人也好，老病人也罢，只要进入诊所，就会形成这次就诊的第一印象，绝不可等闲视之。为了给病人留下良好的第一印象，必须把注意力集中到病人身上，暂时搁置其他事情，成为积极的聆听者，不要做"布道人"。

- 病人进入治疗室时，最先和病人打招呼的人应该是牙医。
- 接着，牙医应做自我介绍，如"我是×医生"。
- 继而，向病人介绍助手，以及在治疗室内的其他人。
- 接下来，牙医应该向病人讲解当天要做的事情和可能发生的事情。
- 自始至终，牙医和助手等人都应面带微笑，轻松自然，具专业精神。
- 称呼病人时用适当的尊称。
- 倾听病人陈述时应专心致志，心无旁骛。
- 检查病人前应先征得同意，最好还问问病人是否想知道检查的进程和发现的问题，按病人的意愿做。
- 和病交谈时应该调高牙科椅靠背，确保医患双方的眼睛处于同一水平。
- 解释诊断和治疗计划时，必须使用通俗易懂的语句。

在和病人相处的整个过程中，医生的领导力应得到充分发挥。助手和其他员工的作用固然重要，但须牢记，病人是来看医生的。

第二时段：检查（the dental examination）

这个时段极其重要，却往往被视为常规而未予重视。病人则不然，因为这是他们了解医生专业技能的开始，也是以专业水准了解自己口腔状况的唯一途径。再说，这还是对病人进行口腔健康宣教的最佳时机。

在接受检查的时候，病人对医生在做什么和看到什么通常是一无所知的。向病人讲解自己在做什么和发现什么，不但可以让病人懂得医生的价值，还可以强化医患关系。所以医生在检查过程中要让病人知道自己在做什么，发现了什么，并把诊断告诉病人，还应该鼓励病人提出问题，推动他们参与口腔健康的改进和维护。

第三时段：讨论治疗计划（discussing treatment options）

此时段不仅可以鼓励病人的参与意识，更能让病人感受到来自医生的尊重，体验到诊所的专业精神和诚信意识。这个过程的关键在于详尽介绍治疗计划，确保病人完全明白。讨论治疗计划时要注意以下事项：

- 用语简洁浅显，尽量避免使用专业词汇。

- 条分缕析，由简入繁，强调价值之所在。
- 对可以暂不治疗的问题，必须细加说明。
- 尽可能提供书面资料，让病人带回家认真考虑。
- 不要轻易评判病人的选择。
- 任何一项治疗措施都应详尽解释，鼓励病人提出问题。
- 为防止误解，最好请病人复述一遍，确保医患达成共识。
- 讨论过程和病人反应须记录在病历上。

这个时段，特别要留意的是病人的知情同意权。按法律规定，牙医在诊治病人前须得到病人的知情同意，所以要用病人听得懂的语言解释，鼓励病人提出问题，保证病人在做出有关治疗的决定前充分知情，还必须将有关内容记录在案。

第四时段：讨论治疗费用和牙科保险（discussing treatment costs and dental plan coverage）

许多医生都觉得讨论费用是最尴尬的事情，许多病人也同样处于"欲说还休"的境地，但若双方坦诚相待，事情并非如想象之难解。需要注意的是，病人多不乐意和员工谈论此事，所以医生应该承担起主导和引导的作用。

加拿大牙科协会有一套科学制订的诊治收费"指导价"，但它不具强制性，不应将之奉为圭臬。按规定，每一位医生都可根据诊所的具体情况制订自己的收费标准。

加拿大牙科协会的指导价是公开的，公众可以在公共图书馆查询。当病人发现医生收取的费用与指导价不符时有可能提出质疑，有的病人还会拜访不同的牙医收集有关信息。但每个专业都有很强的排他性，病人是很难就此做出正确判断的，例如，有的诊所把技工加工费用包括在费用内，有的则分列；有的牙医是全科医生，有的专科医生，收费当然不同；再说，不同诊所的各项成本不同，价格也会有所区别。

无论如何，谈论收费问题时都应遵守公开透明的原则，要坦诚公开，绝不隐瞒，涉及的技工加工费、耗材成本、额外费用等等都应如实相告。当然，也不要仅仅停留在数额的层面上，还应强调口腔健康的价值所在。

讨论费用时应该注意的问题：

- 尽可能使用"成本"二字，少用"价格"这个名词。使用后者，有些病人会过度夸大其商业性，认为医生从中获取高额利益；使用前者，大多数病人不会斤斤计较它在"口腔健康"中所占的比重。
- 介绍治疗费用时不要采用"分解收取"的办法，以免病人反感。
- 假如病人有牙科保险，应该如实将保险不包含的部分告诉病人。

- 介绍费用时最好稍许偏高一点,然后再适当降低,其效果远比先低后高要好。

当治疗项目比较多或比较复杂时,需注意以下事项:

- 强调助手和其他辅助人员的重要作用。
- 强调治疗中所采用的新技术、新设备、新器械、新材料。
- 不要遗漏技工加工费用。
- 最好以书面形式把治疗计划和相关费用列出,让病人在做决定前对整个治疗过程有清楚的了解,并对照牙科保险的规定,做好必要的准备。
- 懂得和珍惜专业技能及服务质量之价值的病人,对价格高低的敏感程度远不及不懂得不珍惜者。所以不要轻视提高病人对牙科价值认识之责任,它看似与牙科诊治无关,其实关系重大。

第五时段:就诊总结(concluding the visit)

这个时段虽然只有区区几分钟,但重要性丝毫不亚于初始接触时段,以下是需要注意的事项:

- 认真询问病人,是否已经完全明白前面所讨论的内容,鼓励病人提出问题。
- 自始至终都应面向病人,任何时候都不要把脸拧到另一侧。
- 要有耐心,千万不要急于离开或做其他事情。
- 最后,要和病人确认治疗计划。
- 最后,必须向病人说明,你是整个计划的负责人。
- 如有可能,陪同病人离开诊室到候诊室。
- 和病人交谈时,不时以病人姓名称呼之,增加亲切感。

倾听

针对医患沟通中的常见问题,《指南》专项讨论了"倾听",重述了"倾听和了解重于讲述和教育"(Listening and learning comes before telling and educating)的原理。

虽然,牙医是牙科临床专家;但是,病人才是自己命运的主宰。在专业知识上,牙医远胜于病人;但在考量相关的各种因素及其排序上,牙医远不及病人。

在取得病人理解和敦促病人采用口腔健康新举措的时候,与其告诉病人怎么做,不如鼓励他们换位思考,改变旧习,试用新法。专家们认为,只有知道了病人的认知,才有可能提高病人的自觉性,这就需要耐心倾听。

专家告诉我们,大多数人都没有发现,沟通中最有效的部分不是说,而是听。在和病人相处时,许多医生往往说得多,听得少。事实是,只要觉得医生在认真地听,病人就会有美好的感觉,有良好的印象,就会和医生发生良性互动,医生也就能够了解病人的想法和顾虑,和病人建立起牢固的关系。

除了"耐心倾听"外,《指南》还强调"积极倾听"。所谓积极倾听就是鼓励病人复述,确保沟通时表达的概念和建议正确无误,此法简单易行,效果奇佳。在牙医和病人的母语不同、病人年龄偏大,或病人有沟通障碍时,这种方法更加有效。

沟通技巧小结

《指南》的后半部分总结了沟通的技巧,提倡做"沟通的智者"(communicate smarter),即有开放的心态,聪明的耳朵,温柔的同情,善于利用有限的时间进行有效的沟通。

倾听(listen):"向病人提供最佳医疗服务"的第一步就是"倾听"。首先,要让病人开口说话,非如此就无法知道病人的问题所在,非如此就无法了解病人懂得病人,非如此就无法取得病人的尊重,非如此就无法进行有效沟通。

语调和非语言表现(Be mindful of your tone and non-verbal cues with patients and your staff):话语固然重要,可语调丝毫不让话语,很多时候,语调语态比语言句传递的信息更丰富。病人都很敏感,对友善谦和的语调与浮躁粗鲁的语调有非常敏锐的鉴别能力。有的时候,就是因为语调不妥,尽管牙医提出的治疗建议合情合理,病人却视之为冷酷无情。

肢体语言被视为非语言沟通,绝不可等闲视之。当牙医双手交叉置于前胸、体位居高临下、手脚抖动时,病人之厌恶之情油然而生。

不要把负面情绪带到诊所(Keep your bad day or frustrations to yourself):医生必须坚守这样一个原则:永远不要让不愉快的心情或不合作的病人干扰自己,影响员工,波及其他病人。

礼貌(be polite):纵使环境恶劣难耐,友善礼貌犹如甘露。对病人,应该笑脸相迎,握手致意,以名呼之,平视对坐。病人前来求助,多怀忧虑焦躁之情,冷静和关爱能够化解敌意,反之则如火上浇油。

从容不迫(Don't appear rushed, even if you are):病人最喜欢遇事冷静的医生,因为他们看起来充满自信,全神贯注,从容不迫,有条不紊。

如何对待麻烦的病人

任何诊所都会遇到"滋事惹非"的病人,不必大惊小怪,也无须自怨自艾。遇到这种情况,以下技巧有助于化"危"为"机":

1. 不要躲避,要勇敢地面对病人。

2. 不要冷漠,要重视病人的表达,很多时候,他们只是想有人听。

3．表示同情，要让病人知道你理解他们的感受，而且很在乎。

4．不要强辩，任何辩解都只会令态势恶化，使病人失去耐心。

5．控制局势，在病人表达后立即采取适当措施解决问题。

6．谦卑询问，弄清楚病人的要求，其实，很多时候，问题很简单。

7．清楚解释，确定解决办法后向病人解释清楚。

8．记录在案，将双方同意的解决方案和最后结果用文字形式记录下来。

9．确保满意，努力落实双方同意的措施，跟踪结果，取得病人认可。

大量事实证明，不满意的病人比满意的病人更乐意和其他人分享他们的感受，可是采取上述措施后，大多数麻烦病人都会变成很具价值的病人。

团队协作

《指南》告诫诊所，仅仅提高医生的沟通技巧是不够的，诊所全体员工的参与必不可少。每一位团队成员都代表着诊所，他们的工作，从预约和安排就诊到收取费用和核查加工件，都是不可或缺的，所以必须高度重视团队协作在医患沟通中发挥的作用。

提高会议效率：每一个诊所都应该召开会议，提出问题，充分讨论，为团队成员的协同合作、交流观念、达成共识创造机会。会议应把重点放在：

1．你认为团队的沟通是否顺畅、稳定、足够？

2．团队的沟通在哪些方面还有改进余地？

3．诊所与病人的沟通中还有哪些地方可以改进？

4．在改进与病人沟通的诸多方面，哪一个环节最重要？

团队成员对上述问题的反应，说明了诊所面临的挑战和存在的问题，有哪些地方还做得不够，诊所应有的放矢地进行培训。除会议讨论外，医生还应在会下和员工进行开诚布公的个别谈话，让团队成员明确知道自己有哪些地方可以改进。

设定目标：根据收集的信息设定改进目标，公示讨论，取得共识。

修订系统：有了目标后就应该制定具体措施来保证目标之达成，否则，再好的目标也只是空中楼阁。要让大家明确知道该做什么，该说什么，怎么说等等。

培训：培训工作应和岗位责任制结合，并把沟通设为一项可衡量的指标。团队成员的行为守则不是轻而易举就可以做到的，所以应该每个月进行一次培训员工，熟练掌握沟通技巧。

调查病人满意度

满意的病人会变成忠诚的病人，更会主动向自己的亲友推介诊所。调查病人的满意度有助于诊所改进，是关爱病人、关爱员工的实际行动。

诊所应该将病人的满意感从"主观感觉"变成系统的、可度量、可监测的指标。这样做,"病人满意度"就进入了可持续的操作层面。

"病人满意度"的调查不难,只需请病人填写一张表。大多数病人都乐于提供他们的反馈意见,因为这会令诊所工作更好。

调查工具:调查工作无须请独立的第三方进行。最简单的调查就是在病人离开诊所前口头询问他们的感觉,不但牙医要做,其他员工也要做。另一个方法是请病人填写一张表格。调查表最好设计为5~6个问题,将满意度标示为阿拉伯数字1~5,代表"不满意"到"非常满意",请病人挑选其中一个数字。除了请病人在离开诊所前填写此表外,也可以通过电子邮件的方式征求病人的意见。

打分:调查后,每个月的月底将结果量化为分值比对,藉此按月比较。此外,还可以对病人的推介数、病人的挽留数和病人的复诊数进行量化比对。

美国的《医务工作者和社会服务工作者预防工作场所暴力指南》

早在 1970 年,美国就通过了《职业安全健康法》(*The Occupational Safety and Health Act*, *OSH Act*),明文规定,所有雇主都有责任为雇员提供一个安全和健康的工作场所。但据美国法务部(The Department of Justice's, DOJ)发布的 1993—1999 年全国罪案调查(National Crime Victimization Survey, NCVS),发生在工作场所的非致命伤害年均率为千分之 12.6,其中医生为 16.2;护士为 21.9;精神健康专业人士为 68.2。美国劳工统计局(Bureau of Labor Statistics, BLS)报告,在 2011—2013 年的 3 年时间里,每年发生的工作场所的伤害事故为 23 540~25 630 起,其中的 70%~74% 发生在医疗和社工工作场所,其中医疗卫生工作者和社会服务工作者因暴力受伤的几率为 10%~11%,几乎为普通劳工的四倍。

社会普遍认为,实际发生的暴力事件可能更多。暴力伤害之所以常常漏报,一是因为人们误认为暴力攻击是医疗保健行业无法避免的,二是报告制度不完善,当事人觉得报告此类事件会不利于他们工作,甚至担心雇主视这种伤害为工作疏忽或表现不佳之结果。

有鉴定于此,美国劳工部(U.S. Department of Labor)下属的职业安全健康局(Occupational Safety and Health Administration, OSHA)在 1989 年 1 月发布了一个非强制性的安全和健康计划管理指南,其中包括了工作场所暴力预防计划。该指南在 1996 年和 2004 年做了两次修订后,在 2015 年,正式以《医务工作者和社会服务工作者预防工作场所暴力指南》(*Guidelines for Preventing Workplace Violence for Healthcare and Social Service Workers*)(下文简称《指南》)公之于众。

新版《指南》采纳了国家职业安全卫生研究所(The National Institute for Occupational Safety and Health, NIOSH)对"工作场所暴力"界定的定义:"工作场所暴力"(workplace violence)指的是"直接针对正在工作或值班的人员的暴力行为,包括人身伤害和攻击威胁"。

《指南》长达 50 多页,内容非常详细,除了回顾历史外,还分析了工作场所暴力事件的危险因素,提出了许多预防措施。虑及国情,限于篇幅,本文只对其重要内容做简要介绍如下:

工作场所暴力事件的危险因素:

1. 来自病人、客户和与环境有关的危险因素:
- 工作场所有危险人物(指有暴力史者、药物或酒精上瘾者、帮派成员)和病人或客户的亲友;
- 转送病人和客户;
- 独自在工作场所或病人居所工作;
- 工作场所的装修影响视线或暴力事件发生时的撤离;
- 缺乏紧急情况下的沟通方法;
- 病人、家属或其朋友持有枪支和其他武器;
- 工作场所与高罪案率区域相邻。

2. 来自组织的危险因素:
- 没有制定识别和处理来自病人、客户、造访者或员工的,带敌意及攻击性行为的制度和提供必要的培训;
- 在人手不足的情况下(特别是用餐和探访时间)工作;
- 工作人员调换频繁;
- 工作场所的安全措施不当,容留有精神健康问题的人;
- 病人或客户等候时间太长,候诊区域过分拥挤不够舒适;
- 诊所和医院内人流无序;
- 误认为暴力是可容忍的,以为受害人会向警察和(或)媒体报告事件。

制订预防暴力的计划

有效的工作场所预防暴力的计划包括以下内容:

(1)管理层承诺和员工参与;

(2)现场分析;

(3)危险因素预防与控制;

（4）安全及健康培训；

（5）记录保存和计划评估。

预防暴力计划的重点在于有可能发生问题的工作及其程序。计划应有清晰的目标和目的，与工作场所的规模和复杂性相适应，要能够因地制宜地应对各种暴力行为。计划各部分是相互依存的，需定期评估和调整，以适应变化，如设施扩张和经理、客户或工作程序变更。计划还应顾及当地的立法状况。计划和启动时间应告知全体员工。

（1）管理层承诺和员工参与：

- 高度重视安全健康和无暴力工作场所的价值，对员工和病人／客户的安全健康做出的同等承诺，并予以兑现；
- 对所有责任方给予相应的授权，提供适当的资源。资源不限于金钱，还包括信息、人力、时间、培训、工具或设备；
- 明确各方的责任，确保所有经理、主管和员工知道自己的责任；
- 对经理、主管和员工实行可追责的制度；
- 争取得到安全健康委员会对适当建议的支持；
- 为经历或目睹伤害及其他暴力事件的员工建立完善的医疗救助和心理咨询制度，确保制度的有效实施；
- 制定有关暴力事件的报告、记录和监测制度，不要惩罚出于好意而致疏忽的行为。

（2）现场分析：现场分析是指对工作场所进行按部就班的检查，发现容易发生暴力的现存或潜在的危险因素。评估工作应由包括高级管理人员、主管和员工的小组进行，还可以根据组织的大小和结构，邀请安保人员、职业安全健康专业人士、法律界人士和人力资源专家参与。现场分析结束后，应审核预防和控制的方法，以便进行培训。现场分析可每年进行一次，但每当发生事故或失误时就应立即进行。

（3）危险因素的预防与控制：现场分析后，雇主应采取适当步骤来预防已经识别的危险因素。在医疗卫生领域，以下步骤能确保预防和控制措施的有效性：

1）制订规程：消除危险因素的最佳办法是制订规程。但在医疗卫生环境制订规程有一定的难度，例如将病人转送到一个更加适当的照护环境时，倘若病人有暴力行为史，规程也许就不那么适当了。

2）实施控制：实施控制是在工作场所将危险因素清理干净，或在工作场所和危险因素之间设立屏障。实施控制的措施包括：①使用物理性屏障（如封闭或罩）或门锁来减少员工暴露于危险因素的机会；②金属检测器；③按钮；④更好的或额外的照明；⑤更方便的疏散通道。采用的措施应该因地制宜，如在医院安装闭路电视和防弹玻璃是适当的，但在社区诊所就不那么合适了。

不同医疗卫生场所和社会服务场所可以采取的措施：

a. 呼救系统：

- 在工作场所安装紧急状况发生时的呼救按钮或呼救系统，或为员工配备个人呼救设备；
- GPS 跟踪器；
- 手机；
- 定期检修和保养安全警报系统，经理和员工应该对系统的覆盖范围和局限性有足够认识。

b. 疏散通道：

- 只要有可能，每个房间都应该有两个出口；
- 为员工提供紧急情况下的安全房间；
- 家具放置位置不要堵塞疏散通道；
- 每一位员工都应该熟悉不同的出口和通道。

c. 金属探测器（手提的或固定的）：

- 在建立良好的服务氛围和设置探测装置之间保持应有的平衡；
- 金属探测器要定期检测保养，确保其有效性，防止武器被带入工作场所；
- 员工应接受适当培训，熟练使用检测设施和清除武器。

d. 监测系统：

- 在工作场所内外安装闭路电视监测系统；
- 安装凸面镜；
- 护士站的装修应保证护士有很好的视野；
- 在门和墙上安装玻璃，便于监测；
- 员工应该知道闭路电视的工作是否正常，是否有人在监测。

e. 屏障防护：

- 用防弹玻璃分隔接待区；
- 护士站要有足够深度；
- 员工咨询室和治疗室应能够反锁；
- 员工使用的洗手间应与病人和探访者使用的洗手间分开，要能反锁，用钥匙开关；
- 所有未使用的门都应上锁；
- 接待台和护士工作台都要有足够深度。

f. 病人 / 客户区域：

- 设立病人 / 客户的专用区域；
- 提供舒适的等候设施，舒缓等候人的紧张情绪；
- 等候区应有分隔，避免客户 / 探访人之间的不安情绪蔓延；

g. 家具、物料和保养：

- 确保家具和其他可能被用作武器的物品处于安全状态；
- 在门上安装缓慢开闭的门链，减少急速开闭造成的伤害；
- 确保壁柜和存放注射器的抽屉上锁；
- 确保边缘锐利的器具（如金属桌面框）有包裹，或使用替换品；
- 在某些地方更换用品或加添材料来降低噪音；
- 锐利表面都要光滑或有覆盖物；
- 缩短手柄、水龙头和其他突出的物品；
- 只要有可能，就应做好家具或其他物品被用作武器的防护；
- 确保运送医疗器械、药品和其他用品的设备上锁；
- 在营造良好的服务氛围和保证家具安全之间取得平衡。

h. 照明：

- 确保室内、室外、停车场和走廊的照明光亮高效；
- 确保室内室外都有适当的照明；
- 及时更换无效的灯泡。

i. 车辆：

- 确保车辆的正确保养；
- 只要有可能，在司机和病人之间应设置隔离屏障；
- 确定新病人、转介病人和客户的行为史，特别是过往的暴力行为；
- 必要时改变员工的上下班接送时间和安排不同的路线。

j. 单独工作的场所或安全的区域：

- 在相对公开的场所治疗和会见病人，但要注意保护病人的隐私；
- 确保不要单独对病人进行接触机体的检查；
- 叮嘱员工在电梯和楼梯上要加倍小心；
- 停车场在夜间要有安全的照明，确保视物清晰；
- 确保员工有通讯设备，或手机，或呼叫机；
- 制订紧急状态下的援助制度；
- 叮嘱员工在不熟悉的地区要加倍小心；
- 限制员工单独在急诊区域或随到随看的诊所工作，尤其是在夜间或没有助手的情况下；

- 制订在紧急疏散时的制度和程序。

k. 报告:

- 员工应向主管或经理报告所受到的伤害或威胁,以便采取必要的预防措施;
- 与当地警察、公共服务部门和安全部门建立联系,必要时向警察提供设施的详细信息。

l. 进入工作场所:

- 建立签到程序,发放访客通行证;
- 在医院强制执行探访时间的规定和程序;
- 限制有暴力史或帮派人士探访,向安保人士、护士和签到负责人员提供受限人名单;
- 确保员工以最佳状态进入场所;
- 确保员工以最佳状态工作。

m. 对暴力和高危行为的反应:

- 正确应对进攻性行为,遵守安保程序;
- 确保在任何时候都能联系到有资质的员工,特别是在高危时间,如转送病人,急诊,用餐时间和夜间;
- 确保能够联系到有资质的员工,必要时解除有进攻可能的病人;
- 指导员工按照公司程序,在伤害发生时向警察求助,并提供证词;
- 发生紧急状况时提供管理层面的支持,迅速对投诉作出反应;
- 做好相应的准备,应对客户的暴力行为、口头威胁或肢体进攻;
- 制订应急程序,确保员工知道如何求助。

n. 工作人员的制服:

- 为员工提供身份标记牌;
- 不要佩戴项链,以防可能的伤害;
- 不要佩戴贵重珠宝或携带大笔现金;
- 不要携带钥匙或有可能当做武器的物品;
- 戴帽子,以防头发被抓。

o. 设施和工作程序:

- 定期检查工作场所,确保没有工具遗留,以防病人不适当地使用;
- 定期检查工作场所,确保应锁的门上锁;
- 确保桌面和工作场所没有杂物,包括多余的笔、玻璃镜框等;
- 制订每天的工作流程,指定专人负责,有异常则及时报告;

- 制订清晰的家访工作计划,确保家访时有人在场,拒绝在有害状况下提供服务。

p. 转送程序:

- 制订安全的病人转送程序;
- 确保转送病人的员工有高效可靠的通讯工具,能够及时与总部联系。

暴力事件发生后的工作程序和服务: 发生暴力事件时,首先要做的事情是为伤者提供急救,采取必要措施防止其他人受伤。伤者应该立即得到免费治疗,必要时还应该提供心理评估。如果当地无法提供适当的救治,应该将伤者送到适当的医疗救治机构。

除了即时的伤害外,伤者还可能有各种各样的后遗症,包括短期和长期的心理伤害,如:

- 害怕回到工作场所;
- 与同事和家人的关系发生变化;
- 觉得无助、丧失竞争能力、有犯罪感;
- 害怕被上司批评。

为这些伤者提供跟进服务,不但可以帮助他们解决现有问题,还有助于他们正确面对和预防将来的暴力行为。跟进服务人员应该是有资质的心理专家、临床护理专家或社会工作者。

3)调查分析:采取了上述必要措施后,调查工作应立即进行。调查的基本步骤如下:

a. 按章提交报告:事件发生后,首先要决定向谁报告,包括机构内的人和机构外的人(主管机构)。要明白:哪一种类型的事件必须报告,报告包括哪些内容。如果事件涉及有害物件,可能还要提交额外的报告。

b. 调查涉及人员:最接近暴力事件场所的雇员可能最了解事件的原因和解决办法。

c. 鉴别肇因:鉴别事件肇因时,不要停留在"工人错误"或"未曾预料到"的地步,要询问病人或客户"为何"采取暴力行动、工作人员"为何"做出某种方式的反应等等。

d. 收集和分析其他信息:根据事件的性质,报告还应该检查有关的培训、维护、检查、审核的记录,以及过去的暴力事件报告。

e. 调查新近的错漏:除了调查导致伤亡或疾病的事件外,对新近的错漏(有可能导致伤亡和疾病的情况)也应立即进行调查。

(4)安全及健康培训:培训能够提高全体员工的总体安全健康意识;向员工提供识别工作场所安全危害因子的工具;在潜在问题发生之前加以解决,

最终减少事件的发生。

1）培训全体员工：培训计划应该包括全体工作人员，包括合同工、主管和经理。有可能面临危险因素的员工应接受正规指导，知道与工作和设施有关的特殊和潜在的危险。培训应包括伤害类型、设施问题的识别、危险因素的控制方法。

每一位员工都该理解"预防暴力事件的普适措施"，也就是说，暴力事件是可以预料的，可以通过预防措施避免的。

此外，员工还应知道，对文化和尊严的重视及相互协作，能够有效预防暴力事件。所有员工都应在明确岗位责任前了解工作状况；每年都要接受培训，在高危场所工作的员工要反复培训，也许每月或每季。造访人员，如进修医生，也要接受同样的培训。

2）培训题目：包括伤害行为管理、专业／警察反应、预防和避免伤害的个人注意事项。根据危险的严重程度，培训计划应有所不同。

培训应涉及内容：

- 工作场所暴力预防政策；
- 引起或导致攻击的风险因素；
- 对待有确切证据的，行为发生改变的病人和客户的政策和程序；
- 安全设备（如报警系统）的位置和操作程序，以及所需的维护保养；
- 早期识别过激的行为或信号；
- 识别、防止或减弱攻击行为的方法；
- 除了病人和客户外，如何面对其他施暴人，如亲友及访客；
- 正确使用安全房和安全区；
- 建立一套标准的针对暴力行为的计划，包括援助、报警和通信；
- 正确的自我保护程序；
- 先进的行为控制方法，何时和如何正确用以制约施暴人；
- 保护自己和身边的同事的方法；
- 写报告和做记录的政策及程序；
- 提供多元文化、多种类的信息，以提高员工在种族和民族问题上的灵敏度；
- 遭受暴力事件或受伤后提供医疗护理、心理辅导、劳工赔偿或法律援助的政策和程序。

（5）记录保存和计划评估：

1）记录保存：记录保存的内容包括损伤、疾病、事故、攻击、危险、纠正措施等。

2）计划评估：评估程序包括以下内容：

- 建立一个统一的暴力事件报告系统，定期审查报告；
- 分析暴力事件带来的疾病、受伤或死亡的趋势和比例；
- 权衡工作场所暴力事件的严重性和频率；
- 评估最新的管理和实践是否起效；
- 比较工作场所的安全措施新系统实施前后的工作安全性；
- 与卫生保健和社会服务领域的防暴力新政策保持同步；
- 定期调查员工学习对抗暴力现象的进展；
- 按照 OSHA 和国家要求记录和报告死亡、伤害和疾病情况；
- 要求执法机关或外部顾问定期检查工作场地提出建议以提高员工安全。

总结：

在提供安全健康的工作场所这一问题上，OSHA 特别强调计划管理的重要性。有效的安全健康计划能提高士气和工作效率，降低工人的薪酬成本。

OSHA 的暴力预防指南是工作场所的安全和健康计划中的一个重要组成部分。OSHA 相信，这些定向的指导方针为雇主维持安全健康的工作环境提供了一种具有灵活可调性的方法。

修 身 初 试

中国知识分子多以"修身齐家治国平天下"自勉。

"治国",无此野心,"平天下"不敢妄言。

"修身齐家",应可做到,也该如此。

只求"修身",企望"齐家"。

因无客观标准,故只妄言"初试"。

修　身

　　小时候曾受"修身、齐家、治国、平天下"的教诲，按字面去想，按理解去做。进入民营口腔的圈子后，离开了原先已经习惯了的轨道，似乎没了教学科研的负荷，只剩临床医疗，但样样件件多是新的，压力并不见轻。经历见闻联想起"修身、齐家、治国、平天下"的训诫，闲时寻源探竟，有了一些新的想法、新的体会、新的感受。

出处

　　查书知，"修身齐家治国平天下"出自《大学》，此乃儒家经典《四书》之一，专讲做人做事的根本道理。

　　《礼记·大学》有言："古之欲明明德于天下者，先治其国；欲治其国者，先齐其家；欲齐其家者，先修其身；欲修其身者，先正其心；欲正其心者，先诚其意；欲诚其意者，先致其知，致知在格物。物格而后知至，知至而后意诚，意诚而后心正，心正而后身修，身修而后家齐，家齐而后国治，国治而后天下平。"

　　用现代汉语解释，其意是：古代那些要想在天下弘扬光明正大品德的人，先要治理好自己的国家；要想治理好自己的国家，先要管理好自己的家庭和家族；要想管理好自己的家庭和家族，先要修养自身的品性；要想修养自身的品性，先要端正自己的思想；要想端正自己的思想，先要使自己的意念真诚；要想使自己的意念真诚，先要使自己获得知识，获得知识的途径在于认知研究万事万物。通过对万事万物的认识研究，才能获得知识；获得知识后，意念才能真诚；意念真诚后，心思才能端正；心思端正后，才能修养品性；品性修养后，才能管理好家庭家族；家庭家族管理好了，才能治理好国家；治理好国家后天下才能太平。

　　简单说，"修身"就是完善自己，行为有规范；"齐家"就是整治家庭，父子有亲，长幼有序；"治国"就是治理国家，政令畅通，安定和谐；"平天下"就是平抚天下，丰衣足食、安居乐业。

　　这几件事情，是儒家尊崇的信条，每个人的生命过程都无法逃遁：以自我完善为基础，通过管理家庭，直到治理国家平定天下。它们高度相关，以修身为本，层层递进；它们有着很强的逻辑，修身是前提，有了好的开头，才会有好的结尾，少了修身，后面的都做不好。但是，各人所经路径，不尽相同，"治国平天下"者毕竟寥寥，"修身齐家"却是人生必经，正如《大学》言"自天子以至于庶人，壹是皆以修身为本"。

　　经营和管理口腔诊所，脱离了原先熟悉的环境，繁忙事务，无法避闪。没了己经习惯的依赖,"修齐治平"更为迫切,更显突出,更加现实,更具新意。

修身

"修",就是"修炼"。人有身,是做事的本;因要做事,所以要"修身"。

所谓"修身",指的是自身道德问题。犹如赞誉医德高尚的者,常用"德高望重"四字,这与表彰医术高超的"妙手回春"不一样,虽然它们相关相连。

中国是非常讲究伦理道德的国家。一个人的自身修养,对人生道路起着重要作用。父母教子女怎样做人,怎样处事,要以善待人,要以德服人。要做到以德服人,先要以德修己。孔子讲"性相近也,习相远也",这个相近之性就是仁。

"修"是"修炼",又不止"修炼",其意深长。修的含义就是不断地发扬光大这个"仁"。古人讲的"身",是整全的,还包括心。

"修身",就是走自己应当的路,做自己应当做的事,承担自己应当承担的责任。因为人是生活在人伦关系中的,不是孤立的,所以要修身。"修身"一词,充分表达了先人对"人"的深刻理解。

关于"修身",首先要讲的是自觉。虽然人的自觉程度不等,但只要自觉,就可以达到修身之目的,正如孔子所言,"我欲仁,斯仁至矣。"也就是说,假如想做堂堂正正的人,想正己之性,正己之命,就要自觉,由自觉起步,"君子求诸己,小人求诸人。"

讲到"修身",接着要强调的是内省。人孰能无过?做事,可能有成,可能有失。不管是成功还是失败,都应通过内省,做到"不贰过",即不在上一次跌倒的地方跌倒,不在上一次犯错误的地方犯错误,如孔子赞美颜子:"不迁怒、不贰过。"君子与小人之区别,就在于能不能反思,能不能内省。

"修身"的第三个要点是"克己复礼"。"克己"是自我约束,"礼"呢?曾子在《泰伯篇》中有一句话:"君子所贵乎道者三:动容貌,斯远暴慢矣;正颜色,斯近信矣;出辞气,斯远鄙倍矣。"也就是说,待人接物时做到动容貌、正颜色、出辞气。颜渊问仁,子曰:"克己复礼为仁。一日克己复礼,天下归仁焉。"接着,孔子对"克己复礼"做了明晰的解释:"非礼勿视,非礼勿听,非礼勿言,非礼勿动。"

"修身"最后一个要点就是学,就是通过学来提升自己,所以《论语》的开篇就是"学而时习之,不亦说乎?"学,不仅能够认识世界,更重要的是认识自己,知道自己的长处和不足,加以改进,不断进步,享受喜悦。之所以"不亦说乎",就是因为有修身之乐。

修身,固然要读书学习,但绝不能只是闭门读书,最要紧的是"行"。儒家的修身是在事中修,在事上磨炼。离开了事,离开了行,就没有修身可言。

《论语》说，"勿意、勿必，勿固，勿我。"意思是说，凡事不能主观臆断，凡事不能强求，凡事不能固执，凡事不能以自我为中心。西人也有言："Don't rush，don't push，don't wish"。胡适先生曾建议在中国有古训"威武不能屈，富贵不能淫，贫贱不能移"后再加上"时髦不能跟"。类似的先人教诲和智者警句很多，都是"行"的指南，需要不断学习，温故知新。

经营管理诊所的最大特点是自主，要独自面对许多从未遇到过的事情，要独自解决从未处理过的问题。虽有一些组织可靠，有一些规则可循，但与体制内的处境，完全"不可同日而语"。在这种情况下，"修身"的作用之重，功效之显，恐不是局外人所能感受。

风度

既然"修身"中的"身"还包括心，为何不讲"心"而讲"身"？因为每个人都有肉身，虽然心是主宰，但看不见，要借容貌、衣冠、言行来外发，从而构成完整的"身"。

正因为如此，人们常用"风度"一词来表达"修身"水平之高低。用通俗的话说，风度就是仪态，是自信、魅力和沟通技巧的神奇组合。风度可有多种表现形式，狂狷之气应列其中之一。梁漱溟曾说："狂者，志气宏大，豪放，不顾外面；狷者，狷介，有所不为，对里面很认真。"他在1924年与印度著名诗人泰戈尔谈到自己对儒学的理解时还说："狂狷虽偏，偏虽不好，然而真的就好。"一个人年轻时心高气盛，愤世嫉俗，甚至到中年还血气方刚，桀骜不驯，并不是罕见的事。但如果到老年依然秉性不改，甚至比年轻时表现得还有些过之无不及，这就很令人啧啧称奇了。当然，假如狂狷之气并非源自私利私欲，则有充足理由对此表示崇高敬意。

英文里与"风度"相近的单词是"presence"。纽约市智库人才创新中心（Center for Talent Innovation）总裁休利特（Sylvia Ann Hewlett）曾撰书《高管风度：优点与成功之间缺失的环节》（*Executive Presence*：*The Missing Link Between Merit and Success*），把风度归结为三个元素：举止、言谈和外表。举止端庄的背后是自信，处事从容果断，进退有序，该断当断，压力之下不慌不乱，"泰山崩之前而面不改色"。言谈简明是沟通的关键，更善于借助肢体语言和眼神交流，有效表达自己的观点。休利特的研究结果还显示，外表是世人测试风度的过滤器，穿着整洁得体就能顺利通过这个测试，让举止言谈在人际沟通中发挥更重要的推动作用。

在一家非营利机构担任发展总监的詹姆斯（Jessica James）的表达更为直接，他说，风度不仅仅是在经过周末的充分休息后展现出来的精神抖擞，更重要的是体现在拥挤的地铁里、在丢失了贵重物品时、在饭店用餐时，如何面对如何反应如何表现。

"风度"讲究的是把自己在社会中的位置摆正,"高风亮节"四字道出了追求的真谛。要达到这样的标准,必须处理好人际关系,这也是我国文化传统中的亮点。孔子说过一句话:"不逆诈,不亿不信,抑亦先觉者,是贤也。"跟人打交道,不要假设别人会欺诈我,也不要假设别人会对我不守信。如果这样假设,就是自我降格了;同时,也必须有明辨是非的敏锐,及时觉察别人的诈,或不守信,采取适当措施。

孔子还在《论语·阳货篇》中说:"能行五者于天下,为仁矣。"所谓"五者",就是"恭、宽、信、敏、惠"这些基本美德。"恭则不侮",待人恭,别人的就不会侮辱你;"宽则得众",待人宽,你就可以得到众人的拥戴;"信则人任焉",对别人守信,别人就会信任你,愿意为你所用;"敏则有功",自己勤勉,就可以有工作上的成就;"惠则足以使人",愿意和大家分享好处,就可以指挥别人,别人也愿意听你指挥。也就是说,做到"恭宽信敏惠",就能找到合作伙伴,找到愿意为我工作的人,找到愿意与我合作的人。总之,可以与创建一个事业所需要的各种各样的人建立起良好的、相互信赖的关系,为这个事业打下良好的基础。

齐家

说"修身",势必会讲到"齐家"。"修身"修的是自己,"治国平天下"是千百万人的事情,两者之间有"齐家"这个过渡环节。每个人都有一个家,"国"是由千千万万个家组成的,"天下"的基本单位也是家。"修身"是每个人的必修,"齐家"是每个人的必行。

"齐家"中的"齐",有"摆齐"、"排齐"之意。"齐家"是指家人间长幼有序,各尽其责,相亲相敬,相爱相瑟,互相帮助,共同成长。

孔子在《孝经》中一开头就讲"身体发肤,受之父母,不敢毁伤",此为"孝之始也";继而又说,"立身行道,扬名于父母,孝之终也。"承受父母之体,所以要戒慎恐惧,不得毁伤;但是人早晚会死,所以要立德、立功、立言,扬名后世,"以显父母","光宗耀祖"。

在中国人看来,家是中国人修行的场所,家是中国的神庙。人都是在家中学会与其他人相处,学会公共生活之道的。所以人们常说,家一个小社会。中国人所理解的"家",是个大"家",一方面是与亲属之间有非常复杂而紧密的联系,另一方面是与祖先和后代也有着极其复杂而紧密的联系。从这个意义出发,中国人的家是一个在空间和时间这两个维度上都较大较长延伸的组织。

俗话说"家和万事兴"。哈佛大学心理学教授艾瑞克森是这样描述人生的:一段丰富的人生,必须在事业、健康和家庭三方面达到均衡,为追求其中一项而牺牲另外两项,都将导致晚年遗憾。在美国公众心目中享有盛誉,被视为家庭模范的前总统约瑟夫·肯尼迪（Joseph Kennedy, 1888—1969）也曾讲：要衡量一个人的成就，不能看他赚多少钱，而要看他所建立的家庭。

诊所的经营管理者要耗费大量的时间和精力，要承受难以想象的压力，倘若没有一个幸福和睦的家庭在背后支撑，实在是无法设想的，"齐家"之重要，不言而喻。

人格魅力

诊所之优劣，与经营者分不开。临床技能之高低，常常是非专业人员所能准确判断的，但经营者的道德水准，可说是每个人"心中都有一杆秤"。

人们有时用"君子"和"小人"来评判一个人的道德，其实是误解。《论语》中所讲的君子小人，大多数情况下不是道德意义上的，而是社会结构上的。简单地说，君子就是在社会中自主自立，甚至扮演领导角色的人，小人就是普通庶民。之所以被称为"君子"，是因为打出了一片天地，创造出了一番事业。

近年来，"贵族精神"四个字不时出现在文章书刊，用以提倡道德品格。英文 noble 除指"贵族"外，还有"高尚"、"卓越"等含义。"贵族精神"从不同平民的精神对立，更不意味着养尊处优。它贵的是精神，不是财富，富者不一定贵，贫者不一定贱。张爱玲曾说，上海公寓里的电梯工一定要衣冠楚楚，领带打得整整齐齐，才会出来给顾客开电梯，这就体现了贵族精神。人是没有高低贵贱之分的，所谓贵族，不过一种独立的人格风范，一种为人处世的原则。

所谓"贵族精神"，指的是教养，是责任。传说，法国大革命时期，路易十六的妻子被推上断头台时，不小心踩到刽子手的脚，还马上向对方道歉说："对不起，您知道，我不是故意的。"1912 年 4 月 14 日，泰坦尼克号邮轮遇难。大船沉没时，船上的小乐队在甲板上一丝不苟地演奏，安抚众人，奏毕，大家相互握手，互道珍重，首席乐手说："今天晚上，能和大家一起合作，是我终身的荣幸。"这就是教养。船上 50 多位高级职员，除指挥营救的二副莱特勒幸存外，全部在自己的岗位上殉职，船长在最后一刻从容走进船长室，和船共存亡。这就是担当。学者们总结：贵族精神的内涵，一是对人类生命的普遍尊重；二是扶弱锄强的悲悯情怀与大丈夫敢作敢为的担当；三是重然诺讲信用、虽百死尤未悔的豪气；四是骨子里的自尊自爱，在珍惜荣誉情感的驱使下，展示生命的雍容、优雅与高贵。

有些学者把贵族精神总结为三大原则：第一是自尊。所谓自尊，就是保持人格的尊严，在为人处事上不媚、不乞、不娇、不怜。为了保持自己的人格尊严，贵族坚决摒弃"好死不如赖活着"的人生哲学。第二是互信。所谓互信，是相信对方和自己一样，也是一个自尊自爱的人。贵族不会干"当面说好话，背后下毒手"的事情，"明枪易躲，暗箭难防"的事情对他们来说是不可思议的。第三是低调。所谓低调，是出身显赫却不事张扬，学识渊博却为人谦卑。贵族从不夸耀自己的学识才华，从不炫耀自己的家族亲属。

贵族精神的养成，靠的是几近"自虐"的锻炼。在世界著名的贵族学校英国伊顿公学，学生睡的是硬板床，吃的是粗茶淡饭，每天接受艰苦严格的训练，培育合作意识和自律精神。洛克菲勒家族慷慨向社会捐赠，但家族规定：孩子上学时自己烫衣裤，自己缝纽扣，不抽烟，不喝酒，不随便到剧院去看电影，每一笔开支都记在小本子上。所以，人们常说"一代可成就富豪，三代才造就贵族"。

"民国范儿"也被一些人用以抒发情怀，褒奖优秀的道德行为。北京人说"范儿"意思是说做人做事有模有样，挺像那么一回事的，换成书面语言指的是有气派。"民国范儿"就是民国文人的典范，被提炼总结为"纯真"、"德性"、"趣味"和"尊严"。

那么多用词，可见"道德品质"的内涵之丰富多彩。但是，笔者倒是更加偏爱"人格魅力"这四个字。周恩来总理逝世后，宋庆龄给予高度评价："他将被历史学家公认为中国这个最重要的国度里最具伟大人格魅力的人。""人格"是人的性格、气质、能力等特征的总和，它大于狭义的个人的道德品质，它不是抽象而是具体的，人格精神会化成人格的力量。对诊所的经营者来说，为人处世的基本点就是要具备人格魅力。

有的时候，人们会混淆"个人魅力"和"人格魅力"的界线。前者侧重的是外表，后者的重点则是内涵；前者多可通过培训练习而获得，后者必须经过努力学习和刻苦磨炼才有长进。苹果（Apple）首席执行官的史蒂夫•乔布斯（Steve Jobs）在1984年发布麦金塔电脑（Macintosh）时躲在讲台后面照稿朗读，还不时低头看自己的双脚。1996年，他已能够在舞台上来回走动，流利地演讲，虽然姿势依然僵硬。到了2000年，当乔布斯宣布重新担任苹果首席执行官时，他已成了一名表演者，眼神交流非常出色，手势经过了精心策划，使用了与专业魔术师相同的技术。洛桑大学（University of Lausanne）组织行为学教授约翰•安东纳基斯（John Antonakis）领导的研究团队发现，经过个人魅力培训的人会变得"更具影响力、更值得信赖、更具备领袖气质"。奥利维娅•福克斯•卡班（Olivia Fox Cabane）以为首席执行官们开授个人魅力课程而著称，她在自己的新作《魅力的神话》（*The Charisma Myth*）一书中极力鼓吹这样的观点："个人魅力"是存在感、影响力与激情的结合，是可以习得的。但是，专家们也强调，这种培训的关键是要找到一种适合被培训者本人个性的风格，否则就会变得越来越不真实。

把"修身"和"齐家"做好了，就会有优秀的性格、雅致的气质、典范的行为、出众的能力，大家都是谦谦君子，彬彬有礼、谈吐文雅、举止得体、风度翩翩，都热情、友爱、善良，那就不愧有权力和义务的主体资格，就具备了强大的吸引人的力量，诊所当然就会兴旺发达。

马克思在《路易·波拿巴的雾月十八日》里讲到：每个人都在既定的、从前人承袭的条件下创造自己的历史。也就是说，每个人都在某一历史进程中发挥着自己的作用，也承担着自己的道德责任。哲人所言，警世骇俗，经营好诊所，也就是对"治国""平天下"做出我们的应有贡献了。

读　书

读书，自古以来受到世界各国各民族的一致推崇和赞许。"开卷有益"四个字概括了读书之作用，称其"放之四海而皆准"也不为过。读书之目的是在迥然不同的信息源之间建立联系的能力，这比熟知任何具体信息源更加重要。20 年后，我们现有的知识或许已经过时，但细心观察和批判性思考的能力，将同今天一样有用。

中华民族历来就是特别喜欢读书的民族。我们有"日月两轮天地眼，诗书万卷圣贤心"的古训，有"书中自有黄金屋，书中自有颜如玉"的诱导，有"悬梁刺股"的榜样，有"凿壁偷光"的赞许，有"囊萤映雪"的引导……孔子在《论语》中还讲到读书的要义：博学之，审问之，慎思之，明辩（辨）之，笃行之。还说：毋意，毋必，毋固，毋我。

胡耀邦爱读书是众所周知的，非常有名的。因读书而获益匪浅的胡耀邦，曾大力倡导读书之风，要求"每个干部要读两亿字的书"。

香港中文大学原校长金耀基先生说过，学生在大学应该学四种东西：一是学怎样读书，learn to learn；二是学怎样做事，learn to do；三是学怎样与人相处，learn to together；最后是学怎样做人，learn to be。香港科技大学丁学良教授也说过读书的六种目的：第一，出于学习一种知识；第二，为了学习一种技能；第三，为好奇心而读书；第四，出于一种感情的、情感的、情绪的驱动而读书；第五，为了寻求意义；第六，为了生活。

古罗马的著名政治家、演说家、雄辩家、法学家和哲学家马库斯·图留斯·西塞罗（Marcus Tullius Cicero，前 106 年—前 43 年）曾说过："没有书籍的屋子如同没有灵魂的肉体。"著名美国作家马克·吐温（Mark Twain，1835—1910）有一名言：识字而不读书的人，比起文盲，其实没有占到多少便宜（The man who doesn't read has no advantage over the man who can't）。

清华大学提供诸多奖学金，由钱钟书、杨绛伉俪把自己高达 800 多万元的

稿酬和版税悉数捐出而成立的"好（hào）读书基金会"格外引人瞩目。被誉为
"集品格、学识、情感、境界于一身"的钱钟书先生虽然天分甚高，但仍好学不
倦，不论身处什么环境都手不释卷。勤奋，也是品格。钱杨二位就是"博览众
书"的勤奋楷模，据说钱先生当年就读清华时已经读遍了图书馆的所有藏书。
他们不但"以身作则"，读书缀文，终生不息；而且还"以师作友"，教导提携，诲
人不已。

读书之必要

我深信不疑，要做一个好医生，要做一个好的诊所管理者，一定要"好
（hào）读书"，一定要"读好书"。

我们是医务人员，诊治病人是我们崇高而光荣的天职，不能有任何借口
怠慢病人，这就需要有扎实的医学知识和娴熟的临床技能。我们又是诊所管
理者，把诊所经营好，是我们应负的重任，不能找任何理由推卸，这就需要有
基本的经济知识和必要的管理技能。面临这两个严峻的挑战，唯有认真读书。

对广大医务人员来说，读专业书，无不自觉，无须赘言；读经营管理的书，
读人文修养的书，不经意间就会轻怠，伸张鼓励似非"多此一举"。协和医院
妇产科主任郎景和院士告诉他们科室的医务人员，每周必须读一本本专业以
外的书，为的是扩大知识面。他说："我们的医生应该学会和人打交道，我们
不能只会和疾病打交道。"美国著名法官汉德就曾告诫人们说，如果一个学法
律的人，从事法律学习，最后只是读法律，就法律论法律，这样的人就会是法
律的敌人。

回首过去的二十多年，私立牙科诊所日益发展壮大，蔚为壮观。时至今
日，在素以专业知识和临床技能为重的口腔医疗行业，诊所经营管理的重要
性也得到了前所未有的重视。

这种观念上的转变，并非我们这个行业所独有，连大名鼎鼎的诺贝尔奖
也走过一段让人唏嘘不已的路。诺贝尔奖是在 1901 年设立的，但"诺贝尔经
济学奖"（The Nobel Economics Prize）却迟至 1968 年才正式列入名册。经济
学作为一门科学，才二百多年历史，不像其他自然科学有那么长的历史，是
个相对较不成熟的学科。就物理学和数学这样的自然科学而言，世界各国教
科书的内容叙述和章节安排都差不多，比较定势。但经济学科就大不一样，
经济学大家大师都在著书立说，写了二百多年，还在写，还在变，不但新原理
新学说层出不穷，内容陈述也驳杂变幻。美国著名经济学家萨缪尔森（Paul
Anthony Samuelson, 1915—2009）的经典名著《经济学》（*Economy*）在他去世前
已经出了 19 版，后人至今还在删改修订。

1980 年代前，西方经济学家们虽然反对计划经济，但也都相信，市场那

"看不见的手"是可以被纳入凯恩斯主义框架的，被精确调控的市场经济是可以被设计出来的。1997年的诺贝尔经济学奖还授给了提出为金融衍生工具定价的数学模型的二位美国经济学家。到了2002年，经济学界仍将诺贝尔奖给了二位"将来自心理研究领域的综合洞察力应用在了经济学当中，尤其是在不确定情况下的人为判断和决策方面做出了突出贡献"的心理学及数学家。可见，对包括经济学在内的人类社会发展的"规律"，人们企望发现与驾驭之心仍然未灭。2008年，源自美国的世界性金融危机突然爆发，引发世界经济发生一场巨大震动，导致很多发达国家的经济发展骤然停滞。对此危机，居然全世界都没有一个重要的经济学家做出过正确的预测！这时，人们不得不承认，试图准确发现、并利用所谓的经济规律，还有很长的路要走。

经济学，实质上是一门实实在在的科学，它的理论全来自于现实，同时又服务于现实。它与自然科学的最大不同在于不能通过大量实验来证明其理论的真伪，它靠的是其内在的逻辑分析。难怪经济学鼻祖凯恩斯（John Maynard Keynes，1883－1946）会说出这样一句把牙科医生的工作奉为圭臬的俏皮话："如果经济学家们能够做出努力，就像牙医那样，做个既谦虚又有能力的人，使得社会把他们看成是平凡而又胜任其职的人，那就再好不过了！"

但是，世人皆知，经济学对人类社会的影响，却是无处不在，无时不有。法国启蒙时代的思想家孟德斯鸠（Charles de Secondat, Baron de Montesquieu，1689－1755）早就在《论法的精神》（De l'esprit des lois）中指出："商业能够治疗破坏性的偏见，哪里有善良的风俗，哪里就有商业；哪里有商业，哪里就有善良的风俗，这几乎是一条普遍的规律"。美国乔治•梅森大学（The George Mason University）的詹姆斯•布坎南（James Mcgill Buchanan，1919－2013）是第一位诺贝尔经济学奖得主，他的主要贡献就是揭示了决策与经济学的关系，即"任何重大决策的背后都有经济契约的影子"。1992年的诺贝尔经济学奖得主是加里•贝克尔（Gary Becker，1930－2014），他用经济学方法研究了其他领域的问题，指出各种各样的规则、制度、习俗、道德无不受经济规律主宰，哪里有需求，哪里就有取舍，就适用于经济规律，就是经济学研究的地盘。时代不断发展进步，经济学的作用日益彰显，它能够帮助我们理解社会形成与维系的基本逻辑，呈现社会运作的整体画卷。所以，著名美国经济学家路德维希•米塞斯（Ludwig Mises，1881－1973）就大声疾呼：学习经济学是一项基本的公民责任。连英国前首相撒切尔夫人（Margaret Hilda Thatcher，1925－2013）也有感而发："经济学太重要了，不能仅仅把它留给经济学家去研究。"

在经济学中，管理学占据着重要的地位。被学界公认为"管理学之父"的美国经济学家彼得•德鲁克（Peter Drucker，1909－2005）在其1989年出版的

《管理新现实》(*The New Realities*)一书中就把管理学称为"通识学科"。他认为，在各种人类事业中都不可或缺，且得到普遍运用的管理学，已不再仅仅具备商业功能，而是已经具备了社会功能。他把过去 200 年的组织创新总结为三次革命：第一次是工业革命(Industrial Revolution)，核心是机器取代了体力，技术超越了技能；第二次是生产力革命(Productivity Revolution)，大致从 1880 年到第二次世界大战，核心是以泰勒制为代表的科学管理的普及，工作被知识化，强调的是标准化，可度量等概念；第三次是管理革命(Management Revolution)，知识成为超越资本和劳动力的最重要的生产要素。

医疗卫生事业是人类社会活动的一个不可或缺的组成部分，它与经济学的关系也越来越受到重视。哈佛商学院(Harvard Business School)教授雷吉娜·赫茨林格(Regina Herzlinger)说过："医生需要掌握企业家的技能，需要知道如何创新，如何以具有成本效益的方式对某些方面进行改进。"欧洲工商管理学院负责医疗卫生管理计划的主管史蒂夫·奇克(Steve Chick)也说："医疗卫生系统不仅仅是治疗病人而已，医疗协调也非常关键。"专注于医疗卫生行业的高管猎头公司 Witt/Kieffer 的执行合伙人安德鲁·查斯顿(Andrew Chastain)更指出，美国医疗卫生行业的整合与改革，对懂运营、财务、供应链管理、IT 等方面的管理人才的需求比任何时候都迫切，这就是越来越多的医疗卫生专业人士加读医疗卫生方向的 MBA 的原因。

为了适应这种变化，欧美许多大学的商学院纷纷开设了与医疗卫生行业有关的课程：欧洲工商管理学院开设了面向执业医生的高管课程；美国杜克大学(Duke University)福库商学院(Fuqua Business School)开设了医疗行业管理 MBA 课程；哈佛商学院开设了一门专门迎合生物科技、医药保险和公共卫生等领域学生需要的 MBA 课程；印第安纳大学(Indiana University)凯莱商学院(Kelley School of Business)则开设了面向有望走上领导岗位的执业医师的两年制医学商业 MBA 课程。

从某种意义上来讲，牙科诊所其实是一种微型企业，它当然是一个医疗服务机构，但也面临着商业社会中的生存发展等问题。它具有结构小型，产权独立，布局分散，经营自主等特点，所以既有非常显著的医学专业特性，同时又有企业管理普遍存在的问题。

在古希腊时代，经济学是道德哲学的一部分。现代经济学之父亚当·斯密(Adam Smith，1723—1790)在撰写《国富论》【全名是《国民财富的性质和原因的研究》(*An Inquiry into the Nature and Causes of the Wealth of Nations*)】之前出版的另一名著就是《道德情操论》(*The Theory of Moral Sentiments*)，他本人的正职还是格拉斯哥大学(University of Glasgow)的伦理学教授。由此看来，一个牙科诊所的管理者除了应该精通口腔医学专业知识外，还应该具备诊所经营管理的思维方式和处理能力，更需要有丰厚扎实的人文情操和道德伦理。

本来，牙科诊所管理者所承受的专业压力之大，已非外人所能想象，要求他们全面系统地学习经营管理和人文道德，简直就实在是一个"可望而不可即"的奢想了。面对现实，读书自学就自然而然地成了唯一选择的必经之路了。

事实证明，除了阅读专业书籍外，社会、科学、历史、人文及心理等方面的书籍绝对是助益无穷。例如，与病人沟通时陷于"无话可说"的尴尬境况，完全可以通过扩大阅读范围，增长多方知识，深入了解病人心理，提高语言表达能力加以改善。现今已有不少诊所在候诊区增添非医学知识的书籍，在员工活动区提供非医学专业的书刊，甚至开展读书讨论活动，收到显著效果。

读书的榜样

说到读书，原来我们这个世界还有一个节日叫做"世界读书日"（World Book and Copyright Day）。据说，此节源于西班牙加泰罗尼亚地区的"圣乔治节"，女士们会按照传统，在每年的 4 月 23 日送一本书给丈夫或男友。

诚然，中国的教师为了学生读书不可谓不用尽心力，中国的家长为了孩子读书不可谓不殚精竭虑。但是，除了中华民族，世界上还有许多民族和国家也非常热爱读书。看看他们的读书习惯和方式方法，必定有一些值得我们学习和借鉴的地方。

以享有"读书的民族"之美誉的犹太民族为例，报道称犹太人每年人均读书 64 本，他们把读书作为传承教育、传统、知识的手段。在犹太人每周一天的宗教节日"安息日"里，所有商业和娱乐活动都要停止，商店、餐厅、娱乐场所大都关门停业，公共汽车也停运，就连航空公司的班机都要停飞，人们都在家中"安息"祈祷、静默反思，严禁走亲访友、外出旅游和参加其他社会活动。唯独有一件事是特许的，那就是全国所有的书店都可以开门营业。这一天，大大小小的书店都敞开大门，人头涌涌，络绎不绝，捧书默读，蔚为奇观。

中国有句古话说："天不生仲尼（孔子），万古如长夜。"在西方文化史上，如果没有犹太民族在思想、科技、文学、哲学、艺术、财经、法律、医学、音乐、娱乐、政治和传媒等领域所做出的不朽贡献，则人类文化必然沦于"万古如长夜"的地步。正是靠着读书，以色列人在恶劣的自然环境里，把沙漠改造成了片片绿洲，生产的粮食不但自己吃不完，还源源不断地出口到其他国家。正是靠着读书，以色列国在短短的几十年里，把各行各业都发展得红红火火，整个国民经济取得骄人的成果，跻身于世界先进国家行列。正是靠着读书，犹太民族涌现出了济济人才，虽然只占世界人口 0.2%，却获得了超过 29% 的诺贝尔奖，让世界为之瞩目。

德国，被有些人认为是一个"极度无聊的国家"，一年到头也很难见到满大街欢歌狂舞的人，大部分餐厅酒楼都在晚上 10 点钟就打烊歇业了，他们自嘲："我们无聊得只能看书了"。德国著名的思想家，小说家，剧作家，诗人，自然科学家歌德（Johann Wolfgang Von Goethe，1749—1832）曾说过：读好书就是同高尚的人谈话。正是有了这样一种全民读书的文化，国家的民富国强就不难理解了。下面的调查数据足以佐证：

- 有 91% 的德国人在过去一年中至少读过一本书，其中 23% 的人年阅读量在 9～18 本之间；25% 的人年阅读量超过 18 本，大致相当于每 3 周读完一本书。书也成为了朋友之间最受欢迎的礼品。
- 70% 的德国人说自己的业余爱好是"读书"，超过 50% 的人会定期买书，近 1/3 的人每天读书。
- 德国每个家庭平均藏书近 300 册，书架上的书绝非摆设，都是家庭成员读过的。

在德国，随处可见读书人，地铁列车、公园草坪、车站机场、咖啡酒吧，甚至医院候诊室内，捧书埋头阅读的人比比皆是。似乎每个人的背包里都有一两本书，只要一有时间，他们就拿出来读读。他们更愿意阅读有价值的，即便是长篇大论的文章，而不是阅读那些无用的八卦新闻。

德国的父母送给孩子的第一份礼物往往是图文并茂的书，每天睡前都会和孩子一起读书。德国的小学生每天下午 2 点钟放学后就会到图书馆参加各种朗读活动；中学老师会给学生布置需要大量阅读相关书籍才能完成的主题作业。

在德国，到处都可见到书店，书店不但售书，还经常会举办读书会或朗诵会，提倡阅读，鼓励讨论。最具特色的是分布在社区里的"公益免费借书亭"，居民可以在这里借阅图书，也可以把看过的图书放进来与他人分享。歌德曾说："遍布各地的图书馆、博物馆和剧院，作为支持和促进民族文化教养提高的力量，是绝不应被忽视的。"

再来看看日本。在日本，4 月 23 日的"世界读书日"也是"儿童读书日"。日本人爱读书，不管是大人、小孩还是老人，不管是在地铁、电车，还是在书店里，到处都是手捧书刊，静静阅读的人。日本著名作家斋藤孝著有一书，名为《读书力》，他认为，读书不仅仅是一种兴趣、一种爱好、一种方法，更是一种能力、一种可以改变思维的能力、能够提升交际的能力、一种构成个人"进化"的能力。

日本人一向认为，学习是一辈子的事，也因此养成了离校后继续学习的习惯。大学毕业生刚就业时被称为见习生，要晋升为正式职员，还须接受特殊训练；当上了普通职员，也要时常参加公司举办的各种学习班，或由公司安排到外面学习。

如何读书

"读书"是一种非常直白的表达方式，用比较文雅的方式表达，谓之"阅读"。进一步诠释，"阅读"是一种源自书籍，却不限于书籍的美好行为，它还包括阅读绘画、阅读雕刻、阅读音乐，甚至，阅读人。

人常以为，读书动用的就是视觉。但若只动用眼睛，有可能看了书却没有读到书，翻翻看看，不等于阅读。唯有启动所有的感官感受，视书籍为一个独立且丰美的世界，让文字记录的意义幻化为各种感觉，如听觉嗅觉味觉触觉，甚至投以悲欣痛喜，依照书的讯息调整我们的世界，理解我们的生命，才算是真正的"阅读"。

由此可见，"阅读"需要用心，希望有些什么知识或经验，可以触动我们的灵魂。阅读书籍就要放慢速度，同时启动敏锐的感官，让外界的东西进入自己，变成自己生命的一部分。

先人们常谈论读书的方法。林语堂先生曾说，读书须有胆识，有眼光，有毅力。胆识二字拆不开，要有识，必敢有自己的意见，即使一时与前人不同亦不妨。前人能说得我服，是前人是；前人不能服我，是前人非。人心之不同如其面，要脚踏实地，不可舍己从人。朱光潜先生则说："你玩索的作品愈多，种类愈复杂，风格愈分歧，你的比较资料愈丰富，透视愈正确，你的鉴别力也就愈可靠"（《文学的趣味》）。可见，读书决不能过于拘泥，也不能过于功利，可以跟着兴趣读，泛着读，不必专于一门一类。古人说"上知天文下知地理"，即便无法精通天文地理，也千万不要让自己一无所知。

过去，书籍在文明传承中扮演着重要，而且是主要的角色，借由对书籍之谦恭谨慎，自然而然地就学到了"阅读"。随着现代科学技术的高速发展，现在的阅读模式变得多种多样，阅读方式逐渐走向形象化和快速化，但也带来了碎片化和肤浅化的弊病。艾媒咨询发布的《2015 中国手机网民微信自媒体阅读情况调研报告》显示，用户每天在微信平台上平均阅读 6.77 篇文章，文章的平均阅读时间为 85.08 秒。换言之，短平快、娱乐化、快餐式、碎片化是微信阅读的最主要特征。

按照周有光先生的说法，人类社会已经进入了信息时代。现在，手机几乎颠覆了人们既成的生活、学习和工作模式，越来越成了人们须臾不能离开的一个工具。它不但大大推进了人们获取信息的方式和社交往来的方式，还改变了人们的阅读方式。有了手机，阅读已到了"随时随地、无时不刻"的地步：走路、逛街、排队、吃饭、开会……但是，方便快捷的同时也破坏了阅读的仪式感。世界著名的媒体文化研究者和批评家尼尔·波兹曼（Neil Postman，1931—2003）在《童年的消逝》一书中写道："阅读不只是一个简单的、'破解密码'的过程。阅读是一种独特的行为方式，其中一个特点就是身体静止不动。自我约束不仅对身体是一种挑战，同时对头脑也是一种挑战。句子、段落和书页一句句、一段段、一页页慢慢地翻开，按先后顺序，并且根据一种毫不直观的逻辑"。

在波兹曼看来，阅读不仅仅是看看文字这么简单，它还关乎着逻辑和修辞传统的习得，关系着娱乐与严肃的边界，甚至关系着愚昧与开明、专制与自由的博弈。他担心人们在汪洋如海的信息中日益变得被动和自私，担心真理被淹没在无聊烦琐的世事中，担心我们的文化成为充满感官刺激、无穷欲望和无序游戏的庸俗文化。

正因为如此，诚如波兹曼所说，传统的阅读本是庄重的行为，它要求"身体静止不动"的认真与专一，需要"自我约束"的自制，需要"对头脑也是一种挑战"的判断与思考；阅读有顺序讲逻辑，它是"句子、段落和书页一句句、一段段、一页页慢慢地翻开，按先后顺序，并且根据一种毫不直观的逻辑"。

但在阅读的仪式感和庄重感消失后，取而代之的就是轻浮和浅薄。要"随时随地、无时不刻"都可以阅读，文章势必要简短、轻松、有趣，要能够与每一个碎片化的时间无缝对接。手机，尺幅大小，滚条滑动，必须图文并茂，能够快阅读、轻阅读、易阅读。只需简短，不可太长；只需浏览，不必细究；只需浅显，无求深解；只需相信，无须追问。结果是，知识的碎片化，消解了知识的"系统性"与"深刻性"。

最近，美国费尔菲尔德大学（Fairfield University）心理学教授琳达·亨克尔（Linda Henkel）的研究显示，人们在用手机拍摄大量照片的时候，详细回忆往事的能力很可能遭到了损害，因为注意力在这个过程中被分散了。亨克尔认为，在胶片相机被数码相机取代的同时，摄影的主要作用已经从纪念特殊事件变成了与他人交流和塑造自我身份、强化社会纽带的手段。"人们拍照不是为了留念，而是为了交流。"瑞士提契诺大学（Università della Svizzera Italiana）的研究员伊万盖洛斯·尼弗拉托斯（Evangelos Niforatos）和英国华威大学心理学副教授金伯利·韦德（Kimberley Wade）也有类似的观点。

社交媒体的形象化、快速化和碎片化不仅损害了记忆力，还波及书写力。美国人力资源管理学会的研究发现，当今大学毕业生的写作技能有逐渐退步的趋势。密歇根州立大学高校就业研究所主任菲尔·加德纳（Phil Gardner）指出，社交媒体式交流多依靠短小非正式的表达方式，它们严重忽略了专业的写作规范。受此影响，大学毕业生在与雇主进行书面交流时往往不由自主地忘了相应的礼节。普华永道国际会计事务所（Price Waterhouse Coopers）招聘主管罗德·亚当斯（Rod Adams）和埃森哲咨询公司人才与组织部总经理凯瑟琳·拉威尔（Katherine LaVelle）也发出了类似的抱怨。

据 Jenkins 出版集团调查，居然有高达 42% 比例的人在大学毕业后再也没有系统完整地读过书。读书少了，损失的不是书中承载的那些知识哲理，更是本来可以从与书的互动中养成的"阅读"习惯和能力。毕竟，我们不太可能用以前读书的敬谨态度来看待陈列在书店里的考试参考资料、摆放在街边报刊亭上的八卦新闻、闪现在智能手机里的网络短讯，不是吗？

由此可见，读书需要静下心来，需要某种形式和某种程度的孤独。有真学问的人，喜欢独处，不喜欢呼朋唤友；喜欢清静，不喜欢喧嚣；喜欢真情实意的交流，不喜欢虚情假意的客套；喜欢有滋有味的沟通，不喜欢不咸不淡的应酬。他们没有心灵空虚和茫然无措的孤独，他们的孤独是积极意义上的孤独，是使他们可以自由思考和自我反省的孤独，是使他能够心无旁骛专心推敲的孤独。他们时时与千年古人沟通，处处与万里之遥的学人交流。这样的孤独并非"茕茕子立，形影相吊"，而是独立人格、独特思想生成或喷涌的必要条件。耶鲁大学教授布鲁姆（Harold Bloom）认为，阅读最大的功用是帮助我们善用孤独（the wise use of solitude）。英国史学家、《罗马帝国兴亡史》的作者吉本（Edward Gibbon）也说过："我独处之时最不感寂寞（I was never less alone than while by myself）。"

真的，谁不怕寂寞孤独？可是，看到这么一段话后，也就释然了：耐不住孤独的主要原因大概是无理想、无追求、无依归、无寄托，找不到生活的意义，找不到生命的价值，所以无所事事、百无聊赖。再看到这样一段话，更不会因闭门读书而感到孤独寂寞了：你拥有的权势越多，你拥有的真诚就越少；你拥有的财富越多，你拥有的情感就越少；你拥有的名声越多，你的隐私就越少；你周围簇拥的谄媚者越多，你拥有的朋友就越少。不论是读书，还是写作，都不是前呼后拥拥出来的，上蹿下跳跳出来的，东奔西跑跑出来的，随波逐流流出来的。

如果有一天，失去了"阅读"的冲动，或者，失去了"阅读"的本事，那么，活着是否也没有了灵魂悸动的快乐？

最后借用一句英文座右铭做此文的结语：Beautiful young man is an accident of nature，beautiful old man is a work of art. 句子里没有深奥的单词，但翻译不易，还是保留原态为好。但愿不要错过了宝贵的年轻，以至于到了老年感叹"人生苦短"。

宁　静

由来

2013 年 5 月 13 日，一场报告会在哈佛大学的一个礼堂举行，主题是困惑了人类 2000 多年的数学难题——素数，主讲人是年近 60 岁的新罕布什尔大学（The University of New Hampshire）讲师，美籍华裔数学家张益唐。对许多听众而言，与其说是对研究内容兴趣，不如说是对报告人仰慕。

事情缘起张益唐 4 月份向世界顶级数学期刊《数学年刊》（*Annuals of Mathematics*）投寄文章，5 月份就被接受，几乎打破该杂志审稿耗时以年计的记录，因为论文对德国数学家大卫·希尔伯特（David Hilbert，1862—1943）在 1900 年国际数学家大会上提出的难题作出了重大突破。论文发表后，整个数学界轰动。

张益唐，早年毕业于北京大学，1992 年在美国普渡大学（Purdue University）获博士学位，其后一直默默无闻。这样的境况，在一般人看来无疑是失败，甚至是潦倒。但他从不以为意，处之泰然，安之若素，不改其志，不变其乐。据张益唐的好友、美国科罗拉多州立大学（Colorado State University）音乐系终身教授齐雅格（Jacob Chi）介绍，论文艺，他能够成章节地背诵普希金的诗句，对肖洛霍夫、契诃夫、托尔斯泰、陀思妥耶夫斯基等世界级文豪有独到的评价，对唐诗宋词有过目成诵的本领，对武侠小说有与众不同的见解；论体育，他打得一手漂亮的篮球，对 NBA 的经典战役了若指掌，能如数家珍般说起每个精彩片断的每个细节；论音乐，他的修养令齐雅格这样的行家都感叹不已。最令人难忘的是，他常和朋友们滔滔不绝地纵论古今中外、哲学历史、时事政治，对时间、地点、事件和人物，从起因到结果的陈述，分毫不差。

舆论热议，有褒赞，有感叹，有探究，有寻由。众说纷纭中，最平实而又最让人感慨的二字是"宁静"。张益唐，貌不惊人，语不惊座，学不惊伴，研不惊邻。他就是这样平和安详，不惊不诈，持之以恒，甘之如饴，度年如日，终成正果。

说到"宁静"，不能不提在 2015 年 10 月 5 日荣获诺贝尔医学奖的屠呦呦。屠呦呦是中国中医科学院终身研究员兼首席研究员、青蒿素研究开发中心主任。获取此一奖项，打破了多项纪录：首位华裔女科学家、首位中国大陆自然科学领域的诺贝尔奖、首位中国土生土长未曾出国留学、没有博士学位、不是院士、不会英语、没有发表过 SCI 论文的"五无"科学家。而像屠呦呦这样做出国际认可的重大科学贡献而落选院士的，并非个案，"杂交水稻之父"袁隆平、比袁隆平晚一年当选美国国家科学院外籍院士的中科院上海系统所研究员李爱珍、享誉海内外的北京大学生命科学院教授饶毅……

"宁静"两字，离不开"淡泊"。这两个词的由来，我们最熟悉的说法是，三国时期54岁的诸葛亮（181—234）写给8岁儿子诸葛瞻（227—263）的《诫子书》里有言："夫君子之行，静以修身，俭以养德。非淡泊无以明志，非宁静无以致远。夫学须静也，才须学也，非学无以广才，非志无以成学。淫慢则不能励精，险躁则不能冶性。年与时驰，意与日去，遂成枯落，多不接世，悲守穷庐，将复何及！"用现代语言诠释，这段话的意思就是：德才兼备的人，以情绪安宁来涵养心性，以生活朴素来提高道德。不能平和安详就不能担当重任。学习探索需要情绪安宁，增长才干需要刻苦学习。不学习不能增长才干，不立志不能事业有成。放纵怠慢就不能振奋精神，偏激急躁就不能修养心性。年龄随时光而逝，意志随岁月而消，于是精力衰竭而学识无成，不被社会所接纳，到那时，悲哀地守着穷家破舍，悔之晚矣。虽搜索资料发现，"宁静"和"淡泊"最早见于西汉初年刘安（公元前179年—公元前122年）所著《淮南子·主术训》："非淡泊无以明德，非宁静无以致远，非宽大无以兼覆，非慈厚无以怀众。"但因其意无异，故因循惯述也未尝不可。

任何事物都是由其经历过的各个阶段和事件，新旧交替的各个节点组成的，这就是历史的轨迹。昨天的历史，能够被人回顾和感知，站在新节点展望未来，难免让人未知和迷茫。昨天无论如何辉煌或暗淡，我们已无法改变，最重要的是过好今天和明天。历史的轨迹不但可以启迪未来，而且还因为它往往具有惯性，能够影响和制约未来的发展，所以有必要回顾和总结过去的历史。这大概就是我们的古人为什么那么强调"自省"的原因。

人要自省，就需要静思。佛教提倡"静"和"悟"，静才能悟，不静不悟。上文提及的诸葛亮《诫子书》之语，关键词是静、志、学、才四字，其意可概括为四句话：静以明志，志而成学，学而广才，才以践志。其中静字是为首的，后面的志、学、才三字的前提是静。

释义

"宁静"，顾名思义，"宁"是安谧祥和，不惊不诈，"静"是平实坦然，不乱不慌。但在这里，"宁静"有着更深厚的内涵，它指心思安定、端庄、持重、安然、恬适，不因宠爱而忘形，不因失落而怅然，不因富贵而骄纵，不因清贫而自惭，得意时不会忘乎所以，失意时不会颓唐沮丧，喜悦时不会溢于言表，痛苦时不会捶胸顿足。这里说的"淡泊"，意为欲望少寡，是质朴、超逸、恬淡、寡欲，对名位功利不慕、不求、不争，恬淡寡欲不是没有进取心，不是逍遥于世外桃源，而是为追求宏大目标而具有的涵养、修养。

"宁静"的"静"不是慵懒厌世、封闭自守、逃避现实的消极，也不是孤芳流连、清高自许、懒于交流的自赏，而是达于天下之清、泽于后世之远，志在修身，进而济世。应该说，"宁静"与"淡泊"，是以"致远"与"明志"为终极理想目标的，是积极向上、催人奋进的。

闻名于世的奥地利历史学家、世界名著《欧洲思想史》(*Europaische Geistesgeschichte*)的作者弗里德里希·希尔(Friedrich Heer, 1916—1983)在前言中写道：任何心灵的活动，若没有一种"面壁十年"的精神是难以开展的。这种"面壁十年"的精神，就是"宁静"的最佳诠释。

中华民族在个人的修身养性上有着悠久的传统。古人留有许多传颂至今的著名格言，如孟子(公元前 372—公元前 289)的"天将降大任于斯人也，必先苦其心志，劳其筋骨，饿其体肤，空乏其身，行拂乱其所为，所以动心忍性，增益其所不能"。他还说：其为人也寡欲，虽有不存焉者，寡矣；其为人也多欲，岁有存焉者，寡矣。意思是说，一个人的嗜欲深则天机浅，物欲少则心智明。

我国著名书法家启功先生(1912—2005)是清代皇家后裔，属名门望族，但他从不将此挂在嘴边，在学术的崎岖道路上默默耕耘，保持着"路漫漫其修远兮，吾将上下而求索"的不懈精神。对社会上的赞许，他用《自撰墓志铭》作答："中学生，副教授。博不精，专不透。名虽扬，实不够。高不成，低不就。痪趋左，派曾右。面微圆，皮欠厚。妻已亡，并无后。丧犹新，病照旧。六十六，非不寿。八宝山，渐相凑。计平生，谥曰陋。身与名，一齐臭。"正因为如此，学界公认启功先生具有中国传统知识分子特有的品格特征：正直善良、谦和慈祥、悲天悯人、淡泊名利、虚怀若谷、包容无际，是真正的"宁静""淡泊"饯行者。

李开复先生曾在苹果、微软、谷歌等国际顶尖 IT 公司担当要职，2009 年 9 月从谷歌离职后创办创新工场，任董事长兼首席执行官。2013 年，他罹患癌症后走过了一段非同寻常的人生道路，撰写了《向死而生：我修的死亡学分》一书。书中，他记述了和星云大师做过的非常深入的交谈，聆听了大师对人生意义的揭示指点，由此而深刻反省了自己走过的路，对父亲的教诲——无容乃大，无求则刚——有了真切而深刻的体会。

2015 年，北京大学生命科学学院教授饶毅在致毕业生的祝词里说："自我尊重是重要的正道；如何在诱惑和艰难中保持人性的尊严、赢得自己的尊重，并非易事，但却很值得。这不是：自恋、自大、自负、自夸、自欺、自闭、自缚、自怜；而是：自信、自豪、自量、自知、自省、自赎、自勉、自强"。他祝愿大家："退休之日，你觉得职业中的自己值得尊重；迟暮之年，你感到生活中的自己值得尊重"。虽然全文没有"宁静""淡泊"四字，但无处不体现了它们的现代精神。

在奋斗前行路上做到宁静固然不易，在功成名就之时保持宁静更加难得。1961 年以《游唱诗人》登上美国大都会歌剧院，以 42 分钟谢幕掌声打破纪录的黑人女高音普莱丝（Leontyne Price），在巅峰时刻毅然退出歌剧舞台，年纪还不到 58 岁。拥有堪称古往今来最佳歌喉，连卡拉扬也未能撄其锋的声乐奇迹妮尔颂（Birgit Nilsson），在一场精彩动人的音乐会后，竟毫无预警地向听众宣布退休，她说："我希望听到大家问我为何要退休，而非私下窃语为何我还不退休！"就这样潇洒，连告别演唱会都不办。

对广大民营口腔诊所业主来说，提倡"宁静"应有更现实的意义，因为它是克服越来越多被众人提及和贬斥的"浮躁"之良药。学界释义，可从正面阐述，也可从反面论证，如"健康"二字从"疾病"角度反证可有奇妙之效；通过分析"失败"之因也会有助于找出"成功"之秘。以此推许，探究"浮躁"的表现和源头，应会更有力地助推以"宁静"作为修身养性境界的追求。

浮躁概念

"浮躁"这两个字，越来越常见于报纸书刊和互联网，可说是无处不在，无时不见。

查词典，浮躁的解释各有特点：

- 急躁，不沉稳。
- 轻浮、急躁。轻浮指凡事只看表面，不喜深入探究；急躁指只图尽快达到目的，不惜长远利益。
- 轻浮，做事无恒心，见异思迁，不安分守己，投机取巧，无所事事，脾气大。
- "躁"的意思是心里有众多东西在动，"浮"的意思是漂流，组合在一起的意思是"心里有众多的东西在动，又没有地方可让其落脚，因此到处飘荡。"

还有人用诗一样的语言来解释：浮躁就是不能静下心来做事 / 浮躁是现在社会普遍的一个现象 / 最明显的就是急功近利 / 做什么事只想一蹴而就……

浮躁表现

人是群居性动物，"比较"几乎是所有不幸和幸福的源头，比成绩，比学历，比升迁，比车房，比谁的关系更硬，比谁的对象更靓，比谁的孩子更出息……浮躁的种种表现也由此而生。

浮躁之特点就是对现有目标的专注度不够、耐心度不足。它往往表现为：

（1）心神不定。面对急剧变化心中无底，不知所为，恐慌忧虑，对前途毫无信心。

（2）焦躁不安。烦躁焦虑，攀比计较，急于求成，急功近利。

（3）盲动冒险。情绪取代理智，行动前缺乏思考，只顾眼前利益，不惜违法乱纪。

有人将浮躁细分为在不同场景中表现出来的焦虑：

（1）在人际关系中，被看见和保持自我边界的焦虑；

（2）在社会分级中，地位的焦虑；

（3）在亲近关系里，渴望被爱的焦虑；

（4）在社会活动中，被人评价和认同的焦虑；

（5）独处的时候，虚空感和人生意义的焦虑；

（6）群体中，归属感带来的焦虑。

学者们注意到，较之年纪大的人，浮躁问题在年纪比较轻的人群中更为突出和严重，因为从社会心理学角度来看，他们的公平理念更强烈，对"幸福"的期望值更高，但"出人头地"的机会更少。

两年前，谷歌（Google）发布一个数据库，涵盖了 1500 年到 2008 年之间出版的 520 万本图书。美国学者简·特文奇（Jean Twenge）等人藉此比较各种词汇在不同年代的使用频率，了解社会文化的演变。他们发现，从 1960 到 2008 年的 48 年里，"个人的"、"自我"、"独特"、"我可以自己来"这样的词语和短语使用越来越频繁，而"社区"、"集体"、"部落"、"分享"、"联合"、"公益"这样的群体性词语和短语日渐式微。佩林·凯瑟比尔（Pelin Kesebir）和塞林·凯瑟比尔（Selin Kesebir）则发现，"美德"、"正派"、"良知"、"诚实"、"耐心"、"怜悯"的使用次数越来越少；"勇敢"和"坚韧"等表达勇气的词汇使用率下降了66%，"感激"和"感谢"等谢辞的使用率下降了49%，"朴素"和"谦逊"等表示谦虚的词使用率下降52%，"亲切"和"乐于助人"等表示怜悯心的词使用率下降56%。乔治梅森大学（George Mason University）的丹尼尔·克莱恩（Daniel Klein）发现，带强烈个人情绪的"偏好"这个词的使用率在 1930 年以后突然出现大幅提升；而"信念"、"智慧"、"应当"和"审慎"之类的词的使用率持续下降。他们不约而同地得出结论：在过去半个世纪里，社会变得更加个人化，道德意识在减弱。

被誉为最杰出的中国观察家之一的美国乔治·华盛顿大学（George Washington University）政治学教授沈大伟（David Shambaugh）于 2013 年 2 月出版了《中国走向世界：部分影响力》（China goes global: partial power）一书。在画龙点睛的最后一章里，作者善意地委婉批评了社会上相当常见的不满、气馁、幽怨、愤怒、狭隘、自私、重商、孤独等等浮躁之气。

2015 年 1 月 6 日，苏州大学特聘教授、苏州大学创新创业研究中心主任董洁林在英国《金融时报》发表《中国创新到底怎么样？》一文，建议克服"浮躁地、系统性地以功利作为激励手段"的做法，因为浮躁之气盛行，宁静必成奢望。

浮躁原因

人为什么会产生浮躁的心理呢？

从文化传统看，自古至今，中国人经历无数战争和政治动乱，惊心动魄，可歌可泣，但同时，忧虑之心也随之而生。所谓"未雨绸缪"、"居安思危"、"防人之心不可无"、"小心驶得万年船"、"不怕一万，只怕万一"等等，说是为了让人生活得安全些，实际上也潜移默化地影响着我们的生态，伴生了一种不安定的恐惧，今天不知明天事，"远水解不了近渴"，不如"今朝有酒今朝醉"。

从社会变迁讲，有学者直言不讳地说，自打中国的大门被洋人打破闯进来之后，中国人就开始浮躁了。从那时起，国人开始向西方学习，打定主意法乎其上，学西方最好的，迎头赶上，而且要超过他们。为了在最短的时间里达成，那就走捷径，抄近路赶上去，难免时现浮躁影子。

在好莱坞电影《焦点》（Focus）中，职业骗徒这样解释请君入瓮的技术："最重要的是分散对方的注意力，令他们无法集中精神。人的脑袋是迟钝的，无法同时做多件事情。拍一拍他左边的肩膀，就可以神不知鬼不觉地拿走他右边口袋的钱包。"西谚曰：Life is a game of focus，绝非戏言，要活得有意义，非把注意力放在重要事情不可。

乔治·阿克尔洛夫（George A. Akerlof）和罗拔·希勒（Robert J. Shiller）分别是 2001 年和 2013 年的诺贝尔经济学奖得主。他们合著的新书《钓愚：蒙骗经济学》（Phishing for Phools: The Economics of Manipulation and Deception）创造了两个新词："钓愚"（phishing）和"愚群"（phools），前者是指商人用各种方法愚弄和蒙骗消费者，就像用饵钓鱼；后者是指在市场上游荡的消费群体，虽非愚昧却心甘情愿地上当受骗。他们揭示，当今社会的"钓愚"水平之高，不可思议；"钓愚"效力之大，无届弗远。社会上的诱惑总是源源不绝，人的注意力很容易被分散到一些无关紧要、甚至远离现实的事情上，沦为"愚群"，难拒"钓愚"。

著名经济学家茅于轼曾撰文指出，中国已经崛起，这绝非空穴来风，过去30 年取得的经济成就，在全世界首屈一指；可是叫人丧气的是，社会怨气大，社会矛盾多，大家生活都改善了，感到满意的人却很少，反而牢骚满腹。

从时代进步说，高科技的特点就是快节奏。在追求速度、效率和捷径的同时，很容易忽略了耐心和等待，甚至忘掉了一些根本的东西。以摄影为例，本来，摄影是眼睛的延伸，是原原本本地把人和物记录下来，更重要的是把随时都会消失的片刻瞬间永恒地保留下来，藉此肯定某些价值和意义。从前，一张成功的照片非常难得，光圈、快门速度、焦距、角度、构图取舍、瞬间选择、暗房作业、材料掌控等等，缺一不可，摄影人在整个过程都会虔诚戒慎，严谨持重。现在，完全变了，科技进步推出了名副其实的"傻瓜机"，各步骤切都自动化了，人人都能漫不经心地随意按下快门，连专业摄影师也不知不觉落入这个陷阱。

美国认知心理学家艾利斯·阿尔伯特（Ellis, Albert, 1913—2007）更进一步指出导致焦虑的三条认知信念：

（1）无论在何种情况下，我一定要达成重要任务且得到重要他人的认同，否则我就是一个不值得人爱的人。

（2）无论在何种情况下，别人绝对要公平地对待我，否则他们就是卑鄙无耻的小人。

（3）我所处的任何情境绝对要依照我要的方式进行，立即满足我的欲望，且不会要求我过度努力改变或改善这些情境，否则就很可怕，无法容忍，无法快乐起来。

从个人意识看，人与人的攀比是产生浮躁的直接原因。比较是人的天性，和身边的人比较，完全是自然而然的。从前，人多知道，不依赖神或者别人就会一事无成，甚至无法生活；现在，人多觉得，什么都应自己做，自己什么都能做到。失去了准确的自我定位的攀比，很难满意自己的生存状态，很难适应自己的生存环境。

西格蒙德·弗洛伊德（Sigmund Freud, 1856—1939）就将人的人格结构分为本我、自我和超我。本我是最真实的、人与生俱来的驱力欲望；超我是规则、评价、道德等系统；自我是本我和超我平衡的状态。他认为，如果本我和超我平衡，自我就会处于稳定健康状态，对世界的看法就会比较客观现实，不至于走向偏执分裂。这样的人能够淡泊宁静，直面自己，承认自己的脆弱，接受自己的无力。而当自我和超我不平衡时，自我就不稳定，处于非黑即白的二元分裂状态。

心理学家告诉我们，每个人都渴望得到关注。有调查显示，在社交网络联系录里的人，实际上有60%是不太熟悉的，25%是平时不联系有事才招呼的，10%是不愿来往的，最后5%才是能够真正好好聊上几句的。小孩子常会做出一些出人意料的事让大人关注自己；青少年喜欢穿奇装异服吸引周边人们；老年人故意在儿女面前耍小脾气以求关怀。被人无视的滋味并不好受，不被人关注的生活很难忍受，这就是各种社交网络广受欢迎的主因。身处这样的环境，怎能"宁静"？

还有人甚至认为浮躁是各种心理疾病的根源之一。瑞典乌普萨拉大学

（Uppsala University）科学家的一项研究结果显示，人们对一场表演鼓掌欢呼的程度并不取决于表演的水平，更多是取决于观众间的相互影响，也就是人们常说的"从众"。欢呼往往是有传染性的，几个人开始鼓掌欢呼，便会在人群中扩散开来，而一两个人停止鼓掌，又会导致大家都停下来。当"鼓掌的压力来自整个房间里的掌声，而不是坐在你身旁的个人的行为"时，它就成了一种具有标志意义的"社会传染病"。鼓掌如此，浮躁也不例外。

克服浮躁

浮躁是一种冲动性、情绪性、盲动性相交织的病态心理，它与艰苦奋斗、脚踏实地、励精图治、公平竞争是相对立的。浮躁使人失去对自我的准确定位，使人随波逐流、盲目行动，对整个社会的正常运作极为有害，必须高度重视，努力克服。很显然，只有克服了浮躁，才能进入宁静状态。

如何才能克服浮躁心理呢？

人类社会脱离不了衣食住行的基本需求，人类的发展和进步也建立在此基础之上。"现代"的意义就在于，人们的欲望得到了较大限度的满足。但是，"现代性"对人类也是一个沉重的负累。除了铺天盖地的信息外，奢华也是现代人给自己构筑的藩篱。欲望，本是人类和文明发展的基石，但也给人类自己带来束缚和灾难。古代，物质匮乏，我国古代哲学家老子（约公元前571—471）早就说："五色令人目盲，五音令人耳聋，五味令人口爽，驰骋畋猎令人心发狂，难得之货令人行妨"。他告诫人们：欲望会削弱生命的价值和意义，物质享受不仅会消解生命腐蚀德行。所以说，跳出对生活的原始欲求，活出更高的境界，才是现代生活的智慧。

中华文化素以沉稳含蓄见长，犹如太极拳般心平气和、不急不躁。自古以来，国人的修身养性都十分强调戒骄戒躁。《论语》说，"欲速则不达，见小利则大事不成。"还有"小不忍，则乱大谋"、"三思而后行"等等。当今社会，经济高速发展，物质日新月异，社会处于快节奏高压力状态之中，古人的冷静、沉稳、脚踏实地、埋头苦干更具现实意义。

在社会变迁之中，个人的力量是微不足道的，所以人们常常在批评社会上的种种丑陋时，忽略了个人意识的修养。殊不知，在越来越复杂的政治和社会形态中，个人操守和品格比我们想象的重要得多。

著名电视节目主持人白岩松曾对当今国人的"忙"发表过如下高见：古人聪明，把很多的提醒早变成文字，放在那儿等你，甚至怕你不看，就更简单地把提醒放在汉字本身。拆开"盲"这个字，就是"目"和"亡"，是眼睛死了，所以看不见，这样一想，拆开"忙"这个字，莫非是"心""死"了？

俗话说"金钱乃身外之物"，意指它不可能提供永恒的意义。中国历史上

147

最有名的富豪石崇（249—300），曾是西晋王朝的头号显贵，"志在不朽"，却人为财死，至今只留下几十首诗和一个成语"富比石崇"。2005年，李嘉诚捐资十亿港币给香港大学医学院，并无提先决条件（后来的变化实属出人意料）。2013年诺贝尔经济学奖获得者、耶鲁大学经济系教授罗伯特·希勒（Robert J. Shiller）是当代行为金融学的主要创始人。他认为，富人们"知道自己不可能长生不老，而将钱捐给大学将有助于他们在某种意义上突破人生的局限"。他说："继承巨额财产的后代通常在晚年感到自己的生命无意义，甚至出现高度的人格障碍，如暴食、焦虑和抑郁。"他相信，一个人拥有巨额财富后，除了捐赠，很少有给他带来更多满足感的事情，而利他行为越多，内心就越有幸福感，极少患上抑郁症等精神疾病。

现在的书店，最显眼的地方必定摆着三种畅销书：一是与考试有关的书；二是关于养生的书；三是如何致富的书。这无非是为了满足大众最强烈的三个诉求：要过关；要长寿；要发财。彰显的是功利，反映的是对被时代抛弃的恐惧。

犹太人在被罗马人打散失国的2000多年间生存下来、坚守下来，终于复国，有人将其归因于他们坚守"安息日"。犹太人几千年来艰难生存，尚且坚守一周一天的安息日，不许工作，专门用来享受时间的宁静与洒脱。或许，这就是最佳的时空平衡：时间上坚守宁静，促成了空间上屡创奇迹。

法国人的文学修养是世界公认的。他们认为，这与法国每年"雷打不动"的一个月的休假紧密相关。在这个月里，他们宁可少挣点钱，也要找一个安静的地方待着，回到自己的内心，了解生命，认识生活。其实，在这背后是一种对生命更透彻的理解。

2014年11月，以研究鲁迅蜚声文坛的钱理群教授在《明报月刊》撰文，深情缅怀恩师王瑶先生。20世纪80年代，钱在北大中文系师从王，攻读学位，王对钱深情地说："钱理群，我知道，你已经三十九岁了。年纪很大了，你急于想在学术界冒出来，我能理解你的心情。但是，我劝你要沉住气。我们北大有一个传统，叫做'后发制人'。有的学者很年轻，很快就写出文章，一举成名。但缺乏后劲，起点也就是终点，这是不足效法的。北大的传统是强调厚积薄发。你别着急，沉沉稳稳做学问，好好的下功夫，慢慢的出来。但一旦出来，就一发不可收拾，有源源不断的后劲，这才是真本事。"后来，钱留校任教，王又苦口婆心地劝慰："钱理群，你现在留校了，处于一个非常有利的地位。因为你在北大，这样，你的机会就会非常多。这个时候，你的头脑要清醒，要能抵挡住诱惑。很多人会约你写稿，要你做这样那样的有种种好处的事。你自己得想清楚，哪些文章你可以写，哪些文章你不可以写，哪些事可以做，哪些事不可以做。你要心里有数，你主要追求什么东西，然后牢牢地把握住，利用你的有利条件尽量做好，充分发挥。其他事情要抵挡住，不做或者少做，要学会拒绝。不然的话，在各种诱惑面前，你会晕头转向，看起来什么都做了，什么都得了，名声也很大。但最后算总账，你把最主要的，你真正追求的东西丢了，你会发现你实际上是一事无成，那时候就晚了，那才是真正的悲剧。"当钱在学术上已经牢固地确立了自己的"江湖地位"后，王依然没有放松对钱的敲打："有些知识分子，很聪明，开始时也用功，在学术上确实做出了一些成绩，取得了一定的学术地位。然后，就吃老本，不再做学问了。而是到处开会、演说、发言、表态，以最大限度地博取名声，取得政治、经济的好处，这就成了'社会活动家'了。但也还要打着'学者'的旗号，这时候，学术就不再是学术，而成了资本了。当年的研究，不过是一种投资，现在就要获取最大的利息了。"王瑶先生在钱理群不同的成长阶段提出极有针对性的指引，归结起来，无非是"宁静"和"淡泊"四字箴言。在我们焦虑地经营诊所，急于摆脱财务上的困境，急于赢取病人的尊敬，急于得到同道的认同，急于登上成功的阶梯，忽略了失去对病人平等、爱悯、尊敬之情的潜在危险之时，听到王老的这些肺腑之言，不无醍醐灌顶之效啊！

著名语言学家周有光先生已经 110 岁了，依然思维活跃，笔耕不辍。周先生 20 世纪 50 年代初从繁华的大上海搬到北京，居住条件大不如前，却写下《新陋室铭》："房间阴暗，更显得窗子明亮。书桌不平，要怪我伏案太勤。门槛破烂，偏多不速之客；地板跳舞，欢迎老友来临。卧室就是厨房，饮食方便；书橱兼作菜橱，菜有书香；喜听邻居收音机送来音乐，爱看素不相识朋友寄来文章。使尽吃奶气力，挤上电车，借此锻炼筋骨。为打公用电话，出门半里，顺便散步观光。"他原是经济学家，后改行，却很喜欢孙女小时候对他的调侃："爷爷，你亏了，你搞经济半途而废，你搞语文是半路出家，两个半圆，合起来是一个○。"周老至今没有止步虚度，用自己的言行实践着"宁静"和"淡泊"，真是"老骥伏枥，志在千里。烈士暮年，壮心不已。"不见阿 Q 精神，绝无浮躁之气。

民营口腔医疗事业的辉煌成就不容抹杀，从业人员的勤恳兢业有目共睹。但是，某些时有时无忽隐忽现的不和谐也不能掉以轻心，那就是："既憎恨不公平待遇，又千方百计地钻营特殊地位；既深恶资本在口腔医疗市场上"攻城掠地"，又热衷于连锁融资上市；既批评官本位，又为各种桂冠头衔拼个你死我活；既不满职称评定，又对高级职称趋之若鹜；既责骂不法经销商，又把价格作为选择器材的主要标准；既讥讽质量低劣的治疗，又在临床上弄虚作假；既指斥不合格的修复加工件，又只挑选便宜的技工所；既批评价格竞争，又在用材上偷工减料；既责怪员工不稳，又不肯放权让利；既埋怨病人的口腔保健意识淡薄，又不屑花点时间做口腔卫生宣教；既羡慕技高德馨的同道，又在学习培训上吝于投入；既自怨无暇提高，又从不放弃应酬休闲……"对这些浮躁之气，可不要不以为然啊！

人应该对自己在社会上的定位有准确的认识，对自己的水平能力有清晰的了解。在民营口腔这个阵地上，要紧的是保持宁静，克服浮躁。克服浮躁。和世上所有事情一样，说起来容易，做起来难。

上面讲的虽然只是修身。其实，经营好一个诊所也需要真正静下心来，回顾走过的路，汲取教训，发扬精华，抛弃糟粕，不让错误的惯性左右和束缚我们。

宽　容

众说宽容

当下，宽容已经成为很时髦的话语了。

被誉为"新文化中旧道德的楷模，旧伦理中新思想的师表"的胡适（1891—1962）先生，曾有"宽容比自由还更重要"的名言。他是这样解释的：当我们说宽容的时候，我们说的是一种文化；制度要以文化作基础，自由制度的文化基础就是宽容。

胡适，无疑是对中国影响最深的知识分子之一。他既赢得了很大的名声，同时也受到很多批评和误解，但他从未抱怨，面对谩骂攻讦，他都能理性对待，坚持理性平和的态度。有人专门研究过胡适的照片，居然没有发现愤怒面容，看来，他讲过的话——人世间最下流的事，莫过于拿一张难看的脸给别人看——并非戏言。据说，他当年在康奈尔大学（Cornell University）时学过《容忍史》，对宽容的历史、平等理性与宽容的关系等课题下过工夫。他的上述名言就来自该课程的教授布尔先生（George Lincoln Burr，1857—1938）。

1984 年诺贝尔和平奖得主图图主教（Desmond Mpilo Tutu）曾说过："没有饶恕就没有未来"。

学者们一致认为，2000 多年前孟子讲的"恻隐之心"和 200 多年前亚当·斯密（Adam Smith，1723—1790）讲的"同情共感"（sympathy），实有同涵。孟子说，恻隐之心，人皆有之；亚当·斯密则在《道德情操论》一开始就宣称：人无论多么自私，他的天性中显然会有一些原则使他关心他人的命运，这种本性就是怜悯或同情心，就是当我们看到或想到他人的不幸遭遇时所产生的感情。他接着说，这种情感同人性中所有的其他原始感情一样，绝不是品行高尚的人才具备。最大的恶棍，最顽固的不法分子，也不会全然没有任何同情之心。

曾被美国《时代周刊》誉为"思想巨匠"和"人类潜能的导师"，著有《与成功有约》一书的管理学大师史蒂芬•柯维（Stephen Covey，1932—2012）也极力提倡："先去理解别人，然后再去让别人理解"。

台湾施明德先生坐牢 25 年，在狱中写下许多著名篇章，主张任何情况下都不能使用暴力，不能兴起"以牙还牙"或"武力解决"的念头。1990 年，他终于获释出狱，面对媒体，他说的第一句话是："忍耐是不够的，还必须饶恕"。

印度圣雄甘地（Mohandas Gandhi，1869—1948）和 1964 年诺贝尔和平奖得主，美国黑人牧师马丁•路德•金（Martin Luther King，Jr.，1929—1968）之所以名闻天下，很重要的一个原因是他们始终不渝地提倡"非暴力不合作运动"。

一些名人关于宽容的名言常被引用，如：

- 威廉•詹姆斯（William James，1842—1910，美国哲学家和心理学家）：智慧的艺术就是懂得该宽容什么的艺术。
- 罗伯特•欧文（Robert Owen，1771—1858，英国著名空想社会主义者）：宽宏精神是一切事物中最伟大的。
- 西德尼•史密斯（Sidney Smith，1764—1840，英国海军上将）：生活中有许多这样的场合，你打算用怨恨去实现的目标，完全可能由宽恕去实现。
- 理查德•贝尔奈（Richard Bernay，约 1054—1081，英国公爵）：不宽容的人最为性急，耐受力强的人最宽容。
- 维克多•马里•雨果（Victor-Marie Hugo，1802—1885，法国作家）：最高贵的复仇是宽容。
- 亨德里克•威廉•房龙（Hendrik Willem VanLoon，1882—1944，美国作家）：宽容是个奢侈品，只有智力非常发达的人才能拥有。
- 伊万•谢尔盖耶维奇•屠格涅夫（Ivan Sergeyevich Turgenev，1818—1883，俄国作家）：生活过，而不会宽容别人的人，是不配受到别人的宽容的。
- 威廉•华兹华斯（William Wordsworth，1770—1850，英国诗人）：宽容是我们最完美的所作所为。
- 大卫•斯特恩（David Stern，前美国国家篮球协会总裁）：只有勇敢的人才懂得如何宽容；懦夫决不会宽容，这不是他的本性。

革命前辈习仲勋（1913—2002）生前曾在全国人大与法律专家们座谈时说过："我长久以来一直在想一个问题，就是怎样保护不同意见……我想，是否可以制订一个《不同意见保护法》，规定什么情况下允许提出不同意见，即使提的意见是错误的，也不应该受处罚。"

在 1986 年文化部全国文化厅局长会议上，时任中宣部部长的朱厚泽（1930—2010）说："有篇文章，讲到宽厚、宽容和宽松。三个'宽'字，提出一个问题，就是：对于跟我们原来的想法不太一致的思想观点，是不是可以采取宽容一点的态度；对待有不同意见的同志，是不是可以宽厚一点；整个空气、环境是不是可以搞得宽松、有弹性一点。完全刚性的东西是比较容易断裂的，它不能抗冲击。"（《人民日报》1986.08.11 第 7 版）。

美国作家亨德里克·威廉·房龙（Hendrik Willem van Loon，1882—1944）著有名作《宽容》，全面而详细地论述了这一人类特有的品性。他在书里引述了《不列颠百科全书》关于宽容的定义：宽容即允许别人自由行动或判断；耐心而毫无偏见地容忍与自己的观点或公认的观点不一致的意见。

作家和哲学家罗杰·斯克鲁顿（Roger Scruton）曾在加拿大卡尔加里（Calgary）大学西方文明主题的麦克尼什讲座（McNish Lecture）上做过一次题为宽恕与讽刺（Forgiveness and Irony）的演讲，观点鲜明地指出，宽恕和讽刺位于西方文明的核心。

可见，"宽容"可真是一个炙手可热的话题呢！它常被人提起，多为人赞颂。

不仅如此，还有专家研究宽容在心理学和情感学的作用呢。尼采（Friedrich Nietzsche，1844—1900）曾说："没有什么东西能比怨恨的情感更快地耗尽一个人的精力。"专家们也发现："宽容可以减少压力，降低血压，避免愤怒失望的情绪，它会提升积极的心态，满怀希望，心存怜悯。"

正如鲁迅（1881—1936）先生说的："世界上原本没有路，走的人多了也变成了路。"宽容说得多了，也就被当回事了，而且还真闹得挺郑重其事，以至于连联合国也介入了。1945 年诞生的《联合国宪章》序言申明："我联合国人民同兹决心欲免后世再遭……战祸，重申基本人权、人格尊严与价值，……并为达此目的力行宽恕，彼此以善邻之道，和睦相处"，正式以国际宪章之形式庄严提出"力行宽恕"的原则。后来，根据国际形势的发展，在联合国教科文组织的倡议下，联合国大会于 1993 年决定将 1995 年定为"国际宽容年"。1995 年，在联合国成立 50 周年之际，时任联合国教科文组织（United Nations Educational，Scientific and Cultural Organization，UNESCO）总干事的费德里科·马约尔（Federico Mayor）以"宽容——全球安全不可或缺的要求"为题撰文，指出宽容是一种道德情操和政治义务，是维护人权和民主的责任所在。同年 11 月 16 日，联合国教科文组织第 28 届大会通过《宽容原则宣言》（*Declaration of Principles on Tolerance*），宣布每年 11 月 16 日为"国际宽容日"。1996 年 12 月 12 日，联合国大会通过第 51/95 号决议，正式确定每年 11 月 16 日为"国际宽容日"（International Day for Tolerance），呼吁各国政府在国际宽容日举办一系列活动，通过教育、宣传等途径倡导宽容理念。

说宽容，很难不提及 1993 年诺贝尔和平奖得主，前南非总统曼德拉（Nelson Mandela, 1918—2013）。2009 年 11 月 11 日，第 64 届联合国代表大会通过决议，将曼德拉的生日——7 月 18 日定为"曼德拉国际日"，以表彰"其为和平及自由所作出的贡献"。放眼当今全球，很难找到这样一位能够同时赢得东西方世界、不同族裔、肤色、信仰的各国民众普遍尊崇的政治人物。世人拥戴曼德拉，不仅因为他为争取自由和平等，付出了艰苦卓绝的努力和代价，更在于在这位饱经风霜的老人身上闪烁着罕见的人性光辉。在这人性的光辉里，"宽容"无疑是一个不可或缺的重要组成部分。

20 世纪 60 年代早期，曼德拉为反对非洲原住民遭到的有组织压迫和非人对待，组建了非洲人国民大会党（African National Congress），发起暴力抗争，开展游击战争。1964 年，曼德拉被认定密谋推翻政府，判处无期徒刑，在狱中度过了 27 个年头（南非推翻种族隔离制度后，曾经关押曼德拉的罗本岛被联合国教科文组织列为世界文化遗产，成为旅游胜地）。

曼德拉最为人所记忆的画面，就是当他走出监牢之际，在全世界的新闻媒体面前，脸上流露出的那一丝微笑。后来，在国内外贵宾云集的总统就职典礼上，曼德拉诚挚地介绍了 3 位受他亲自邀请的特别嘉宾——在他当年被关在罗本岛监狱时的看守人员，那一刻感动了所有在场的人。

随后，在南非的转型过程中，曼德拉始终面带微笑，提出了宽恕的原则，与曾经关押他的政权的代表共同合作。舆论一致把他的微笑视为战胜苦难，以德报怨的标签。曼德拉最为人所赞颂的，就是在明明可以顺利连任总统的情况下，主动而坚定地放弃，而且在退休以后坚持不对继任者的政策发表评论。难能可贵的是，曼德拉懂得，"为所有的议题力争到底并没有好处，有时候最好的应对之道是退出，有些情况省下自己的力气反而比较好。"

图图大主教曾在写给曼德拉的信中说，"冤冤相报的恶性循环必须打破，要做到这一点，唯一的途径是越过报复性的公正，直达复和性的公正和宽恕。"曼德拉答曰："当我走出囚室，迈过通往自由的监狱大门时，我已经清楚，自己若不能宽容，不把悲痛与怨恨留在身后，那么我其实仍然身陷牢狱。"

所以，与其赞美曼德拉的伟大的成就，不如赞美他的和平的方法；与其赞美他耀眼的光环，不如赞美他灵魂的重生。生命的真正意义在于，从仇恨的深渊里走出来，用爱去改变世界；在改变世界之前，首先改变自己。曼德拉的力量就是，既反对白人的暴力独裁，也反对黑人的"冤冤相报"。他唯一的武器是爱和宽容，用爱来寻找真相，用宽容来拥抱敌人。

图图大主教曾与女儿默福·图图合著《宽恕》一书，深入解析"宽恕"这种政治智慧，将之用于心灵、生活、待人接物的各个方面，被誉为有关自我疗愈与宽容他人、和解世界的心灵之书。全书深入探讨了宽恕之路的四段进程：把事情讲出来、正视内心的感受、予以宽恕、重建或放下这段关系。图图父女通过明确的步骤和练习方法，向读者展示如何松开加害者对你的束缚，解开过往遭遇对你的捆绑，把你自己从怨恨与愤怒的链条下释放出来，最终与这个世界善意和解。他们在书中指出：宽恕不是懦弱的表现，也不是消极被动；宽恕不表示没有骨气，也不表示不会生气；宽恕不是把伤害忘掉，不是把伤害否认掉，不是假装伤害不曾发生或实际上没有那么严重。恰恰相反，绝对坦诚地挖出真相，才能开启并完成宽恕的整个过程；宽恕需要的是让伤害发声，说出经受的痛苦；宽恕需要的不是默默承受折磨，或背负谎言的十字架。宽恕，是摆脱伤害唯一的出路；宽恕，对任何人都不是一个轻而易举的举动，但它能通往复原之路。在《宽恕》一书的"中文版序言"里，图图大主教写道：我想和各位分享两条简单的真理——没有不能原谅的事情，没有不值得原谅的人。当你能够看见、能够明白我们全都彼此相系——无论出身和环境，单单只是共通的人性就已将我们捆绑在一起——那你就会知道真的是这样。我常说，在南非，没有宽恕就没有未来。愤怒和寻求报复即是我们的毁灭。这一点，就个人或全人类而言，都是如此。

诠释宽容

据查，在中文里，"宽容"二字最早见于《荀子·非十二子》："遇贱而少者，则修告导宽容之义。"《现代汉语词典》的"宽容"词条是这样解释的：宽大有气量，不计较或不追究。

按古人所言分析，宽容具以下特点：

（1）宽厚，即容忍。如《庄子·天下》："常宽容於物，不削於人，可谓至极。"《后汉书·傅燮传》："陛下仁德宽容，多所不忍，故阉竖弄权，忠臣不进。"

（2）包容、原谅、不计较。如《宋书·郑鲜之传》："我本无术学，言义尤浅，比时言论，诸贤多见宽容。"

（3）引申指宽恕。如清代李渔著《风筝误·拒奸》："你不从就罢了，何须告诉母亲，待我赔个不是，求你宽容了罢。"

（4）宽舒从容的神色。如南宋刘义庆著《世说新语·雅量》："桓公伏甲设馔，广延朝士，因此欲诛谢安、王坦之。王甚遽，问谢曰：'当作何计？'谢神意不变，谓文度曰：'晋阼存亡，在此一行！'相与俱前。王之恐状转见於色；谢之宽容愈表於貌。"

实际上，在中文语境里，这一概念并不清晰，也似乎没有做过深入探讨。一方面，有人这样诠释宽容："中也者，天下之大本也；和也者，天下之达道也"，"天地之道，博也，厚也，高也，明也，悠也，久也"，"择乎中庸"，"中立而不倚"。另一方面，也有人这样理解宽容：既是"宰相肚里能撑船"和"唾面自干"式的城府，也是"大人不计小人过"和"退一步开阔天空"式的涵养。

查英文，与"宽容"意思相近的单词有 forgiveness 及 tolerance，前者意为宽厚能容忍；后者指包涵、原谅、不计较。《大不列颠百科全书》把"宽容"解释为"允许别人自由行动或判断；耐心而毫无偏见地容忍与自己的观点或公认的观点不一致的意见。"

联合国《宽容原则宣言》是这样界定"宽容"的：

（1）宽容是对我们这一世界丰富多彩的不同文化、不同的思想表达形式和不同的行为方式的尊重、接纳和欣赏。宽容通过了解、坦诚、交流和思想、良心及信仰自由而得到促进。宽容是求同存异。宽容不仅是一种道德上的责任，也是一种政治和法律上的需要。宽容，这一可以促成和平的美德，有助于以和平文化取代战争文化。

（2）宽容不是让步、俯就或迁就。宽容首先是以积极的态度承认普遍的人权和他人的基本自由。在任何情况下都不可以宽容来证明侵犯这些基本价值是有道理的。宽容是个人、群体和国家所应采取的态度。

（3）宽容是一种确认人权、多元化（包括多元文化）、民主和法制的责任。它摈弃教条主义和专制主义并确认国际人权文件所提出的标准。

（4）宽容与尊重人权是一致的，它既不意味着宽容社会不公正行为，也不意味着放弃或动摇人们各自持有的信仰。宽容是指人们可自由坚持自己的信仰，并宽容他人坚持自己的信仰。宽容是指接受事实，即人在相貌、处境、讲话、举止和价值观念上天生不同，但均有权利按其本来之方式和平生活。它也意味着人之观点不应强加于他人。

还有人这样诠释：宽容是针对情绪和方法而言，指的是一种心理状态，一种社会氛围，一种文化教养。破除了等级观念，人就宽容了；跳出了关系网和小集团利益，人就宽容了。真正的宽容，是宽容不同意见，相同意见用不着宽容；真正的宽容，是宽容已经被证明是错误的意见，正确的意见不用宽容。宽容意味着平等，不平等的人只有压迫或屈服；宽容意味着自由，戴着枷锁的人不会宽容，压迫别人的人也不自由；宽容意味着尊重，尊重对方的权利，就是对别人的宽容；宽容意味着人格的健全，这样的人才有可能宽容别人或接受别人的宽容。

为何宽容

哈佛大学心理学教授艾伦·兰格（Ellen Langer）认为，人们往往会按照自己的信念行事，所以要理解行为后面的动机。他说，"人们认为应该妥协或容忍某些行为，但我们更应该去了解一个人的动机，搞清楚他们为什么会那样做。""在一个开车很慢的人后面开车你可能会生气。但实际上，那个人可能已经老了，已经尽了最大努力，再快的话就会有危险了。如果你到了他那样的年纪，你可能也会如此。"

1976 年，犹太人大屠杀幸存者西蒙·威森塔尔（Simon Wiesenthal, 1908—2005）出版了《宽恕？！》一书，提出了关于"宽恕"的伦理命题，人称"威森塔尔问题"。书中，作者描述了亲身经历的一件事：1944 年，他被囚在集中营，一个濒死的德国伤兵卡尔因曾屠杀犹太人向他忏悔，并希望得到宽恕。威森塔尔因自己的犹太家族中有 89 人死于纳粹迫害，没有给以宽恕。30 多年过去了，他始终摆脱不了这个阴影，因为"我断绝了一个临终的人的最后的希望"。

作为个案，威森塔尔的拒绝是可以理解的，之后几十年的痛苦和自问也让人尊重。他为残杀而拒绝，但又为拒绝而自责。如若离开具体的个人，在道德的层面，应该如何看待"威森塔尔问题"呢？人性复杂多样，卑怯与狡诈、贪婪与占有、恐惧与暴力、仇恨与残忍、自大与侵犯，都在其范畴之内，所以基督教讲原罪，佛教说前世，儒家论不仁。承认人性是文明的前提，文明就是以此为据，制定规范、律法、道德、仪式等。但是，人无法摆脱本能的支配，无人能超然于恶与罪之外，所以基督教有赦，佛教有怜，儒家有恕。社会是否文明，不仅表现为法律完善有效，还体现出宽容。文明强大有效，恢宏广博，才有宽容，所以说宽容是文明的标志。

一般情况下，社会有稳定的法律和文化传统，人在此规范中要求自己，承负道义和责任，对自己、他人和社会负责。但在特殊情况下，如战争杀伐，法律失效，传统崩溃，人受本能支配，容易走向狂乱暴力，无法对自己的行为负责。此时，需把权力操纵者和被操纵者区别开来，对后者要宽容。

再说，在漫长的人生道路上，没人能保证自己始终处于恶和罪之外。残酷的事情和行为不能宽恕，不等于说人亦不能被宽恕。否定了人由罪回归善的转变，人和人之间就只有仇恨和敌视。宽恕的意义在于承认人的欠缺和弱点，承认恶与罪不能避免，进而肯定和赞许人的转变，所以耶稣说"不是七次，而是七十个七次"，所以佛教对罪人不是憎，而是怜。

事情必须清楚，善恶和责任必须分明，但对人则应宽容。回望我们自己走过的路，谁能说自己洁白无瑕？我们曾经被偏狭和极端左右，陷于虚伪、破坏和狂乱，做了许多蠢事恶事，引起了仇恨和恐惧。现在，我们要做的是恢复道义和公正，和解仇恨和敌视。无道义不行，无宽容更不行，无宽容的道义将导致极端，无道义的宽容则又失去正义。

人性有欠缺，所以要有法律，这是文明的基本保障；宽恕和宽容是在精神、道德、文化的层面为法律奠定基础，与法律呼应，与法律保持平衡。所以有人说，道义、理性、宽容是文明的三只轮子，相辅相依，缺一不可。

可是，有人"偷梁换柱"，做了恶事坏事，败露后遭谴责被唾弃，却祭出"宽容"大旗。对此，千万不要忘记鲁迅在《且介亭杂文末编·死》中的名言："损着别人的牙眼，却反对报复，主张宽容的人，万勿和他接近。"

实践宽容

讨论"实践宽容"，牵涉到"谁宽容谁"这个最基本的，也是最容易被人们忽略的问题。

曼德拉讲过，可以原谅白人以前的罪恶，在他们认错的前提下可以不追究，但那是在他从监狱出来以后，已经要掌权的时候才说的。他不可能在白人把他关在监狱里的时候就说：你们尽管关我好了，我将来不会找你算账的。如果是那样，白人统治者不把他枪毙了才怪呢。

很显然，"谁宽容谁"里的前面那个"谁"应该是强者，后面那个"谁"应该是弱者。这个世界上，只有强者有资格宽容弱者，弱者哪有本钱去宽容前者？搞清楚了宽容的施者和受者，对宽容的意义也就容易理解了。学者们普遍认为，宽容是人类现代文明不可或缺的基石之一，弱肉强食的丛林法则与现代文明背道而驰。

鲁迅一生嫉恶如仇，战斗到最后还"一个都不宽容"。尽管胡适选择了和鲁迅截然不同的道路，生前还有嫌隙，但在鲁迅去世后作家苏雪林（1897—1999）写信给胡适，痛骂鲁迅先生，希望联手批评和清算鲁迅时，胡适回信说，鲁迅先生固然批评过我，但是我对你这个态度深表遗憾。胡适告诫苏雪林："爱一个人，不能万美集于一身；不喜欢一个人，不能万恶集于一身。"

有的人还把宽容和宗教信仰联系在一起。某著名记者身陷囹圄时对施害者无能为力，恢复自由后施害者非但没有认错道歉，而且还在继续施害。该记者精读《圣经》后皈依基督教，终使自己放弃仇恨，宽恕了施害者，令施害者无地自容。他说："《圣经》教导我，要把眼前的灾难看成试炼，欣然接受这种磨练，以成就更大的荣誉。"他坚信，全能的上帝是主持公道的。

但是，很多人并没有选择基督教，仍然表现出巨大的勇气，保持了内在的平和与积极的心态，公开宣称"我没有敌人"。他们坚信：自己站在正确的一方，是必将赢得最后胜利的一方；而对方站在错误的一方，是最终必将失败的一方。这样，他们就把自己的受苦看做是考验，看做是争取正义获胜所必须付出的牺牲，从而以此为荣。凭着这样的道义优越感，他们就可以居高临下地看待那些施害于他们的人，根本不和对方一般见识，不再心怀怨恨。

世界上的事情往往是越熟悉越不容易做。宽容就是一例。有鉴于此，联合国《宽容原则宣言》就明确规定了宽容在"国家一级"应该达到的标准，在"社会"层面应该遵循的原则，强调"教育"要发挥的作用。

宽容，是一种理性态度，是对不同理念信仰、不同身份地位、不同行为方式、不同性格脾气的理解和认同，它不是搁置分歧，也不是个人涵养，更不是和稀泥。所以有人说：宽容不是忍让，但宽容有时需要忍让；宽容不是迁就，虽然宽容有时需要迁就；宽容更多的是爱。

胡适先生就曾说，我被别人骂了十多年，别人骂得不对，我替他着急，别人骂得下流，我替他难过。如果，我能够给他们提供谩骂的靶子，他们能得到益处，当然我也是乐意的。在他看来，思想是有市场的，应该让它自由平等地竞争。换言之，大家都有自己的想法，都可以自由表达，并非要把别人灭了，你的想法才能存在。再说，一个平等竞争的平台之建立，对于思想竞争的重要性很大。

学者们也指出，平和理性、宽容大度，是一个渐进的学习过程，宽容可以习得。如何习得？首先，你要意识到，差异是客观存在，不以人的意志为转移，即使你很痛苦，也必须承认和接受。其次，你要认识到，宽容是理性行为，不是情感忍让，更不是功利的考量，即使你不情愿，也必须遵循和践行。

不宽容，多来自对分歧的非理性态度，其背后，起作用的是极端个人主义，是唯我独尊。受这种非理性思维方式控制，结果就是成王败寇，你死我活。抛弃了那种非理性的思维惯性，就能达致和谐共处，双赢共荣。

胡适说过："我们的真正敌人不是对方，我们的真正敌人是'成见'是'不思想'。"就是说，人与人之间的敌对，人与人之间的仇恨，人与人之间的争论，并不在人与人之间，而在于没有抛开成见。很多不必要的争论都源于成见，源于听不进别人的意见，源于"我一定不会犯错"这个心理。人与人之间之所以翻脸，互相指责，就是对别人要求太多，对自己放松太多。对自己不严格要求，不想想自己也有很多缺点。也就是说，缺少胡适的宽容精神，才是许多人互相攻击的原因。

1996年，加拿大教育家玛丽戈登（Mary Gordon）提议在学校举办"移情"项目，这一教育理念在世界许多国家得到推广，因为该项目让学生通过与婴儿的接触，培养了对他人的宽容和尊重，而且提高了社会交往能力。德国不来梅的几所学校正在通过与婴儿接触的课程，培养孩子们的早期同理心，克服缺乏宽容与同情心的现象。通过对婴儿的观察，让孩子们了解婴儿想要什么？她会有什么感受？培养他们的同理心。让学生接触婴儿，培养有交往能力和生活能力的人，包括换位思考的能力，教育学生善于考虑别人的感受，培养学生的早期同理心。虽然孩子们还是会争吵，但是他们有时会停止吵闹，去关注别人。在有婴儿在场的课堂上，通常爱吵闹的学生会变得注意力集中，每个人都想逗婴儿开心，让婴儿笑。

1991年诺贝尔经济学奖得主，新制度经济学创始人罗纳德·科斯（Ronald Coase，1901—2013）提出过"思想市场"的概念，并指出："一个运作良好的思想市场会培育宽容，这是治疗偏见和自负的良药。在一个开放的社会中，错误思想很少能侵蚀社会的根基，威胁社会的稳定。"他还说："一个充满活力的思想市场不仅是学术卓越的一个先决条件，也是开放社会和自由经济不可缺少的道德基础和知识基础。没有这样的思想市场，人才将难以实现多样化。"

宽容在诊所

在诊所的格局里，基本成员是老板（尽管我不喜欢这个称谓）、员工和病人。很显然，老板是强者，员工和病人是弱者。要讲宽容，应该是老板对员工和病人宽容。必须强调的是，千万不要把宽容视为个人涵养，更不要把宽容当作恩赐。联合国的《宽容原则宣言》应该是衡量宽容的准绳。在契约意识还不很明晰的时候，似乎更应该强调宽容。

要做到宽容，首先要对自己有个正确的定位和评估，不要"夜郎自大"。有人讲过，愚昧的背景衬托出智慧，先天痴呆突显出半吊子健康；愚昧的背景一旦消失，智慧就不再；痴呆儿的烘托一旦倒塌，通身的病就会暴露无遗。当一个人从虚幻的高峰一下子坠入真实的深渊，才会真切地发现自己始终没有登上过高峰，而是一直在深渊中挣扎。

对待员工，要有明确的岗位责任制，要让每一位员工知道自己的责权利。在这个前提下，对员工不同意见和不同做法，应该采取宽容的态度。当前，员工频繁流动成了诊所发展的一大难题，如何对待和处理员工离职成了诊所老板颇感头痛的问题。有些诊所有计划地进行全面和系统的教育，妥善处理员工队伍中发生的龃龉，提倡宽容和理解，贯彻实施朱厚泽的"三宽"原则，努力达成共识，员工队伍的稳定性显著提高。

对待病人，更要提倡"以人为本"，要尽心尽责地为病人提供最优质的医疗服务。在不违背医学伦理原则的前提下，对病人的要求和反应，应该采取宽容的态度。

对待竞争对手和其他"利益相关者"，不少诊所老板用"度尽劫波兄弟在，相逢一笑泯恩仇"这两句话自勉，努力营造理想的市场氛围，与广大同道们共同建设健康和谐的口腔医疗环境。

道　歉

美国心理学家林恩·约翰斯顿（Lynn Johnston）曾说：道歉是生活的万能胶，它可以修复世界。

道歉的概念

道歉，我们再熟悉不过了，但又有多少人能够把它说清楚？

查"维基百科"得其解释："道歉，是人类社会的行为，是社交礼仪，也是做人处事的艺术。"语焉不详，着实难以令人满意。社会学家塔维切斯（Nicolas Tavuchis）指出，道歉是一种用语言来表明悔意的忏悔行为，是和谐社会和道德社会必不可少的一种行为，它不只是个人感情或心意的表现，它还是起着社会和道德作用的"言语行为"（speech act）。

首先要指出的是，在我们的语境中，"认错"和"道歉"常被混为一谈。实际上，认错和道歉是很不一样的：认错是道歉的前提，是认识到自己的问题，告诫自己不再重犯；道歉是站在对方的立场，去体会对方的感受，意识到自己的言行给对方造成了伤害，因此而公开表达愧悔之情。由此可见，认错是道歉的必经之路，道歉是比认错更高层次的认识和行为；认错了不一定会道歉，但道歉则必定发生在认错之后。

道歉与否，事关重大。这里，不仅有个人的荣辱，还有组织的群体利益，即使前者不足挂齿，后者则必须誓死捍卫。再说，所犯之错如果涉及制度的缺陷，与其承担责任，不如诿过于天。

话又说回来，人怎么可能没有过失？最不可原谅的往往不是人所犯的错，而是他为了掩饰错误和推卸责任而做出埋没良心、触犯法律，甚至出卖灵魂的事情，英文谓之"the cover-up is worse than the crime"。美国总统尼克松（Richard Milhous Nixon，1913－1994）为掩饰他对水门事件知情，不惜一次又一次铤而走险，视法律如无物，最终身败名裂，黯然下台，就是最好的例子。

古希腊人深信，缺乏省思的生活没有意义（an unexamined life is not worth living）。圣经告诉人们，当真相浮现，自会感到海阔天空（And you will know the truth and the truth will set you free）。真相予我们自由，因为只有在乎和掌握真相，我们才可以从不断摸索的过程中找到解决问题的方法。从尝试和犯错中学习（trial and error）本来就是人类解困释疑（problem-solving）的最有效途径。

再说，错误无论大小，都会给无辜者造成伤害。严重错误造成的伤害有时是改错也无法弥补的。认错赔礼起码可以多少给受害者一些心灵安慰，化解点悲愤情绪。许多悲剧就是欠一句态度真诚的认错道歉的话，以致矛盾激化而酿成的。其实，人非圣贤孰能无过？一个人的一生中不知要犯多少错误。人们正是在错误中汲取了教训，通过认错知晓犯错的根源和危害，从而改正错误使自己成长进步。

知错认错，有错必改，应该是一种正确的为人处世的态度。道理谁都明白，现实却是说起来容易做起来难，人们往往把认错当成一件很羞耻的事，很不情愿当众认错。

如上所述，道歉是一种用言语来进行的社会行为，因此不用言语就没有道歉。但是，只用言语而没有充分承担具体责任的实际行为（说出全部真相），就只是虚伪的道歉，只是逃避责任的道歉。虚伪的道歉或表现为"假惺惺道歉"（tongue-in-cheek apology），如"对这件事我比谁都感到对不起你，但是我当时确实不知道"；或"'如果'式道歉"（if apology），如"如果让你受委屈了，对不起"。这类道歉的当事人只是说自己不该让你有委屈的感觉，却没有承认自己做错了什么，"委屈"也许是你自己敏感、多心、偏执的缘故。为此，许多专门研究道歉的专家都指出，别低估了一声道歉，它不仅仅是一个姿态，而且事关基本的人性，是一种起码的态度，更是对责任的一种态度。所以学者们常常把"悔意"和"承担个人责任"当作真诚道歉的两个关键要素。法学家克利费尔德（John C. Kleefeld）就提出了著名的道歉 4R 定义，即悔意（remorse）、责任（responsibility）、决心（resolution）和补偿（reparation）。

2001 年，美国幽默作家麦考（Bruce MaCall）在《纽约时报》上发表《完美的非道歉的道歉》（The Perfect Non-apology Apology），将没有真正悔意的道歉指为"非道歉的道歉"，并对其做了细致的分析，其中包括替上司扛过或替他人掩饰真相的"形式道歉"（formalistic apology）、为躲避更大罪责的"战术性道歉"（tactical apology）、"无主语道歉"（no subject apology）、利用道歉作解释和表白并反驳指责和批评的"解释性道歉"（explanation apology）。

学者们还指出，道歉的悔意越真诚，承担的责任越明确，道歉就越有效，受害者和公众也就越能接受道歉，越能宽恕和原谅道歉者。但要指出的是，即使是真诚的道歉，受害者也没有必须对道歉者予以宽恕的道德义务。受害者的宽恕是一种善意的礼物，不是道歉的等价交换物。在道歉和宽恕之间起作用的是"同情"（或称"感同身受"，empathy），真诚的悔过释放出来的是心灵的痛苦和煎熬，这会触发他人的同情，给予原谅和宽恕。有的时候，虽然受害者不一定原谅，但社会和公众会欢迎和接受真诚的道歉，因为真诚的道歉和忏悔有助于人际冲突或社会矛盾的和解，有助于整个社会恢复和维持文明的道德秩序。

道歉的力量

美国哲学家和心理学家威廉·詹姆斯（William James, 1842—1910）有一名言："我们这一代人的最伟大发现是：人可以通过道歉的态度来改变人生。"

为了确保正义和公平得到伸张，人类社会在进化发展过程中逐渐形成了"道歉"和"司法"两种方式。道歉和司法处于两个不同层面，前者不能替代后者，但前者在很大程度上能够防止后者的出现，即使到了司法层面，道歉也能大大缓解双方的敌对情绪。被美国《时代》周刊评为"25位最有影响力的美国人之一"的学者，畅销书《高效人士的七个习惯》的作者斯蒂芬·科维（Stephen Covey, 1932—2012）指出：真心、及时的道歉，需要强大的人格力量。

2006年1月26日，美国著名电视节目主持人奥普拉·温弗雷（Oprah Winfrey）以"我犯了个错误"这句话作为脱口秀节目的开场白，令全国观众震惊。事情源自她在先前播出的电视节目中为英国著名女作家弗雷的回忆录中的虚构辩护。她接着说："为弗雷先生辩护让人感觉事实无关紧要。对此我深感抱歉。"因此，她赢得了人们的极大尊重，取得巨大成功。

2009年7月16日，哈佛大学著名黑人教授亨利·盖兹被白人警察克劳利盘问，引起冲突，奥巴马总统在不明事情真相的情况下批评克劳利"种族主义"。后来，奥巴马亲自打电话给克劳利，为自己的过激反应道歉，得到了克劳利和公众的谅解。

道歉是为自己的错误行为和过失承担责任，道歉关乎是非的判断，不是有没有"面子"的事。在文明社会，某人是不是做错了事情，需要有是非的辨别，需要承担责任，不能因为当事人的身份特殊，错的就变成了对的，或者明明错了，大家不能说，不能批评。

2009年，著名电视节目主持人杨澜在一个访谈节目里鼓励大学毕业生勇敢去闯，不要害怕犯错。她称："年轻的资本不是青春貌美而是有机会犯错误"，因为还有时间寻因纠错。

1998年，名列世界第二富豪的巴菲特（Warren Buffett）与佛罗里达大学MBA学生座谈，有人问他在生意上犯过哪些错误，他答曰："那要看你有多长时间听我说了！"接着历数自己投资的种种失误，滔滔不绝。巴菲特每年年终都会致信股东，信中必对自己当年所犯的错误做诚恳的自我检讨。

知名投资家乔治·索罗斯（George Soros）表示，他的优势在于"有认错的勇气"，他的快乐"也来自于发现错误"。他曾说，"对我而言，认识错误是感到自豪的事"，宣称自己的成功"来自于承认错误"。他甚至认为，不能面对自己的错误及其后果的人，在人品上都是不可靠的，因为不承认错误意味着不愿意承担责任，对这样的人，怎么能给予很高的评价？怎么能对他抱有信心？

在《国家的罪过》（*The Guilt of Nations*）一书中，历史学家巴坎（Elazar Barkan）揭示了道歉这一举动所包含的道德成熟和政治效益："承认罪过可以让加害者的良心更干净，也直接有助于他的政治效益。无论是其一还是其二，道歉都表达了一种因造成他人伤害而背负罪孽重负的痛苦，以及对受害人的同情心"。

错误可以原谅，但拒绝承认错误，就无法原谅，因为拒绝承认错误，不但不能从错误中受益，避免再犯类似的错误，还会为了掩盖一个错误而犯更多错误。

为何不道歉

西谚有云，犯错乃人之常情（To err is human）。其实，不肯道歉也是如此。心理学家告诉我们，人有保护自己的防卫机能，懂得用视而不见（denial）、合理化（justification）、自欺（self-deception）等手段拒绝认错。社会越进步，越文明，死不认错的技巧就越高超。

道歉阙如的一个重要原因，常常是"面子"作祟。"面子"，不仅中国有，外国也有，只不过它在中华文化里有着更加丰富的内涵和更加厚重的分量。在我们的语境里，"面子"不仅是一种自尊意识，它还包含着社会名誉和社会地位。"面子"一方面成就人格价值，为了不丢"面子"而奋发图强；但另一方面，害怕丢"面子"就很容易对他人的行为（尤其是批评）反应激烈，睚眦必报，乃至"结下梁子"。人们之所以对许多"小事"反应激烈，往往不是因为事情的本身，而是因为他们强烈地感受到有损自己的"面子"。学者们指出，这种过激反应出自敏感而自卑的受害者心态。所以，在"面子"文化的影子里，人们在交际时都要小心翼翼，稍不注意，就会惹人不快，甚至结怨惹祸。

德国的幼儿园通常会让孩子们围绕一个主题，将各种表达方式混在一起，自编自唱。这些主题多是从小就应该学会的行为规范，"Entschuldigung"（德语：对不起）就是其中之一。让孩子从小学会道歉，也学会接受道歉，通过道歉去培养同理心，正是培养正常人格的必要阶梯。

我国著名美学家李泽厚先生称中华文化为"乐感文化"，有别于西方的"罪感文化"和日本的"耻感文化"。"罪感文化"启发良知，冀望通过忏悔来减轻犯罪感；"耻感文化"强调羞耻，试图用严苛的修行来安抚心灵；"乐感文化"重视现世快乐，企图借伦常生活的快乐实现超越。在"乐感文化"中，忏悔道歉没有位置，因为它们的前提是正视罪的存在。

所以有人说，中国文化这一特点，根源在于性善论，所谓"人皆可以为尧舜"，缺乏对人性中最深的黑暗——罪的认识与反省。我们的文化有懊悔、悔恨、悔过、悔悟、追悔莫及，悔不当初等等，就是没有忏悔，没有道歉。

再说，中国文化是非宗教的，那就需要把某些人当做神化和信仰的对象，臣服于他们。换句话说，中国人缺乏精神上的独立，会向家长和上司道歉，却不会向与自己地位相同的人道歉，更别说向地位比自己低的人道歉了。

道歉的学理性研究

美国人有寻根问底的癖好，对一些我们认为属于司空见惯、习以为常、鸡毛蒜皮的事情，也是如此。有一位罗伯特·恩赖特教授（Robert Enright）就创办了一个"国际原谅协会（The International Forgiveness Institute）"，专门研究与"道歉"有关的问题。经年累月，在"道歉"这个命题下，也着实搞出了一些东西，让人们对这个"人类社会的行为、社交礼仪、做人处事的艺术"有了比较全面深入的认识。

在学理的层面观察"道歉"，他们归纳出了如下几点：

- 没有冒犯行为，道歉便无从说起；
- 道歉是一个道德层面的问题；
- 道歉是对当事人所做的冒犯行为的回应；
- 道歉是在错误行为面前转向"善"的行动。

人们常说：在完美的世界里，不需要道歉。但是，现实世界并不完美，伤害时有发生，随处可见，所以不能没有道歉。20世纪70年代的一部经典电影《爱情故事》（Love Story）中有这样一句名言："爱意味着永远用不着说'对不起'"。其实恰恰相反，爱常常意味着说"对不起"，道歉也是爱的一种表现。有人戏言，洋人常把"sorry"挂在嘴边，所以很少拌嘴骂街。心理学家盖瑞·查普曼（Gary Chapman）就说过："在你的生活里，有一种东西是你必须学会，而且需要勇气和真诚才能做到的，它就是道歉。"莎士比亚（William Shakespeare，1564—1616）也在名剧《李尔王》（King Lear）中说："为失败找借口，最后只会使伤口越来越深。"

道歉的道德意义在于因辨明了事实真相和正义是非而诚心认错，不是出于功利的"修复形象"的需要。为了挽回面子和修复形象而道歉，是诉诸冒犯者的自身利益意识，不是诉诸其道德认知。许多冒犯者往往把自身利益看得比道德认知更为重要，即便道歉有助于修复形象，他们也并不认为道歉是符合其自身利益的行为。更有甚者，觉得道歉不仅不能挽回面子，甚至道歉本身就是一件很没面子的事情。即使有人从他的自身利益出发劝他道歉，他也会觉得那是存心让他丢面子，破坏他的威信，损害他的利益。

社会学家认为，任何一个社会的道德习俗都与其核心价值不可分割，为做错的事情道歉就是最基本的道德习俗之一。英国经济学家凯恩斯（John Maynard Keynes，1883—1946）曾说过："我们说一个人是否正派，用的就是习俗道德的标准。我们用这样的标准判断，哪一种行为需要道歉，哪一种道歉可以接受,哪一种道歉不可以接受。"

自尊是人性中一个非常重要的部分,但它又往往是人们不愿意道歉的主要障碍,原因在于冒犯者:

(1)害怕失去控制。道歉往往意味着放弃控制权,把双方关系发展的决定权交给对方。这种难以控制事态发展的处境,会让人感到很不舒服,那些习惯处于控制地位的人更是难以忍受,所以冒犯者常常不愿意开口道歉。

(2)害怕被拒绝。请求宽恕的人很害怕遭到对方拒绝,因为他们认为这是对其整体的否定。

(3)害怕失败。这是人性的弱点之一。有的人认为,承认错误就等于表示自己待人处事存在缺陷,告诉别人"我是个失败者"。

美国德克萨斯州奥斯汀市圣爱德华大学的汉密尔顿·比兹利(Hamilton Beazley)教授就指出:"没有人喜欢被拒绝,有些人甚至无法容忍被拒绝。请求宽恕对这些人来说比登天还难,因为他们知道接受或拒绝的权力完全掌握在对方手中,而结果很可能就是拒绝。"

在公共道德匮乏的环境里,拒绝道歉、死要面子就会成为冒犯者的常用伎俩。社会学家伯诺特(William Benoit)曾对这种行为做过研究,并总结出以下的规律:①抵赖,"我没错";②大事化小,"有些不妥,但没全错";③诿过,"不是我的错,与我无关";④假羞愧,"虽不是我的错,但我也有责任"。

研究道歉,离不开原谅。在健康正常的人际关系中,有了道歉,就应该有原谅,这是道歉应该得到的,合情合理的回报。原谅意味着放弃惩罚,取消报复,对冒犯者的回归表示认可。原谅不是一种感觉,而是一个除掉障碍,不使冒犯行为成为挡在双方之间的障碍,让关系继续发展的决定。原谅带来和解,虽然这不意味着立即恢复信任,但起码能够做到求同存异。可是,与道歉一样,原谅也不是一件容易的事情,因为:

(1)原谅有可能需要被冒犯者放弃寻求公正。人的习惯思维常常认为冒犯者"罪有应得",不值得原谅。

(2)冒犯者没有做出必要的道歉。许多人的原谅都有一定的条件,即冒犯者的道歉、悔改、补偿。

(3)冒犯的不良后果将持续存在一段时间。当机体或心理受到某种程度的伤害后,不良后果的存在会阻碍被冒犯者原谅。

(4)冒犯行为性质恶劣且一再重犯。

专家们认为,有待原谅的过错可分为非道德过错和道德过错两种,前者无须强求道歉,但后者则是一道永远横亘在双方之间的隔离墙,只有道歉和原谅才能将其拆除。倘若冒犯者拒绝为自己的道德过错道歉,我们可以把冒犯者及其过错托付给良知，而不是寻求报复。对待冒犯者的态度，彰显被冒犯者的个人修养和人格力量。

道歉的艺术

通过多年的咨询和研究，畅销书作家盖瑞·查普曼（Gary Chapman）和著名心理咨询师詹妮弗·托马斯（Jennifer Thomas）认为，道歉可被视为一种艺术，而且是可以学习的艺术。

现实生活中，我们往往可以看到一方真诚道歉，另一方不以为然，双方难以达成和解。由此可见，道歉除了怀有真诚的意愿外，还应该掌握道歉的艺术。

就道歉的时间而言，英国学者托马斯·富勒（Thomas Fuller，1608－1661）指出：若要悔改，越早越好；犹豫之时，许已晚矣。专门研究"道歉心理学"的美国马萨诸塞大学森瑟·弗朗兹博士认为，最佳的道歉时机是冒犯发生后的48小时内，错过后就最好不要旧事重提。而必要的解释，也须雨过天晴，大家心平气和之后再说。

学者们特别强调的是，道歉是"请求"原谅，而不是"要求"原谅，两者有着非常重要的区别。原谅，是一种选择，是选择放弃惩罚，让对方重新回到我们的生活中。原谅，也是一件白白得来的礼物，如果是强求得到的东西，就不是白白得来的礼物了。

就具体内容而言，道歉艺术包含五个最主要的方面，也可称为五种语言。它们没有轻重主次之分，但有个人使用习惯之别。在现实生活中，若能知己知彼，善用其中之一二，便常可收意外之惊喜。

道歉语言一：表达歉意，说"对不起"。

美国当代作家罗伯特·福尔格姆（Robert Fulghum）在《生命中不可错过的智慧》（*All I Really Need to Know I Learned in Kindergarten*）中，把"伤害别人时要说'对不起'"列为他学到的一条最重要的处世原则，因为，表达歉意是良好关系的基石。

需要提醒的是，人的肢体语言和表达歉意的语言往往是一致的，甚至前者比后者更可信。如果在说"对不起"的时候低着头，声音轻柔，面露羞涩，说明道歉是真诚的；相反，如果目光游移，怒目圆睁，甚至咆哮怒吼，则表示道歉是敷衍的。

道歉语言二：承认过错，说"我错了"。

许多人都有这样的误解：承认错误就是软弱，只有失败者才会认错，聪明人能够千方百计地证明自己的行为是正当的。实际上，道歉时仅说"对不起"是远远不够的，人们想要知道的是：你是否真正明白了自己的所作所为是错误的。

追根溯源，这种自我开脱的种子是在童年时播下的。如果小孩子因为一个小小的过失而受到过度的惩罚、谴责或羞辱，其自尊就会降低，并在潜意识中把承认错误和丧失自尊等同起来，甚至延伸为承认错误就意味着"坏"。在这种情感模式中成长起来的孩子，成年后就很难承认自己的错误。

按理说，我们应该知道如何摆脱被扭曲的童年情感模式，勇于为自己的行为承担责任。但有不少人延续着病态的思路，习惯于为自己的过错辩解，强词夺理。

美国成功激励公司（Success Motivation, Inc.）的创始人保罗•麦尔（Paul J. Meyer）说过："成功的最重要因素之一就是坦然承认自己的过错。"美国医生斯宾赛•约翰逊（Spencer Johnson）也曾说："真正的强大，在于有足够的智慧和勇气知错就改。"

道歉语言三：弥补过失，说"我能做些什么来弥补你？"

为过错补偿的"弥补"观念，深嵌在人类灵魂里，法律体系和人际关系都深受这个观念的影响。美国著名牧师安迪•斯坦利（Andy Stanley）在《"好人"叩开天堂门》（Since Nobody's Perfect···How Good is Good Enough?）一书中写道："真正的歉意体现在为自己给别人造成的痛苦做出赔偿的意愿之中。人的内心应该有个声音在说：'我应该做点什么事情，以补偿我的行为所造成的损失'"。

最有效的赔偿是在适当的时间和场合，用适当的语言和方式表达爱心，另外再加上赔付或归还被剥夺的东西（包括物质的和声誉的）。

道歉语言四：真诚悔改，说"我会努力不再做这样的事！"

就道歉艺术而言，"悔改"意味着一个人已经认识到其行为的破坏性，他为给对方造成的痛苦深感抱歉，并决定改变自己的行为方式。

道歉语言五：请求饶恕，说"请你原谅我，好吗？"

请求原谅说明冒犯者意识到自己做错了事情，自己在有意或无意间冒犯了对方。请求饶恕是承认自己的内疚感，表明自己知道应该受到谴责或者惩罚。

请求原谅表明冒犯者愿意把双方关系如何发展交给被冒犯的人来决定。对那些控制欲很强的人来说，请求饶恕，交出控制权是很难的。

请求原谅表示冒犯者希望和被冒犯者恢复关系。冒犯一旦发生，两人之间即会形成一道感情障碍。只有清除这个障碍，关系才能得到进一步发展。道歉的目的就是消除这个障碍。对于被冒犯者来说，这个请求表明冒犯者真心希望彼此关系得以恢复。

上文提及美国作家麦考（Bruce MaCall）在《纽约时报》上撰文提出"无主语道歉"的概念。这种道歉方式看上去是对过错表示道歉，但因没有明确的过错者，所以纵使有抱歉的意思，充其量也不过是"看似道歉的不道歉"。评论家威廉·施奈德（William Schneider）将其斥为一种"为过去开脱"（past exonerative）的修辞语式。

与此相似的，至少还有其他三种看似道歉的不道歉。第一种叫"其实可能是你错"。商业伦理专家劳伦·布鲁姆（Lauren Bloom）在《道歉的艺术》一书中指出，有人喜欢使用一种叫"如果……"的道歉句式，例如，美国前总统克林顿（Bill Clinton）对纽约州前州长马里奥·柯莫（Mario Cuomo）做过这样的道歉，"如果我说的话对柯莫州长或其他意大利裔美国人有所不敬，那么我在此深表歉意。"这种说话方式暗含，"是他们太敏感，不是我真的说错了什么"。这与其说是真想道歉，还不如说是一种自我辩解的说辞。这种策略性的道歉，往往是迫于某种压力而不得不做出的妥协姿态。

第二种是以解释来道歉，它虽然不否定做过的错事，但强调的却是发生错误的"客观"原因。其实，解释与道歉并不一定相互矛盾或抵消。1980 年代，德国对纳粹时期"日常生活"的研究引发过关于解释与悔罪问题的争论，后来达成的基本共识是，解释是为了弄清罪过发生的缘由，但不是为了给罪犯脱罪。

第三种是替人受过的道歉，也就是迫于压力，由责任层次较低的人顶下罪过，做出某种道歉的姿态，以保护对罪过真正负有责任的高位者；或根本就是高位者强迫低位者为过错承担责任，并做出表面的道歉。这种道歉的目的，是度过舆论难关，而不是真正追究罪责并有所忏悔。

要求别人道歉要比自己道歉来得容易。对待他人，与其责问他"你为什么不道歉"，不如等他自己慢慢醒悟。对待自己，如果我曾经做过什么错事，那么在别人责问我之前就有所道歉则比较真诚，而且也比较可能得到别人的原谅。

美国德州达拉斯（Dallas）市一家宾馆制定了应对愤怒顾客的 LEARN 五部曲原则，常被引用：

- L（Listen）＝倾听。倾听顾客的投诉。
- E（Empathize）＝理解。让顾客知道你对他们生气的原因表示理解。
- A（Apologize）＝道歉。
- R（Response）＝回应。努力纠正错误。
- N（Notify）＝告知。再次和顾客取得联系，让他们知道处理措施。

道歉在医疗中的重要作用

美国官方在 1999 年公开承认："（医疗）失误每年夺走多达 98 000 名美国病人的生命"。2007 年，哈佛大学公共卫生系副教授史都德在《健康事务》（Health Affairs）披露，美国每年有 18.1 万人因医院错误而遭到严重伤害，但只有 3 万人提出起诉要求索赔。许多人没有索赔是因为他们没有发现自己是医疗事故的受害者，否则，每年的医疗事故赔偿金额将从目前的 58 亿美元增加到 70 亿～223 亿美元。

虽然在实施医疗行为的过程中，医疗卫生从业人员无不设法提供完美的服务，但现实是，令病人无法满意的事情，随时随地都有可能发生。大量事实证明，当病人处于不满、生气、发怒的时候，他们最想听到的是道歉，而不是借口，即使对方的辩解并非毫无道理。而当医生为自己的过失道歉后，事情的结局一般都非常令人满意。

哈佛大学医学院院长琼里德认为，当医生马上承认错误时，病人或家属就会觉得非常安慰和放松。波士曼等人在 2009 年《健康和生命科学法则期刊》(*Journal of Health & Life Sciences Law*) 上撰文指出，愿意承认错误不仅仅是正确的行为规范，更是一项精明的商业策略。

美国的医疗事故赔偿金额高昂，所以医生必须购买昂贵的医疗事故保险 (malpractice insurance)，而且必须提高医疗费用以支付保险费。自 2002 年起，密西根大学卫生系统 (University of Michigan Health System) 鼓励医生为工作中的失误向病人道歉，在病人提出起诉前先承认错误并提供赔偿。后来，系统特聘律师里克·布斯曼对该项行动做了一次全面认真的检讨，结果显示，整个系统发生的医疗事故诉讼从 2001 年的 121 件下降到 2006 年的 61 例，未解决的索赔案从 2001 年的 262 例下降到 2006 年的 106 例和 2007 年的 83 例。在 2001 年到 2007 年之间的平均处理索赔时间从 20 个月下降到 8 个月，平均索赔金额减少了一半，保险储备金减少了 2/3，年度律师代理费则从实施这个行动前的 300 万美元下降到 100 万美元。这种做法引起其他医学院校仿效，如波士顿医学中心 (Boston Medical Center)、伊利诺伊大学医学院 (University of Illinois College of Medicine) 和斯坦福大学医学中心 (Stanford University Medical Center) 等。

美国科罗拉多州的一位外科医生迈克·伍兹写了一本书，名为《医疗的话语：道歉在医学界的力量》。他在书中写道：一个早已被商界奉行的真理还有待医学界去发现和拥抱：道歉与金钱、是非和对错无关，对于买方（病人）还是卖方（医生）都是如此。道歉的关键是展现道歉者对病人的尊重、理解及使病人满意的承诺；道歉也展现了接受道歉的人的大度，因为他们应该看到道歉者也是人，也会犯错误，因此也值得被原谅。

但也必须强调，凡事都不宜走极端，医生与病人及其家属见面，有时是为了解释为什么当时的治疗是合适的，并非凡见面都要道歉。哈顿研究院的法律政策中心主任科普兰就认为，要使道歉有用，必须向医生提供一些保护，不让他们的诚实成为法庭上对他们不利的证据,确保医生的道歉不能在法庭上作为医疗事故的证据。正因为如此,美国一家保险公司已经公开鼓励投保的医生首先进行道歉,并承诺不把医生的道歉作为索赔评判的考虑因素。

对广大民营口腔诊所的从业人员来说,在当今医患关系还不很和谐的时候,谈论和学习道歉艺术有着更为现实和重要的意义。当然,知易行难,将道歉的话说出口,除了要改变业已形成的思维惯性,要克服长期以来的传统影响,要排除自己内心深处的心理障碍,更要抵御来自各方的非议、批评、指责,难度不小。但从另外一个角度看,当"道歉"成为非常珍稀的品行时,医务人员的只言片语的道歉,甚至一个尴尬羞涩的道歉表示,也会令病人感动不已。毕竟,人性是不会泯灭的。

韬　晦

由来

1989 年 9 月 4 日,邓小平在同几位中央负责同志的谈话中提出,"对于国际形势,概括起来就是三句话,即:冷静观察;稳住阵脚;沉着应付。"后人在总结这段历史时指出:邓小平向我们提出了一个重要的经世,就是在国际舞台上,我们千万不要当头,这是一个根本国策。现在讲述这一段史实的时候,人们习惯将这一段讲话的意思概括为"韬光养晦",简称"韬晦",高度评价这一高瞻远瞩的对外关系策略。

究其原意,"韬晦"中的"韬"是弓或剑的套子;"晦"是农历每月的末一天(当日夜晚昏暗不明)。先人将二字放在一起,将其意引伸为收敛锋芒,隐蔽踪迹。据查,"韬晦"最早见于《唐书·宣宗纪》——历太和会昌朝,愈事韬晦,群居游处,赤尝有言。最典型的应用见于罗贯中《三国演义》第二十一回——玄德也防曹操谋害,就下处后园种菜,亲自浇灌,以为韬晦之计。

我国著名新闻工作者邹韬奋先生(1895—1944)曾在《经历》一书中提及"韬晦":"在那篇说教里特别提到我的名字,说我好得不得了,除学识是怎样怎样的精研通达外,性情又是怎样怎样的谦逊韬晦。"他把"韬晦"和"谦逊"放在一起,都归为个人的"性情"。由此可见,"韬晦"二字不仅能被视为国家大政策略,还可以被当作个人的性情表现。

简单地说,"韬光养晦"就是说我们任何个人任何民族任何时候都有优点、强项、光彩夺目的一面,也有缺点、弱项、晦暗不明的一面。对于"光"的一面,我们要时时想到山外有山,楼外有楼,强中更有强中手,我们那一点"光"实在没什么可炫耀的,要"韬"这个"光",千万不可得意忘形。对于"晦"的一面,我们要时时牢记在心，一旦失去警惕，这些弱点就会给我们致命的打击，"养"就是"怀"和"思"，就是牢记之意，要"养"这个"晦"，千万不要被我们"强大"的表象所迷惑。别人可以不知道我们的"晦"，可是我们自己不能不知道。也可能别人比我们更清楚我们的"晦"，就是希望我们忘掉这个"晦"，要把我们的"晦"暴露出来，这种情况，我们更要"养"自己的"晦"了，否则会损失惨重。

韬光养晦不是无所作为，而是要以谦虚谨慎的态度去作为，要"上善若水，水善利万物而不争"，因为"江海所以能为百谷王者，以其善下之，则能为百谷王"。韬光养晦者不仅要有所作为，而且其作为的目标是成为"百谷王"，达到"天下莫能与之争"的境界。正因为如此，学者们才告诫我们：韬光养晦是价值不是手段，是道不是术，是体不是用，是修养不是计谋，是哲学不是策略。

由此可见，"韬光养晦"四个字，博大精深，"意会"不难，如谦虚谨慎、实事求是、不说空话、不事张扬、不发牢骚、不讲埋怨、不充能、不称霸……但要准确把握，绝非易事，当然也绝非本文之奢望。本文之所以涉及"韬晦"，纯为民营牙科诊所经营管理而已。纵使从此角度看，可议之处依然多矣。

拿"韬光养晦"作为民营牙科诊所经营管理的价值选择，不但未尝不可，或许还是上佳之略呢。回望我国民营牙科诊所的发展历程，不难发现，凡是脚踏实地、苦练内功、低调行事、广结良缘的诊所都平平稳稳，其乐融融；而那些只顾营收、大话连篇、欺名逐利、损伴伤友的诊所都起落无常，怨声连连。本文仅试析"不发牢骚"这一现象，因为它也许是认真实施"韬晦"时最不起眼，最易被忽略，却又是杀伤力最强，危害最大的障碍之一。

牢骚由来

牢骚，是发泄情绪的一种方式。

情绪可以分为与生俱来的"基本情绪"（比如喜悦、愤怒、悲伤、恐惧等）和后天习得的"复杂情绪"（如嫉妒、惭愧、羞耻、自豪、怨恨、窘迫、内疚等）。基本情绪和原始人类生存息息相关，复杂情绪则是从人际交流和生活经验中学习得到。有了情绪，就要发泄；既要发泄，就择方式，如，悲伤时找人倾诉，愤怒时骂人动粗等等。"发牢骚"，常常是心有不满却又无力改变现状时发泄情绪的一种选择方式。

有人戏言，人是"两肩担一口"的动物，故意突出"口"的重要性。无须赘言，口第一位的功能是吃，这是所有动物都会的；其次是言，这就只有人才具备的功能了。中国人做人的理想是成为君子，早在《周易正义•颐》就可查到"君子以慎言语"的句子，因为"祸从口出"。更有甚者，《鬼谷子•权篇》主张："口可以食，不可以言"，干脆主张把口的"言"之功能藏起来。唐朝的刘禹锡无疑算得上君子了，他的体会也是：口"可以多食，勿以多言"（《口兵诫》）。

再往深处说，一个人知书识礼、斯文大方、不说粗话、不发牢骚，不仅是语言习惯和品位修养，更关乎自尊心和荣誉感。从不羞辱不伤害的人际伦理出发，社会对语言的文明底线的要求是不伤及对方，不丧失理智，不失却把持。一般来说，人对污言詈词和诋毁斥责都抱反感之情，牢骚怨言虽然常常有向上的自我期许和自我要求，但因表达方式不妥，引起的后果基本上是负面的。

1946年，汪曾祺在上海没有工作，对社会非常不满，对自己非常失望，常发牢骚，甚至想到轻生。沈从文（1902—1988）知道后写信严厉批评他："横在我们面前的许多事都使人痛苦，可是不用悲观。社会在变化中，骤然而来的风风雨雨，说不定把许多人的高尚理想，卷扫摧残，弄得无踪无迹。然而，一个人对人类前途的热忱和工作的虔敬态度，是应当永存的，且必然能给后来者以极大鼓励的！"后人评论：冷嘲固然是聪明机智的姿态，可它有意义么？发牢骚固然能宣泄郁闷之情，可它有用吗？除此，是不是还应有些其他的东西呢？把自己的懒惰归为时代的不幸，把自己的失职归为环境没有创造条件，是屈服的姿态，是弱者的表现。

社会上的种种现象，不会不给人们的心理带来冲击，不会不在诊所表现出来，诊所员工就难免不发牢骚，成为诊所运营中最令人感到头痛的问题之一。此现象或如涟漪，或如波涛，滑似蛇，隐似影，难以捉摸，难以公开，生命力极强，破坏力极强。企业管理专家们指出：发牢骚是办公室政治最棘手的挑战之一，无论是格子间的普通员工还是坐在套间里的高管头领，无一能够逃遁。诊所虽不是企业，但牢骚同样肆虐，绝不"手软"。

"发牢骚"，英文有个并不完全对应的单词：complaint，意指感觉不公平，发泄不满。周遭环境不理想时，心情难以愉悦，郁闷烦躁常据心头，牢骚就会自然而然地流露出来，在诊所游荡，破坏士气，离散团队，不容小觑。事实证明，容易出现负面情绪的工作团队工作效率必然比较低，产品和服务的质量也必定比较差，即使出现了一个有助于提高诊所业绩的机会，员工们也肯定无动于衷，更别说去主动抓住了。

人在职场漂，哪能避免发牢骚？职场上发牢骚，虽说是常态，但应属禁忌。因为，抱怨什么，并非关键，重要的是它在传递一种负面情绪，除非表达得很有技巧，能够以幽默的方式，从反面化解矛盾，激励人心。发点小牢骚，可说是正常的情绪宣泄，几乎无人能够悻免。再说，偶而发点小牢骚，总比闷在心里好。但是，常发牢骚，不分场合，不分对象，而且超出了一定的限度，事情的性质就变了。

有意思的是，某些专家并不主张完全杜绝发牢骚的现象。北卡罗来纳大学教堂山分校（University of North Carolina，Chapel Hill）心理学教授弗雷德里克森（Barbara Fredrickson）等人的研究显示，当工作团队在一起时，假如支持鼓励等积极互动与反对批评等负面互动的比率，处于 3∶1 左右或更高水平，团队的表现就会达到最佳状态。

正因为如此，如何与爱发牢骚的人打交道，也就成了诊所日常经营活动中必须认真对待的事情。

发牢骚的心理学考量

发牢骚，实为我们日常生活里再平常不过的现象，很多人甚至都意识不到自己是在发牢骚呢。学者们指出，发牢骚有损健康。有研究表明，在长期发牢骚的人身边工作会影响效率。知名作家、斯坦福大学（Stanford University）神经病学及神经科学教授萨博尔斯基（Robert Sapolsky）说，长期接触负面信息会扰乱学习、影响记忆，导致注意力分散、判断力降低。他说，大脑在短时间内处理为数众多的负面刺激信息后，会丧失集中注意力或记忆的能力——如果这种稳定的负面信息流引发了不良情绪，后果将会更加严重。

但有的心理学研究却证明，时常谈论自己的烦恼及发点牢骚，反而有助于"情绪控制"。德国《当代心理学》（*Current Psychology*）杂志报道：适当发发牢骚和不时向人抱怨，有保护主体免受精神抑郁症和心脏病发作，及身心失调损害之功效，其积极意义有二：首先，发牢骚能使发牢骚者对自己的处境进行比较深入的分析，使发牢骚成为找到解决办法的第一步；其次，发牢骚能刺激肾上腺素分泌，有助于抵御容易导致抑郁的忧思。

不可否认的是，大多数研究者都认为，适度地表达愤怒的情绪，有助于纾解压力，在预防心血管疾病上可能有一定效果。当你遇到令人怄气的事，耍耍脾气，纾解烦恼，避免不必要的压力累积，对健康是有益的。反之，当你感到不平的时候，因顾虑某些因素，敢怒不敢言，长久下来，情绪压抑，有可能演变成身体上的疾病。不过，研究者也坦承：患有心脏病和高血压等心脑血管疾病的人，任何程度和形式的生气或动怒都是有害的。老祖宗不也告诫我们"怒伤肝，忧伤脾"吗？

美国哈佛大学还有一项研究表明，适度表达自己愤怒的男性，与选择压抑的男性相比，其发生非致命性心脏病的几率仅为后者的一半，中风的几率也较后者显著降低。

诊所牢骚具传染性

爱发牢骚、牢骚满腹的人，不仅对诊所和上司不满，他们对家庭社会也不满，对同事、顾客、丈夫、太太、孩子都看不顺眼。总之，他们对外界的一切人和事都不满不平。这些人一方面对自己要求宽松，喜欢坐享其成、安于现状、不思进取；另一方面则对别人要求严苛，喜欢横挑鼻子竖挑眼，索求多于给予。他们多不设身处地替别人着想，自私自利、气度狭小、好逸恶劳、贪图享受。他们虽想改变自己的处境，但没有实际行动，遇到挫折和困难就逃避退缩，把原因归罪于外界因素。

诊所工作的顺利开展有赖于团队的密切配合和无间协作，团队的凝聚力是诊所生存发展必不可少的基本条件之一。其实，诊所牢骚最大的危害并不在于具体人和事的对错，而在于它在传递一种负面情绪，在于对工作氛围的破坏，这是任何组织都绝对无法容忍的。如同其他组织，诊所不可能做到事事如意，人人满意，我们要做的事情是如何找出原因，解决问题，继续前进，而不是牢骚满腹，埋怨指责，毫无建树。所以有人一针见血地指出：对组织来说，发牢骚是一种毒药，一种会传染的毒药。

专家们指出，高度情绪化或针对一个让听者也会感到委屈的问题的抱怨者尤其会影响同事的情绪。根据盖洛普调查公司（Gallup Market Research Corp.）在美国对 31 265 名员工所做的调查显示，发牢骚的现象在职场里相当普遍，由此而"消极怠工"的员工比例高达 18%！其直接带来的后果是团队涣散，业绩滑坡。

如何对待爱发牢骚的员工

既然发牢骚是不可避免的事情，那么我们应该如何应对这种现象呢？

一般来说，对爱发牢骚的同事，最好是敬而远之，与他保持一定的距离。但是，在如今以团队为基础的职场中，要想避开发牢骚的人变得越来越难，因为大家往往都是在小组中紧密合作的。亚特兰大企业培训公司 Professionalism Matters 创始人布朗利（Dana Brownlee）指出，如果保持中立，只听不说，闭嘴点头，往往会惹火烧身。他说："在你不知不觉之中，另外一个版本就会活灵活现地流传开了，你会被描绘成那个说某某坏话的人，别人会在背后议论你，把你看成是一个危险人物，你就会处于一种无比委屈却又孤立无援的境地。"盖洛普公司职场管理及员工幸福感调查首席科学家哈尔特（Jim Harter）说，这种负面情绪会"像癌症一样"扩散，大家都很不高兴，后果很严重。

美国一位诊所管理专家建议，如果有人抱怨诊所老板或其他员工，可以这样说来转移话题："好像你和他有事情需要谈一谈"，鼓励他直接和引发他抱怨的人谈一谈。针对那些经常无故抱怨，目的仅在于引起关注的人，他建议这样问："你好像有什么事，对吗？"他说，发牢骚的人先是会看着你，好像要说："你脑子进水啦？！"但接下来，他们要么转移话题，要么不再跟你说话，无论是哪一种，你都可以不再听到他们的抱怨了。

专家们一致认为：当一位同事在抱怨上司时，千万不要卷入其中，不要只是点头和倾听，而应该在不让人觉得自以为是的情况下提出不同的意见，尽管这样做会很难。美国佛罗里达州庞特韦德拉比奇市（Ponte Vedra Beach）一家培训公司的创始人、作家及顾问戈登（Jon Gordon）对这种做法提出了更好的建议："如果你针对其他人的牢骚发表看法，他们可能会完全曲解，然后就会和你疏远，所以最好的办法是先和同事搞好关系，同时以身作则，自己不发牢骚。"

加拿大一家诊所新招了一位员工，他发现这里的同事特别喜欢抱怨：抱怨环境吵闹，抱怨设备陈旧，抱怨老板小气，抱怨同事自私，抱怨病人挑剔……他说，"在这里，要保持乐观的心态是件极其艰难的事情。"当他建议同事们不要抱怨，而是关注解决之道时，没人愿意听，而且"大家还开始议论我"。后来，他有目的地参加了几次有关企业环境和心理咨询的课程，尽量把自己的注意力放在工作上，努力帮助同事解决问题，有意和他们"套近乎"，逐渐地，同事们对他变得友好了，老板还请他协助培训新人。他很有感慨地说，"只有当你做出点东西、亮出自己的能耐的时候，别人才会服你，你讲的话才有人听。"

除此以外，有的人还主张采用奖惩的办法来解决发牢骚的问题。美国 PaceButler 公司新上任的 CEO 佩斯（Tom Pace）手下有 70 名员工，发牢骚的现象相当严重，他做出决定：能保持至少七天时间不发牢骚的人有资格获得每月 500 美元的奖金。经过半年左右的实践，公司的面貌焕然一新。

但也不可否认，有些长期发牢骚的人是真的"有感而发"，他们的"牢骚"就是诊所确实存在的问题，北京一家诊所的一位诊所老板就谈过这样的经历。诊所内某医生什么都抱怨：病人素质太低、提成比例太少、规章制度太严苛……起初，老板很生气，后来实在憋不住了，反问她："那么，你想怎么解决这些问题呢？请你拿出一个解决方案来。"结果，这位医生真的提出了一系列的改进措施，结果是病人多了，诊所业绩提高了。现在，这位医生已经走马上任业务主管，成了老板的得力助手。

发牢骚应该恪守"游戏规则"

既然发牢骚是人之常态，那么，好发牢骚者也须遵守以下的规则：

1. 不要轻易让牢骚脱口而出。心有不满，情急之下，说出来的话往往带有强烈的反叛情绪，并不能被大多数人接受。

2. 不要在诊所发牢骚。诊所是医疗机构，不适合发泄个人情绪，而且带有主观色彩的牢骚很容易被同事误读。

3. 不要事事发牢骚。如果经常发牢骚，事事发牢骚，你的工作效率不仅大打折扣，而且令人对你的工作能力产生怀疑。

4. 沟通永远是解决问题的最好办法。找到问题的关键人物，以平和的态度把问题摆到桌面上来，请对方解决或协助解决。

5．如果某个问题真的很棘手，也要讲究技巧。学会使用幽默的方式抱怨，不仅不会产生副作用，还会令人觉得你有乐观心态。

6．杜绝工作之外的牢骚。工作上的牢骚，再惹人嫌，也是为了工作；而涉及领导、同事个人的评价，会令你戴上"小人"的帽子。

7．如果已对某事发过一次牢骚，也受到了对方的重视，就不要重提往事。努力避免就同一个问题经常发牢骚，形成恶性循环，这是不足取且有害的。

8．与其用讽刺、抱怨的语气发牢骚，何不用委婉、商量的语气，把牢骚变成建议？如"你说话的声音可以稍稍小一点吗？""麻烦你把自己用完的器械冲洗干净好吗？""我们还是别议论×××了，传出去会伤和气的。"

诊所也是社会的一个组成部分，想要在诊所完全杜绝发牢骚是不现实的。对诊所里的牢骚，既不能听之任之，视而不见，也不能惩之罚之，强力压制。正确的解决办法是直面这种现象，真诚地与当事人沟通，找出发牢骚背后的原因，积极解决问题，同时指出发牢骚带来的严重后果，用正面和积极的方法加以引导。

幽　　默

缘由和溯源

2013 年 5 月，台湾清华大学原校长刘炯朗接受《南方周末》专访，在谈及大学生应有的禀赋时说：我们希望学生有创新能力，有领导能力，有口才，有聆听的习惯，有幽默感。

大学生应该"有幽默感"！何其新鲜，发人遐思。

校友叙旧，亲朋忆昔，免不了会开几句玩笑增强感情。纵是严肃场合，紧急状态，插入几句妙语也有调节气氛之妙。对此，人多指谓"幽默"。例如，由伦敦的希思罗机场到奥运村，本来只需 45 分钟，但司机迷路，一接载美国运动员的汽车花了整整 4 个小时，才把运动员送到目的地。伦敦市长约翰逊（Boris Johnson）在记者会上回答记者提问时，不慌不忙地回答："他们踏上了一次意想不到的观光之旅。"又如，1981 年 3 月 30 日，就任只有 70 天的美国总统里根（Ronald Reagan，1911—2004）受枪伤，肺部中弹，但依然在手术后对忧心忡忡的夫人说："亲爱的，我忘了要弯下身来（Honey, I forgot to duck）"。

幽默，本一直存在于人类文化生活之中，但中国传统文论中并无此词。现今普遍认为，"幽默"二字是林语堂先生在 1924 年首次将英文"humor"音译而引入中国的。而 humor 的广泛应用，人们多将之归功于英国人文主义戏剧家琼生（Ben Jonson，1572—1637），也公认英国人是最讲幽默的。在西方社会，

humor 被推崇为高雅之举，他们还把 4 月 1 日定为"愚人节"呢。

尽管早在公元前 2500 年的典籍中就出现了"幽默"二字，但古汉语中的"幽默"与现在作为音译的"幽默"并无关系，儒家强调的是严格的礼节。鲁迅先生曾明示："'幽默' 既非国产，中国人也不是长于'幽默'"的人民。"在江浙一带人气有很高的"脱口秀"演员周立波还曾说，"幽默是自信的表现，这个民族幽默了，这个民族就有希望了。"这，该如何评说？

特点

那么，"幽默"究竟是什么呢？虽然它有着悠久的历史，也被广泛应用于生活，可是对它的认识仍未清晰，纵是词典也有不同解释。漫画家方成说过，连幽默大家侯宝林（1917－1993）也弄不清"幽默"到底是什么，足证"幽默"二字之难以讲得清楚。按他的理解，幽默就是"有的话不能直接说，又憋不住，于是就想办法找个空子，转弯抹角地说出来"。

在美国，有些写作教科书里有专门讨论如何运用幽默的内容，体现了对这个问题的重视。论者认为，幽默要自然，要顺势而行、水到渠成，不要做作、矫饰、勉强、刻意雕琢。但是，更重要的是要注意幽默的伦理，即要运用好的而不是不好的幽默，因为幽默不只是说话者的个人喜好或性格显现，而且是涉及他人的话语行为。所以，运用幽默必须考虑幽默的社会功能、合适与否、对他人造成什么影响（伤害或不伤害）、有什么规范或禁忌、需要注意什么等等。

学者们一致认为，幽默的言论伦理要比一般的言论伦理更严格一些，在运用幽默说理的时候，特别需要考虑对方的感受，以免有意无意地伤害对方。用作批评的幽默，它的讽刺和戏仿（更不要说挖苦和嘲笑）具有一般言语没有的"杀伤力"。它不仅会造成伤害，而且会把公众注意力从讨论的问题转移到说话者身上，从而消解了要讨论的问题。

有人说，幽默意味着伤害，因为笑话中总是包含嘲弄他人和幸灾乐祸的成分；但也有人说，幽默包含着治疗，因为幽默让痛苦变得更容易忍受，让我们更有能力去应对不幸。实际上，"伤害"和"治疗"都不是幽默本身，幽默只是提高了人们应对已经存在的伤害和痛苦的能力。自嘲式的幽默就更像是预防针：如果我都能拿自己开玩笑的话，那么谁还能用嘲笑来伤害我呢？因此我们可以说，幽默既是伤害，同时也是治疗。更有人非常聪明地指出：幽默家常忧郁，并非因为他要伤害自己，拿自己开涮，而是幽默家的本性就是忧郁，他们善于用幽默来治疗忧郁。

在《个性与幽默感》（*Personality and Sense of Humor*）一书里，以色列学者艾弗纳•兹夫（Avner Ziv）按社会功能把幽默分为五种：①攻击型幽默：用幽默来嘲讽挖苦，从而使别人丢脸，伤害别人的自尊；②性幽默：涉性或猥亵的语言或暗示会带来情趣，也可能构成骚扰；③社交幽默：它帮助个体间沟通、引起他人注意、轻松场面、化解紧张，或用自嘲来挽回面子；④克服焦虑的幽默：用以缓解压抑、克服忧郁和不安，令人得以用乐观的态度对待人生中不如意的事情；⑤智力型幽默：表现与众不同的看法和思考，可以是真智慧，也可以说抖机灵，耍小聪明。

显而易见，在牙科诊所这个特定环境里，第四种幽默是最适合的，其次是第五种，另外三种幽默，虽然也可称为幽默，但绝不应该使用。话虽这么说，可要清晰地认识和界定幽默，恰如其分地使用幽默，还真不是那么容易的呢。既然如此，不如从它的特点入手，也许会对了解其定义有所助益。

幽默的一个鲜明特点就是意会性，即"只可意会，不可言传。"

有关牙科诊室内医患沟通的幽默小段子，古已有之。比如，关于拔牙收费与治疗时间，一个西方幽默的经典桥段是：病人问牙医："为什么您拔一颗牙只需要短短五分钟，却收费150美元？"幽默的医生回答："您如果觉得五分钟太短，我其实可以给您拔上五十分钟。"

被誉为"幽默大师"的作家林语堂（1895—1976）在《论幽默》中如是说："凡善于幽默的人，其谐趣必愈幽隐；而善于鉴赏幽默的人，其欣赏尤在于内心静默的理会，大有不可与外人道之滋味。与粗鄙的笑话不同，幽默愈幽愈默而愈妙。"由此可见，幽默既非通过"明言"相传，也非用直露的方式表达，而是通过人的揣摩、咀嚼、联想、玩味等思维过程来会意。

美国前总统林肯（Abraham Lincoln，1809—1865）长相很丑，却常以自嘲增添个人魅力。一次，对手攻击他"说一套，做一套，有两张脸"，他平静地回答："刚才那位先生说我有两张脸。如果我真有两张脸的话，我能带着这张丑脸来见大家吗？"

1963年，美国物理学家奥本海默（Julius Oppenheimer，1904—1967）荣获美国原子能方面的最高奖励—费米奖。颁奖典礼上，他在走向主席台时打了一个趔趄，担任主持人的美国总统约翰逊（Lyndon Johnson，1908—1973）伸手扶了他一把。奥本海默轻轻推开他的手，说："总统先生，当一个人行将衰老的时候，你去扶他是没有用处的，只有那些年轻人才需要你去扶持。"传说，法国作家萧伯纳（George Shaw，1856—1950）巧遇一贵妇，贵妇说，我们结婚，生个孩子，肯定像你一样聪明，像我一样漂亮。萧伯纳回答说，不一定。要是像我一样丑陋，像你一样愚蠢怎么办呢？

幽默的另一个显著特点是创新性。

欧美学者对幽默的研究都把创新能力放在重要位置，把幽默视为创新能力与国民素质的核心部分。著名作家马克·吐温（Mark Twain，1835—1910）曾在一次酒会上用"狗娘养的"骂一些国会议员虚伪，后者要求其道歉，两天后他登报声明："前日鄙人在酒会上说'美国的一些国会议员是狗娘养的'，此话错矣，我深表歉意，并郑重声明：'美国国会中一些议员不是狗娘养的'。"

幽默还有一个人所共知的特点：智慧。幽默与智慧结伴而行，没有智慧的人硬要模仿时常油嘴滑舌，尖酸刻薄，与耍嘴皮子无异。

有一年圣诞，一些文人应邀去意大利佛罗伦萨度假，聊天时说到八十年代的朦胧诗被有些人批评说看不懂，著名画家黄永玉说："鸟叫很好听，但是谁知道它叫什么呢？"漫画家方成和一友人闲坐无聊，友人说："咱们喝两口。"他说："好啊，我打电话再叫两个来。"不一会儿来了两位，其中之一进门就说："我们是招之即来。"方成立即接答："你们是挥之不去。"1980 年，里根（Ronald Wilson Reagan，1911－2004）在总统竞选讲话时，原本想说卡特（James Earl Carter）带来"经济衰退"，却说成了"经济萧条"，引起一阵骚动。不料，里根却能及时补救，出人意料地解释："如果卡特一定要拿到定义，我可以这么给他下：你的邻居失业叫衰退，你自己失业叫萧条，而卡特的失业——则叫复苏。"

在真实的牙科诊疗沟通中，病人对医生提出一些对治疗效果过分的期待与要求时，医生既可以表示出为难，但是更可以用轻松幽默来化解，并取得病人的理解。如：当病人做完烤瓷贴面美学修复时，问医生："我花了这么多钱，您花了这么大功夫，做的这颗牙能够管保用一辈子吗？"一位意大利著名的美学牙科修复大师是这样回答的："就连上帝给您的这副牙齿，都不能打包票用上一辈子，我不是上帝了，这个问题……"

此外，幽默有一个常被人忽视的重要特点，那就是它的高格调。幽默与教养密不可分，没有教养的幽默是装腔作势、颐指气使、尖酸刻薄、粗野放肆。

美国前总统里根在 1980 年遇刺受伤，情况危急，进入手术室前，他对大夫和护士说："麻烦你们告诉我，你们都是共和党人。"医生们心领神会，笑着回答："总统先生，我们向您宣誓，今天我们全是共和党人。"侯宝林访美国时，外国记者问他："美国总统里根原来是个演员，您也是个演员，在中国可有他那样的荣誉？"侯宝林答："里根先生我知道，他是二级演员，我是一级的。"

有人说，语言是一个人教养的标志，这并非耸人听闻的夸大其词。教养的传承，不仅包括行为举止、衣着打扮、待人接物，还包括幽默的言谈和表达。从文艺复兴时期起，幽默就被认为是有教养、符合礼仪的行为和语言。有教养的语言不需要板着面孔，一本正经，装腔作势、颐指气使，它其实总是具有幽默、轻松、机智的特点。有教养的语言说理而不专横，优雅而不粗俗，得体而不放肆、轻松而不做作。

按照林语堂的说法，"有相当的人生观，参透道理，说话近情的人，才会写出幽默作品。无论哪一国的文化、生活、文学、思想，均是用幽默滋润的。没有幽默滋润的国民，其文化必日趋虚伪，生活必日趋欺诈，思想必日趋迂腐，文学必日趋干枯，而人的心灵必日趋顽固。其结果必有天下相率而为伪的生活与文章，也必多表面激昂慷慨，内心老朽霉腐，五分热诚，半世麻木，喜怒无常，多愁善感，神经过敏，歇斯底里，夸大狂，忧郁狂等心理变态。"

需要强调的一点是，善于幽默的人，决非糊里糊涂，"脑子进水"，或圆滑世故，毫无原则，他们必定是观人审事入木三分，敢于直言不讳的人。

在牙科诊所的诊疗环境里，主诊医生既可表现出严肃的专业属性，也可充分展示高雅的幽默个性，通过对疾病对人生的理解，取得病人的信任和友谊。比如，当年，一位在中央任职的德高望重的老人家，听到年轻医生草率的一句："这个牙坏成这样，已经保不住，必须得拔。"而大为不满时，陪伴一旁的老主任笑眯眯地解释说："某老，您这颗革命的牙齿，陪同您爬雪山过草地，啃草根嚼皮带……历经多么多年艰苦岁月的洗礼，已经千疮百孔，站立不稳了，我们会用一颗崭新的牙齿替代它，让您永葆革命的青春……"

上面说了幽默那么些特点，还必须强调"笑"这个基本属性。人类是唯一会笑的动物，笑被认为是代表人性和自由的力量。幽默会引起笑，这是人所共知的。但是，幽默并不等同于"笑"。

有智者言，"笑"可分为三个层次。第一个层次是笑别人；第二个层次是笑自己；第三个层次不笑任何人，既不笑别人，也不笑自己，而是笑世间万物，此乃笑的最高境界。

幽默借助似是而非或似非而是的手法，巧妙、灵活、风趣，因此更多的是产生令人哑然失笑或会心一笑的效果，比开怀大笑更精致，更能带来思考的满足，更难忘，是更理智，更成熟的笑。幽默的笑不伤害人，不恶心人，不挖苦人，不尖酸刻薄，不粗野放肆，不以贬低别人为目的，不以讽刺挖苦为乐趣，是奥地利精神分析学家弗洛伊德（Sigmund Freud，1856—1939）所说的"无害的笑"。

在人类的日常生活里，"笑"是不可或缺的一种感情表达方式，尽管其背后的真实含义多种多样。在众多能够产生"笑"的效应的方式中，被经常提及的有幽默、诙谐和滑稽。幽默和诙谐有颇多相似之处，但与滑稽则有本质的区别。滑稽，滑乃乱的意思，稽有同的意思。林语堂在《论幽默》中就指出："'幽默'一词与中国的老词儿'滑稽'，两者颇多混乱之处。滑稽一词包括低级的笑谈，意思只是指一个人存心想逗笑。我想，幽默一词指的是'亦庄亦谐'。"在他看来，幽默的笑最上乘，"各种风调之中，幽默最富感情"。"幽默既不像滑稽那样使人傻笑，也不是像冷嘲那样使人于笑后而觉着辛辣。它是极适中的，使人在理智上，以后在情感上，感到会心的甜蜜而微笑的一种东西。"

现在一般认为滑稽是喜剧性的表现形式之一，以言语、动作、形象等引人发笑，它有时还难免带庸俗成分，通过挖苦嘲笑与插科打诨，乃至越出常规的荒诞方式，揭露对象的自相矛盾和可笑之处，达到批评讽刺的目的。滑稽的表现形态常见于戏剧（特别是哑剧、滑稽剧等）、小说、相声、小品、漫画及日常生活。现在流行的"黄段子"或"荤笑话"可以很滑稽，但不是真正的幽默。

作用

列宁（Владимир Ильич Ульянов，1870—1924）说过，"幽默是一种优美的，健康的品质。"挪威一项研究显示，拥有幽默感的人比缺少生活乐趣者更长寿，极具幽默感的癌症患者的死亡率比缺乏幽默感者低 70%。宾夕法尼亚州立大学（Pennsylvania State University）在 2011 年的一项研究还发现，开怀大笑跟拿到一张数额巨大的奖金支票时所刺激到的是大脑中相同的一些区域。

一些科学研究还证明，沉闷乏味的人和具有幽默感的人在以下几个方面存在着差异：

（1）智商：幽默感测试成绩较高的人，智商测验成绩也较高；缺少幽默感的人，智商平平，缺乏应变能力。

（2）人际关系：有幽默感的人，人缘比较好，可在短时间内缩短人际交往的距离，赢得他人的好感和信赖；缺乏幽默感的人，在人际交往上有一定障碍，在他人心目中的形象比较差。

（3）工作业绩：在工作中善用幽默的人，总能保持良好的心态。调查发现，工作中取得成就的人，并非都是最勤奋的人，却往往是善解人意和富幽默感的人。

（4）面对困难：幽默使人在困难前更乐观、豁达、自如，比较容易消除紧张和焦虑；缺乏幽默感的人心理负担沉重，难以解脱。

企业管理专家也发现，幽默有助于消除敌意，缓解摩擦，防止矛盾升级，激励士气，提高生产效率。美国科罗拉多州（Colorado）一家公司通过调查证实，参加过幽默训练的中层主管，在 9 个月内业绩提高了 15%，病假次数则减少了一半。事实证明，幽默可以化解压力，有很高的主观幸福感与乐观人格，可以提高人际交往能力，营造和谐的人际关系。

关于幽默在社会上所起的作用，德国著名社会学教授齐德费尔德（Anton Zijderveld）在其成名作"幽默社会学"（Soziologie des Humors）中表示，政治笑话虽然不能改变社会，但幽默对于人心的影响很重要，这就是"幽默"之所以恒常受到独裁者百般阻挠和严厉惩罚的原因。2015 年 1 月 7 日发生在法国巴黎的政治漫画周刊受恐怖袭击一事，也为此说作出了最有力的注解。

实践

口腔诊所的经营者都有这样的共识：富幽默感的医生特别擅长医患沟通，格外受病人的青睐和欢迎。

幽默有那么多特点，还有如此多好处，当然广受欢迎。综上所述，幽默虽然格调高雅，独辟蹊径，充满智慧，相信你我之辈绝非"愚不可及"，必定能够掌握个中奥妙。

加拿大卡尔加里（Calgary）的公共演说家、作家和职场幽默顾问迈克尔·克尔（Michael Kerr）告诫人们：在开玩笑的时候，要保证语气友善、不带讽刺，并做好幽默应答别人的准备，最好把玩笑对象转移到自己身上来，比如说"一般人可不会做刚才我做的那种事"或者"不错，今天我感觉压力山大。"

纽约的幽默教练安德鲁·塔文（Andrew Tarvin）也提醒人们：懂得察言观色、恰当选择玩笑内容非常重要，如果听者变得紧张、转移视线或者眯上眼睛，就说明这不是说俏皮话的时候。

最后需要强调的是，幽默不能提倡。看来看去，还是聪明绝顶的钱钟书说得深刻："幽默提倡以后，并不产生幽默家，只添了无数弄笔墨的小花脸。挂了幽默的招牌，小花脸的身份当然大增……但他跟真正有幽默者决然不同。真有幽默的人能笑，我们跟着他笑。假充幽默的小花脸可笑，我们对着他笑。小花脸使我们笑，并非因为他有幽默，只因我们自己有幽默。提倡幽默作为一个口号，一个标准，正是缺乏幽默的举动。这不是幽默，这是一本正经的宣传幽默，板了面孔的说笑。""假如一大批人，嘻开了嘴，放宽了嗓子，约齐了时刻，成群结党大笑，那只能算下等游艺场里的滑稽大会串"（《写在人生的边上·说笑》）。

综上所述，幽默固然好，行之实在难。环视周围，我们总会发现善用幽默之人，他们不但与同事相处甚欢，还能在医患沟通时长袖善舞，尽享让人羡慕不已的"病人缘"。但也必须指出，和同事幽默易，与病人幽默难。在事关健康医疗的事情上，如果缺乏悲天悯人的情结，没有一定程度的人文修养，掌握不住稳妥适宜的度，切忌与备受疾病之苦的病人幽默，由此所致的恶性事件绝非罕见，令人刻骨铭心。如此看来，刘炯朗校长提出大学生应该具备幽默禀赋的见解，可谓真知灼见啊。

交　友

人际关系

从形态结构看，"人"字已简单到无法再简单的地步了；从语境看，"人"字则完全可以位居内涵最复杂的文字之前列。古人聪明，"做人难、人难做、难做人"九个字道出了"人"字的深奥。忆当年，作家戴厚英以《人啊人》一书走红大江南北。

"人"之所以复杂难解，之所以玄妙莫测，当然有生物学的解释，但若从社会学角度看，人与人之间的关系，即"人际关系"，占据了很重要的地位。人是社会动物，孤立的人，如同"罗宾逊"，仅存在于想象之中。再仔细琢磨，人们平常所说的"人事关系"并不准确，因为那不是"人"和"事"的关系，而是"人"和"人"的关系，所以应为"人际关系"。

人和人之间是有疏离感的。这种疏离感也许是因为现在的可选择性太多了，朋友太多，忙碌的事情太多。其实，人与人之间的了解和沟通是很匮乏的。学者李银河曾撰文表达自己对"精神孤独"和人际关系孤独的看法。她认为，人生在世，除了物质生存之外，在人际关系上也不可能完全孤独。人从出生起就离不开人际关系，至少离不开父母亲情，否则不会出生，无法存活。血亲无法选择，姻亲和友人却是可以选择的，可以凭自己的喜好决定要还是不要，有还是没有。一般来说，人总是害怕孤独的，因为人天生需要他人帮自己提供物质的基本条件和人际关系这两样东西，缺了这两样东西，人无法生存。在这种环境中长大，耳濡目染，人就在精神上也培育起依赖他人的心理，内心形成了一种依赖他人、与他人难舍难分的冲动。这种冲动发泄在有血缘关系的人身上就是亲情；发泄在有爱情关系的人身上就是爱情；发泄在有朋友关系的人身上就是友情。有了这些联系和情感，人才会有自然而良好的感觉，无法容忍没有这些情感的生活。正因为如此，人才会害怕孤独，讨厌孤独，觉得孤独是一件非常凄惨的事情。不仅不能忍受现实生活中的孤独状态，而且不能忍受精神上的孤独。

美国犹他大学（University of Utah）的伯特·内野（Bert Uchino）发现，医学上用于衡量细胞寿命的染色体"端粒"与人际关系有关，人际关系越是不好的人，"端粒"通常越短。社会学家们发现，牢固的社会关系可以降低死亡风险，其效果与戒烟相似，而孤僻对人的伤害则达到肥胖的两倍。

要摆脱孤独，就需要一个"共识"，这种共识一旦被破坏，再建就非常困难。德国当代最重要的哲学家、社会理论家哈贝马斯（Harbermas）认为，达成这种"共识"的最佳途径就是带着学习的欲望和心态去沟通，但其难度很大，因为人都是怀揣私利去交往的。学者告诉我们，日常的人际交往常常是表层和潜层同时发生，而且，难以解释的是，潜交往中对对方的意图、情绪、动机和目的的直觉，往往更为准确。

现代心理学认为：理性是人所特有的一种思维属性，在社会生活中，理性起着极大的作用。但是，人的精神生活并非纯理性的，人们同时还受情感、欲望、意志、直觉、理想、幻想、灵感、潜意识、习惯等等因素的影响，这些不自觉的、自发的、偶然的、非逻辑的精神现象便是人的非理性因素和非理性的精神活动。这就是"潜交往"的心理学基础。

人类社会中的误解和纷争，更多是因潜交往而致。既然如此，那就需要有一套机制，大家都按"游戏规则"行事，对各人的私利都持理解和宽容的态度。在这个规则指导下，虽然人际交往并非绝对公平，但尚在合理范围中。任何社会，只要存在，其背后都有这种自我意识，社会学家称之为"信赖机制"。有了这一"信赖机制"，人际关系就不会破坏殆尽，和平相处，相安无事。

人际关系之外在表现即是伦理，伦理是指在处理人与人，人与社会的关系时应遵循的道理和准则，是人与人之间合理的分际与职分。人与人之间，藉由思想、感情、行为的互相交流而产生互动关系，其中包含文化传承和社会制度。中华民族非常讲究"人伦"，非常重视人际关系。《论语》"颜渊篇"中有言："齐景公问政于孔子。孔子对曰'君君，臣臣；父父，子子。'"意思是君臣父子各守分际，各尽职分。古人说"名正言顺"就是让每个人按其角色、职责、位置而有适当之思想、言语、行为及价值观，这才是"天下太平"的根本保障。

社会学把"人际关系"定义为"人们在生产或生活中建立的社会关系"，心理学把"人际关系"视为"人与人在交往中建立的心理联系"。我们日常所讲的"人际关系"，指的是人与人交往关系的总称，包括亲属关系、朋友关系、学友（同学）关系、师生关系、雇佣关系、战友关系、同事关系、领导与被领导关系等等。每个个体都有其独特的思想、感情、背景、态度、个性、行为模式、价值观念，由此构成的人际关系错综复杂，影响着每个人的生活和工作，呈现出吸引、排斥、合作、竞争、服从、对抗等现象。人际关系对组织而言，影响气氛、沟通、运作、效率，对社会来说，波及文化表现和制度运行，有着不可忽略的作用。

"人际关系"之所以重要，是因为它是人的基本社会需求，它有助于了解自己在社会上的定位和作用，实践自我和肯定自我，还能够鉴定自身的心理健康状况。

曾在1991年担任日本第78届首相的宫泽喜一（1919—2007）在反省自己执政失败的经验教训时曾说："我的政权之所以崩溃，其原因用一句话来概括，就是我不会在党内搞人际关系。"据说，他是出了名的不会阿谀奉承的政治家。

"人际关系"具这样的特点：

● 它形成于人们的交往过程，没有接触和交往就不会形成，一经建立，必直接体验到；

- 人际关系中，个人角色的重要性常取决于他人对其之态度；
- 人际关系影响着人的情感：或彼此接近，相互吸引，令人心情舒畅；或彼此分离，相互排斥，令人孤独抑郁。

关于人际关系的分类，研究者的侧重点不同，分类方法也就有所区别，被引用比较多的有 David Hingsburger 在 1989 年提出的朋友型、爱情型、性爱型和职员／专业型；有 Tong Lake 在 1981 年提出的权力型、交易型、爱情型。在中国，最为人们熟知的是孔子提出的君臣、父子、兄弟、朋友、夫妻；比较有代表性的是张宏文在 1996 年提出的陌生、相识、朋友、爱侣。

战国时期的魏国魏文侯（前 472 年－前 396 年）说过识人五法：①居视其所亲：看一个人平常都与谁在一起；②富视其所与：看一个人如何支配自己的财富；③达视其所举：一个人处于显赫之时，就要看他如何选拔部属；④窘其所不为：当一个人处于困境时，就要看其操守如何；⑤贫视其所不取：人在贫困潦倒之际是否不取不义之财。

明代著名作家张岱（1597—1679）说过两句话：一句是"人无疵，不可与交，以其无真气也"，另一句是"人无癖，不可与交，以其无深情也"。翻译成白话文，第一句是：人没有毛病，不能跟他交往，因为他是个死人，没真气当然是死人，而且只有死人才没有缺点；第二句是：人没有爱好和兴趣，不能跟他交往，因为他是个冷血动物，没深情，当然会冷漠以至冷血。

说到"人际关系"，美国社会学家博恩·思希的"1:25 裂变定律"不能不提。该定律说：你如果认识一个人，那么通过这个人，你就有可能再认识 25 个人；如此类推，每一个人都有机会认识难以计数的人，而这些人都不难归类以对。这一理论曾被西方商界广泛采用，还被引入成功学领域，被视为事业成功的黄金定律。另有一种人际交往理论，说的是，只要通过 6 个人，你就能找到任何一个你想找的人。思希在 2004 年 7 月到中国访问后对自己的人脉理论产生了怀疑，因为他发现中国历代皇帝有一半以上是被自己身边的人害死的。经过反思，他认为自己提出的理论看似颇有道理，但深入分析就会发现谬误，可惜他没有指出谬误之处。有人说过：无论你的产业有多大，人脉有多广，你实际上需要琢磨和提防的，迫切需要应对的，不过是你身边的那几个人；同样，真正给你爱和你真正能爱的，也是那几个人。这，也许就是博恩·思希想说，而没有说的。

美国著名演说家尼克·摩根（Nick Morgan）在《权力线索：领导团队、说服他人和个人影响最大化的微妙科学》（*Power Cues：The Subtle Science of Leading Groups，Persuading Others，and Maximizing Your Personal Impact*）一书里指出，人在潜意识里会把自己周围的空间分成四块区域，由远及近分别是：公共区、社交区、个人区和亲密区。他认为，"人与人之间的重要事情都发生在个人区和亲密区"，"由于亲密区属于禁区，所以，如果想获得成功，人们肯定希望进入个人区"，"只要能拉近距离，便可增强信任和联系，哪怕是一点距离都行"。

在人际关系中，议论最多的，非"朋友"莫属。古汉语里，"朋友"二字时分时合。"朋"字最早指同门，同师之徒互称为"朋"，类似现代"同学"之意；"友"字则用以形容兄弟间的相互拥有和助佑，为"有"和"佑"之意。

先人有"君臣有义、父子有恩、兄弟有序、夫妇有别、朋友有信"之说，可见"朋友"属于儒家的五种人伦关系之一。《诗经》认为，"虽有兄弟，不如友生"，即兄弟有时还不如朋友。孔子在《论语》开篇就说"有朋自远方来，不亦乐乎！"，视朋友来访是一件很快乐的事。

儒家的友道，主要体现在学问道德层面。孔子教导："朋友切切偲偲，兄弟怡怡"。"切切偲偲"是互相切磋、督促的意思；"怡怡"是和顺的样子。孔子回答子贡交友之道的提问时仅用"忠告而善道之"六字，即朋友如有不是之处，应尽忠直告善意引导。孟子也说："责善，朋友之道也"，意即责求善行乃朋友相处之道。

孔子还把朋友分为益友和损友："益者三友，损者三友。友直，友谅，友多闻，益矣。友便辟，友善柔，有便佞，损矣。"在他看来，和正直的人为友，和诚实守信的人为友，和见闻广博的人为友，是有益的；和便辟（外表端庄，内无真诚）的人为友，和善柔（处事圆滑，没有原则）的人为友，和便佞（花言巧语、夸夸其谈）的人为友，是有害的。曾子也说"君子以文会友，以友辅仁"，主张通过讲习礼乐文章来聚会朋友，相互辅助，增仁长德。孟子也有"友也者，友其德也"之说。综前所述，儒家强调的友道是以仁义为归宿，看重的是志同道合，而非把朋友看作关系、看作交易、看作社会资本，交友时只盘算投入与回报，只考虑"多一个朋友多一条路"这样的功利得失。

社圈论

学者严家其曾在其名著《君主论》中提出人际关系中的"社圈论"，引起学界热议。在严家其看来，人生如乘列车，就像一个人乘火车，从一个站台上车，在车厢中遇到各色各样的人，不同人在不同站台下车。一些人给人们留下良好印象，下车后令人怀念；一些人在同一节车厢冲突，一旦下车，再遇的机会很少。纵然父母，从我们上车时起即在一起，他们下车后，再难相见。乘车时，和各式人等发生关系，形成"社圈"。一般来说，每个人都有三个社圈：家庭是"第一社圈"，因工作及日常事务和自己密切联系的那些人构成"第二社圈"，通过舆论和大众传播工具而了解自己的所有人构成"第三社圈"。现实生活中，并非每个人都有三个社圈，流浪汉没有"第一社圈"，默默无闻的平民百姓几乎没有"第三社圈"。

通常，作为"第一社圈"的家庭至少由两个成员组成，有"消费职能"、"生育职能"、"感情职能"等。"第二社圈"形式多样，对工人来说，工厂和车间的成员是"第二社圈"；对机关干部来说，机关同事是"第二社圈"，所以"生产职能"、"工作职能"是第二社圈的主要职能。在当代，著名演员、运动员、科学家、发明家、作家的"第三社圈"都十分广大，有的甚至超过国家元首和政府首脑，比如巴西球王贝利（Pelé）、日本演员高仓健（1931—2014）、中国女排运动员郎平等，他们有非常广泛的社会影响，所到之处都造成轰动。

就单个的个体而言，与"第一社圈"的家庭成员的关系都会比较密切，纵使有分歧有矛盾，也是暂时的，容易消融的，彼此能够几十年始终在同一节列车上。以电视、广播、报刊、网络为媒介的"第三社圈"影响面很广很大，但水分很大，很容易建立起来，也很容易消失逆转。相对而言，与同学、同事、朋友形成的"第二社圈"往往最难捉摸，最难驾驭，却又最能够考验人，当事人与这些人之间的恩恩怨怨，真是"剪不断，理还乱"。

从人与人之间的利害关系来看待"社圈论"，"第一社圈"各成员之间的利害关系非常密切，且没有根本冲突，可说是"息息相关"，"生死与共"；与"第二社圈"成员之间，存在着密切程度不一的利害关系，但很少完全一致，有时甚至是你死我活的；与"第三社圈"，关系松散，几乎不存在利害关系。

● **第一社圈**

如上所述，第一社圈指的是家庭，狭义上的家庭是配偶和子女，广义上的家庭则指所有有血缘关系的人。现代社会，"家庭"的概念只限于配偶和子女，世界各国在办理移民事项的时候，"家庭成员"所指就是这个社圈。在此社圈，人们考虑的是夫妻之间是否融洽，子女是否争气。影视作品中，常有执法人员请出作案人的家庭成员阻止罪案发生的情节，可见家庭是社会的基础，家庭是否和睦，直接关系到社会是否稳定。一般来说，由于家庭成员之间没有根本的利害冲突，所以大家"其乐融融"，相互之间的关系是比较好相处的。

国人多以为西方人的家庭观念很淡薄，家庭关系很松散。和老外接触多了，在西方生活时间长了，即可醒悟是误解了。中国人讲"家和万事兴"，外国人也说"Home, home, sweet home."美国肯尼迪家族第二代传人约瑟夫·肯尼迪（Joseph Kennedy, 1888—1969）有一名言："衡量一个人的成就，不能看他赚多少钱，而要看他所建立的家庭。"哈佛大学心理学教授艾瑞克·艾里克森（Erik Erikson, 1902—1994）说过："一段丰富的人生，必须在事业、健康和家庭三方面达到均衡，为追求其中一项而牺牲另外两项，都将导致晚年遗憾。"古今中外，此类警句名言可说是汗牛充栋。

就配偶而言，中国民间有许多诸如"夫妻没有隔夜仇"和"床头吵架床尾和好"之类的话语，非常生动地描述了第一社圈配偶之间的关系之本质。古人元稹（779—831）就曾作诗《遣悲怀》："昔日戏言身后事，今朝都到眼前来。衣裳已施行看尽，针线犹存未忍开。尚想旧情怜婢仆，也曾因梦送钱财。诚知此恨人人有，贫贱夫妻百事哀。"被誉为名篇。基督教婚礼的誓词感人肺腑，传颂至今："无论是顺境或逆境、富裕或贫穷、健康或疾病、快乐或忧愁，我将永远爱着您、珍惜您，对您忠实，直到永永远远。"公平地说，民营口腔诊所从业人员的家庭基本上都是幸福美满的。但是，不时也有个别"饱暖思淫欲"之类的传言，不可等闲视之。

对子女，国人有着强烈的"望子成龙"的传统，独生子女政策对这种意识更起了推波助澜的作用。都说可怜父母心，做父母的都会尽其所能，为子女的成长创造最好的条件。可是，现实如何？就拿上大学来说，那千百万把孩子送进大学的天下父母，辛苦赚钱，无私供养儿女上学，让他们解除后顾之忧，不用担心生活问题，期望他们努力学习，出人头地。同道中，将孩子送往国外已成风气，但摆在父母们面前的严峻挑战，是认识和了解他们，知道他们的需求和困扰，给予支持和疏导。难怪许多有识之士说，现在的孩子，需要的是尊重、理解、信任、包容，是引导、担当、责任。

2010年春，哈佛商学院教授克莱顿·克里斯滕森（Clayton Christensen）在与毕业班学生座谈如何将管理理论运用在未来个人生活时，要求他们认真思考三个问题：①怎样才能让自己在职业生涯中感到快乐？②怎样才能让自己与配偶，与家人之间的亲密关系成为长久幸福的源泉？③怎样才能保证自己永不触犯法律？他强调，当一个人有了人生目标后，就应该根据这个目标去分配个人的时间、精力和才能。喜欢拼搏的人，通常会不经意地在事业上过度投入，疏于家庭。结果往往是事业有成，家庭失和，这样的人生很难说是成功的。在克里斯滕森看来，分配资源时必须牢记，与家人的亲密关系才是最强大、最持久的幸福来源。他指出，正如企业需要企业文化一样，每个家庭也要有自己的家庭文化，家长应该在孩子尚小时就在家里培养一种文化，让孩子自然而然地以礼待人、遵从父母、不故意犯错。他认为，家庭文化会影响下一代的成长，是决定家庭幸福的关键，所以要将希望孩子所拥有的品质设计成家庭文化的一部分，而且必须及早考虑。

2015年7月10日，离开公众视线长达17个月的李开复先生在电视台接受访谈的时候，详细介绍了自己与癌症搏斗过程中的心路历程。这位曾任微软、苹果、谷歌高位的年轻人的楷模，对自己长期忽略家庭的行为追悔不已，反反复复地讲述了家庭在人生中不可替代的作用，深情回忆了家庭在自己成长过程中无比重要的作用,对工作和家庭的地位做了全新的排序。

稍加留意不难发现,每当同学朋友相聚,闲谈主题会随岁月流逝而变。刚毕业,大家关心的是岗位是否称心如意;往后,论文职称和家庭琐事成了主要内容;退休前后,谈论最多的是身体健康和子女成长。有意思的是,不少功成名就、位高权重者在触及子女现状时或长叹短嘘,或顾左右而言他,功名利禄无法掩饰他们心中的痛,颇有"早知如此,何必当初"之感慨。英国作家阿兰·德波顿(Alain de Botton)在《身份的焦虑》(*Status Anxiety*)一书中写过:"再也没有任何群体比旧时的同学更堪为比照了……世上最难忍受的大概就是我们最亲近的朋友比我们成功。"看到大学时代表现不如自己的同学今天"混"得更好,我们尤其有理由抱怨这个世界。对此,德波顿开出药方,建议我们与那些幸运的家伙保持距离,做到"自己周围的鱼儿不比我们大"便好。

中国自古有言曰:无情并非真豪杰。缺乏纯爱,哪得伟人,离开真情,何来豪杰。有的人可能峨冠博带,有的人可能腰缠万贯,有的人可能权倾一方,有的人可能盛名贯天,但若没有真情,他们就不可能是真正的英雄豪杰。人可以不伟大,但必须保持真诚,保持人性,保持爱情。

第一社圈带血缘关系,所以被世人视为最可宝贵之情。也正因为如此,伤及此情所造成的伤害,几乎是无法弥补的。1998年诺贝尔物理学奖得主崔琦的老家在河南省宝丰县肖旗乡范庄,当地在2003年修建了"崔琦教授旧居",但他多次到中国访问讲学都没有回去看看,兴许有着难言之隐。

● **第二社圈**

严格说,与第二社圈的人之关系,才是人们最常说的"人际关系"。常听说中国人注重人际关系,不注重做事的专业精神;注重人际关系中的情感、利益、权威,不注重理性、契约、合作。因此,对中国国情认识不深的人常有"中国人善于拉帮结派"的印象,形成了中国人"一个人是龙,几个人是虫"的思维定格。

有些学者把上述现象称为"门路政治"(access politics),即凡事皆讲关系,亲疏敌我远比是非对错重要。他们指出,"门路政治"的最大危险是使规则形同虚设,毁坏团队的战斗力。

学者们也有这样的共识:人际关系和社会结构是分不开的。重视"关系",可能源自缺乏稳定和安全的感觉。有了这样的感觉,办事就要找"熟人",人人都要找"熟人"。你找我,欠我一个人情,我找你就师出有名,心安理得。结果,每个人都既欠下一大堆人情债,却又是许多人情债的债主,通过人情债而结识了大批熟人,形成了一个"熟人社会"。在"熟人社会"里,每个人都以为,找熟人办事比按章办事更有效更牢靠更划算。

西方社会将上述现象解读为"人情银行"：我帮了你的忙，等于在账户上存了一笔账；请你帮忙，如同提取了一笔存款。作为银行账户，存款和提款应该保持平衡，多存少提或多提少存都是不健康的状态，难以持久，令人心生嫌隙。美国北伊利诺伊大学（Northern Illinois University）沟通心理学教授戴维·亨宁森（David Henningsen）就指出："在友情或其他亲密的关系中，人都需要感知到付出与收获是平衡的，否则这段关系会出现危机。"

但是，这种"款项"是无法准确量化的。社会上确实有那么一些常常尽力帮助他人，在"人情账目"上不会锱铢必较，不追求"账目平衡"，在学理上被称为具有强烈"公共取向"（communal orientation）的人。2013 年 9 月，多伦多大学（University of Toronto）心理学教授邦尼·勒（Bonnie Le）在《社会与人际关系杂志》（*Social and Personal Relationships*）上撰文指出，这些人比公共取向度低的人更快乐，"助人为乐会让自己感觉良好，会有助于增进关系，且带来更大的满足感和自我价值感。"但作者也认为，公共取向度高的人并非完全无私，他们也期望在需要之时有朋友伸出援手，只不过，他们面临的风险是得不到应有的反响，甚至被公共取向度低的朋友或亲人利用。

对此，专家们建议，倘若在友情中总是付出很多，却又不能获得需要的回报时，最好改变付出的途径，参与义务慈善工作或帮助更不幸的人，从中享受帮助他人的乐趣，从获得他人回报的期望中摆脱出来。此外，结交新朋友时，应该及早关注对方的公共取向度。你应该自问：他会问起我并真的会注意我的回答吗？他乐意去做我提议的事情或根据我的时间安排做些变通吗？不同的人有不同的"公共取向度"，增进对和我们打交道的人的了解，能够避免对其抱有不切实际的过高期望。

在我们的生活世界里，同侪或同事之间的熟人关系本应给予信任，也值得信任。这些关系很特殊，所以处于这些关系中的个人值得信任。一旦这些包含信任责任和义务的传统关系遭到破坏，个人的诚信也就必然变得岌岌可危。美国伦理学家霍斯默（LaRue Tone Hosmer，1927—2014）在《信任：组织理论与哲学伦理的联系》（*Trust：The Connecting Link between Organizational Theory and Philosophical Ethics*）一文中指出，信任是一种对事情未来结果不可预期性的应对方式。如果一件事情的未来结果完全可以预期，我们就能够大胆地采取行动，无须投入信任。但在预期的损失与收益之间难以确定的时候，选择时就要诉诸信任，没有诚信则不可能有信任。

信任不可能是完全确定的，也不可能是绝对盲目的。信任总是建立在某种"担保"（warrant）的基础上。根据不同性质的担保，研究者们将信任区分为"人际信任"与"制度信任"。人际信任建立在熟悉和亲近感的基础上，是一种由个人的可靠或可信所提供的担保。人际信任是对个体的信任，有时又称为人格信任。人际信任又被视为"特殊信任"，熟人关系中所包含的特殊情感，是特殊信任的基础，越是亲密越是信任。就其内涵而言，熟人信任可被称为"情感型信任"，包括了爱、义、孝、情谊，它的高境界是"无限"和"无条件"的。

对民营口腔诊所从业人员来说，第二社圈主要是病人和同事两个群体。在此只谈同事关系，医患关系当另文讨论。

在口腔医疗领域，同事或为诊所内员工，或为诊所外同道。就诊所内员工而言，应该用明确的责权利来界定"老板"与员工的契约关系，最好不要用"和睦家庭"这类温情脉脉的话语来掩饰双方根本利益并不完全一致的"雇佣关系"之现实。实际上，"契约关系"也好，"雇佣关系"也好，只是一种客观现实的表达方式，并不掺杂感情色彩在内。

诊所"老板"应该对自己有清醒的认识，常持诚恳开放的态度，平等谦和的心情，对员工关心帮助、以诚相待、友好相处，求同存异，循规守则，按章办事。尊重下属，不仅会激发他们的积极性，还可使下属更好地了解"老板"的目标意图、思想修养、工作作风，缩小双方的心理距离。和员工相处，有两点需特别注意，一是平等，不要摆架子，更不要蔑视和刁难；二是以客观事实做判断，不要听信闲言碎语。

近年来，有些研究把地位权力导致的社会压力和人的神经反应联系起来，美国神经科学学会（Society for Neuroscience）在 2012 年 10 月的年会上就有这样的研究报告。专家们发现：人的面部表情会根据对方官位级别、权力大小和地位高低做出反应，自己却浑然不知。自觉拥有足够权力时，即使面对位高权重者，微笑也相当克制，因为"这样会使自己觉得更有竞争力"；觉得自己权力不大的人，无论对方的职位如何，常会"笑脸相迎"。

在被称为"第二社圈"的职场里，"一个人或一个群体对一人或多人进行的系统性侵害与暴力行为"的"欺凌行为"，越来越引起了企业管理专家的注意。2013 年 4 月，美国《管理心理学杂志》（*Journal of Managerial Psychology*）刊发了纽约州立大学布法罗管理学院（The University at Buffalo School of Management）的研究报告，结果揭示：约有半数美国员工曾目睹职场欺凌，超过 1/3 的人曾是职场欺凌的对象。研究人员收集和分析了一家美国卫生保健企业的 54 名员工的行为与工作业绩的数据，发现在职场欺凌、正面工作评价和社交与政治技能之间存在着很强的关联，"职场恶霸"会通过迷惑上司和操纵别人来达到出人头地之目的，他们"具备高超的社交能力"，"能够有策略地欺凌同事，还获得上司的正面评价"，在事业上平步青云。最后，研究报告得出了令人沮丧的结论：做职场恶霸是很划得来的。项目负责人达伦•特雷德韦

（Darren C. Treadway）说，"职场恶霸"不但工作能力比较强，他们还具有"眼观六路，耳听八方，有效利用一切资源，巧妙周旋于职场，最大限度争取个人私利"的政治手腕，这些人"可以滴水不漏地把坏事做得非常漂亮"。报告建议，企业应该将礼貌和友爱作为业绩的一部分进行评估，还应该帮助员工培养对付欺凌的技巧。

有关人际关系的研究还告诉我们，消极互动会积聚更大的能量，恰如美国佛罗里达州立大学（Florida State University）心理学教授家罗伊·鲍梅斯特（Roy Baumeister）所言："坏比好更强大"。美国学者威尔·菲尔普斯（Will Felps）等人专门研究了偷懒的人（不愿付出努力）、败兴的人（表现出悲观、焦虑、不安全、恼怒）和讨厌的人（违反人际交往规范）与团队效率之间的关系，以及他们给整个团队带来的影响，结果显示，一个团队中只要有一个懒骨头或是讨厌鬼，团队的绩效表现就会下降30%到40%。他们得出结论：差员工引致团队中产生的消极影响，比好员工引发的正面反响大得多，持续时间长得多。

心理学研究早就发现，人在认知上有"负面趋向"（negative bias），对负面事物的关注超过正面事物，负面信息比正面信息更让人感兴趣，对人的影响也更显著。而且，负面印象在人的记忆中比正面印象保留得更为长久。美国华盛顿大学（University of Washington）心理学终身教授戈特曼（John M. Gottman）在对亲密人际关系的研究中发现，做一件坏事所造成的负面影响，至少需要做五件好事才能弥补。

大量事实证明，在一个团队中，无论其他员工多么优秀，寥寥几个讨厌的、懒散的或是不称职的家伙，就能毁掉整个团队。这样的人让人心烦意乱，拖所有人的后腿，他们的破坏性行为——牢骚、懒惰、挑拨是非、拉帮结派等——具有很强的传染性。对这样的员工放任自流，等同于为优秀的员工挖掘坟墓。对领导者来说，在招聘时把那样的员工剔除在外至关重要，这意味着需要采用一种有效的方法来评估应聘者。假如他们侥幸通过筛选，那就必须想方设法改变他们，甚至解雇他们。

一般来说，常用的筛选手段不足以判断应聘者是否合格，他们可能出自名校，富有魅力和才气，他们的负面品性往往深藏不露。美国 Pulse 公司在招聘新员工时，高度重视曾与应聘者共事的同事和主管的评价，并对应聘者进行多轮面试。即使如此，他们也说，最有效的方法还是让候选人来公司工作一两天，或让他们完成一些短期工作（当然要支付报酬），这样，不仅可以了解他们的专业技能，还可以看出他们的人格德行，如怎样应对挫折？是否知道何时求助，何时帮人？公司员工是否乐意与其共事？

即便如此，专家们也指出，更重要的是营造一种对坏员工零容忍的文化。优秀的公司会明确表达他们对坏员工的态度，即事先讲清在工作场合里哪些行为是不能被接受的，并在实际操作中做到令行禁止。罗伯特贝尔德公司（Robert W. Baird & Co.）认真打造自己独特的"不要混蛋法则"：一旦发现总是贬损同事、总是把私利放在首位的员工，公司会迅速做出处理，以至辞退。

位于美国加州伯克利（Berkeley）的潘尼斯之家餐厅（Chez Panisse）名声遐迩，著名大厨爱丽丝·沃特斯（Alice Waters）执掌管辖大权 40 年。她辞退员工常以某同事婉转地传达出老板"不十分高兴"的信息开始，如果这一暗示不起作用，这位同事或另一位沃特斯身边的人就会辞退这名员工。沃特斯有时也会亲自解雇员工，但"她会让那些员工感到好像是他们自己在做出离开的决定，而且对他们来说，另觅新主是更好的选择"。多年来，尽管有很多害群之马被扫地出门，但现有员工中为餐厅服务长达数十年的人占很大比例。

有些领导，虽也知道某员工具破坏力，但认为他对公司业绩"太重要"，不愿解雇他。实际上，他们低估了坏员工造成的损失。斯坦福大学（Stanford University）的查尔斯·奥赖利（Charles O'Reilly）和杰弗瑞·菲佛（Jeffrey Pfeffer）曾对一家服装零售店做过深入调查，该店解雇了一名业绩表现最出色的坏员工后，虽然其他员工无一能赶上他的个人销售业绩，但全店总销售额激增近 30%。

进入互联网时代以来，社交网络把人际交往变得更加广泛、更加频繁，一种被称为"友敌"（frenemy）的现象也就更加引起了学者们的关注。所谓"友敌"，指的是人们身边一些既让人憎恨又令人喜欢的朋友，他们自负、妄想、反复无常、说话带刺，常常令人抓狂。经过长时间的困惑，终于鼓起勇气疏远这些"友敌"时，又会感到内疚和懊悔，甚至还会不时产生怀念之情。这种现象早就有人提过，但因那时还没有互联网，没有引起人们的关注。美国杨百翰大学（Brigham Young University）的朱丽叶·霍尔特 - 伦斯塔德（Julianne Holt-Lunstad）指出，我们现在的社交网络中有一半都是令我们又爱又恨的人，在这个联系紧密的世界中，我们越来越难以摆脱"友敌"。因为，这些"友敌"会提供许多资讯，虽然多是无聊垃圾，但也偶见真知灼见，最要紧的是他们并不，或极少伤害我们。

按照严家其的"社圈论"来分，这些社交圈子里的人，基本上都属于"第二社圈"，"友敌"也在这个圈子里。心理学家们把人们和"友敌"的关系称为"矛盾关系"（ambivalent relationship）。

牛津大学人类学家罗宾·邓巴（Robin Dunbar）说，和我们存在着"矛盾关系"的，变幻无常的朋友，是我们不断适应社会群体的过程中必不可少的一部分。他认为，人要应对各种利益冲突，要设法中和各种压力，让整个群体保持凝聚力，所以不但要亲近朋友，还不得不要亲近"友敌"。只不过因为托付感，因为忠诚，理智上觉得应该宽容大度、容忍对方，所以难以与"友敌"绝交。

既然如此，学者们建议，最好是与"友敌"沟通，达成相互理解。内野认为，如果把自己抽离出来，我或许就是自己最讨厌的"友敌"。他说，"我们都很忙，都没有发现有人需要帮助，或者都不愿意承认这一点，可一旦被指出来，我们就会深感内疚。"

● **第三社圈**

第三社圈通过舆论和媒体形成，所以传递信息的可信度与媒介的关系很大。在这个社圈，虽然当事人与社圈之间基本上不存在利害关系，但后者对前者的褒贬也不容小觑。

在这方面，苹果电脑创办人、主席兼行政总裁乔布斯（Steve Jobs，1955—2011）的例子非常典型。据《乔布斯传》作者艾萨克森（Walter Isaacson）说，他"复杂"、"累人"、"难搞"，有着相当严重的"道德残障"。有人甚至说，这位"苹果教"的教主就是一个"混蛋"！女朋友怀了他的孩子，为逃避责任，他不惜在法庭上宣誓讹称自己没有生殖能力。他习惯了把车子泊在伤残人士的专用车位，又动辄对员工破口大骂。他超速驾驶，警察把他拦下签发告票后，他居然以更高的车速绝尘而去。他去餐馆吃饭，永远对食物不满意，通常要服务员把食物更换三次才肯罢休。他心胸狭窄，有仇必报，如发现 Android 手机的操作系统有抄袭 iPhone 之嫌，马上暴跳如雷，誓言只要一息尚存，就算用尽苹果400 亿美元的备用现金，也要 Android 从此在地球上消失。乔布斯对比尔·盖茨（Bill Gates）只有鄙夷和不屑，全无好感，曾经在众目睽睽之下骂盖茨是贼。他曾多次在别人问起对盖茨如何评价时，咬牙切齿地说："这家伙完全没有想象力，也从未发明过什么。难怪他喜欢做善事多于钻研科技。他只会不知羞耻地剽窃别人的创意。"

但将乔布斯勾画成恶棍的努力，忽略了一个更大的事实：他是举世公认的创意天才，他依然值得被称颂，因为他打造的 iPhone 在全世界卖出了 7 亿多部，他成功地在人和设备之间制造了一种情感联系。每时每刻都有成千上万的人在使用自己的 iPhone——以及其他模仿 iPhone 的手机和衍生设备，比花在其他任何东西上的时间都多。所以，香港著名时政评论家林沛理先生也说："毫无疑问，乔布斯是个混蛋，但他是个了不起的混蛋。他的天才不是创造性的，而是编辑性的和改造性的。他就像一个第一流的编辑或导演，拿着作者的原稿和编剧的剧本来点石成金、化腐朽为神奇。"

为什么有些才华横溢的人如此不近人情呢？答案显而易见：他们有本钱这样做。才华掩盖了许许多多的罪恶，伟大的产品就是伟大的产品，你并不需要事事都做对才能取得成功。大多数客户根本不在乎香肠是怎样做出来的，只要吃起来美味就行了。另一方面，员工们也愿意任劳任怨地为有远见的领导者工作，要不然，苹果公司也不可能一而再、再而三地推出轰动世界的新产品。有人对苹果公司的员工做过调查，几乎每个人，甚至那些被炒鱿鱼的人，都依然崇拜乔布斯，而且谈论起他来，就像在谈英雄人物或神话传说。

另一典型就是贝多芬（Ludwig van Beethoven，1770—1827），他的作品荡涤心灵，陶冶性情，但他多疑多虑，狂妄自大，脾气暴躁，被认为有"典型的躁狂忧郁症症状"。

问题在于，天才毕竟是极其罕见的。对一般的普罗大众来说，想要享有乔布斯或贝多芬那类人的褒奖，你就必须要有他们的才能。如果你无法取得他们那样的成功以及由此而来的权力，你最好还是遵循常人的行为规范，谦和待人。难怪阿尔伯特•爱因斯坦（Albert Einstein，1879—1955）无比感慨地说："还是不要当成功的人吧，不如做个有价值的人。"但也有心理学家认为，这些听起来匪夷所思的恶劣行径都是出于害怕、冲动和应激反应，而不是有意伤人，这样的行为并非源自优越感，而是源自不安全感。

说到底，人际关系之根本在于"真诚"二字。这并非什么听起来高深莫测的道理，然，真正做到，却很不容易。我们见过太多聪明人，或许正由于太聪明，总会给人一种难以信任的距离感。无论他如何舌灿莲花，甚至可能表达的都是真意，但总会让人有那么一丝不信任的阴影在心中掠过。这是因为，伪装型的人让我们看到的，先是一个虚幻的形象，然后才能看到"人"；而真诚的人，让我们看到，先是一个"人"，然后才是其身份。1993年诺贝尔和平奖得主，前南非总统曼德拉（Nelson Rolihlahla Mandela，1918—2013）就是后者。活在一个以公众评价作为成功与否基础的社会，人是很难不去可以迎合外界期待，掩饰自己弱点的。真诚之所以难，也是因为它是很难伪装出来的。

《曼德拉的礼物》中有这样的描述："曼德拉是一个有许多矛盾特质的人。他脸皮厚却也容易受伤。他善于感受别人的感觉，却往往忽略最亲近的人。他对钱很大方，但给小费时，却会计较几个铜板。他不愿践踏蟋蟀或蜘蛛，却是非洲民族议会武装支派的第一位领袖。他和人民打成一片，却也乐于和名流做伴。他急于取悦人，却不害怕拒绝人。他不喜欢居功，但也会让人知道何时应该归功于他。他和厨房里的每个工作人员握手，却记不得任何贴身护卫的名字。"曼德拉也反省过自己，他承认自己性格乖张，有着年轻男人挥之不去的暴力倾向，生活上"脆弱、轻率、爱犯错、狂妄自大，用一个新的错误来掩盖一个旧的错误"。他还承认自己有外遇，打老婆，甚至还有私生子。

每个人都是矛盾的集合体，但每个人都力图让自己显得始终如一，于是大家拼命去调和矛盾的地方。殊不知，敢于展现这样的矛盾，才是真诚的不二法门。有了这样的矛盾的呈现，人们才看到了一个活生生的人。他不会因为是某种人物而表面光鲜亮丽，他也有我们每个人都有的矛盾。曼德拉的亲和力，就来自这种对自己作为一个"人"的身份的毫不掩饰。放眼天下，我们不能不沉痛地说，这是多么难得啊。

在我们比较熟悉的领域，通过媒介得到的信息相对比较靠谱。在中国口腔医学界，像毛燮均、陈华、朱希涛、郑麟蕃、张震康、邱蔚六、王大章等一大批德高望重的专家的名字，永远镌刻在所有口腔医学从业人员的心中。

在民营口腔这块土壤上，各地都有许多值得我们学习的楷模，但也有"金玉其表，败絮其中"的例子。前些年某诊所搞了一笔风险投资，急速扩张，声势浩大，撩起了人们心底的羡慕，甚至是神往和追求，结果是来也匆匆，去也匆匆，现在已经难觅踪影了。

人，在社会上行走，都不会赤身裸体，权威、财富、博学之类的"皇帝新衣"绝非少见。有人说，人的眼睛长在额头上，而不是长在后脑勺上，所以只能朝前看，只能看到世界和他人，而不是自己。还有人说，人心难测，没有成型的公式定律揭示其内。我们生活的世界是很现实的，认识世界的是人，人都有感情，有自身利益，有易变的眼光和脆弱的内心，即使看到了秘密，知晓了缺陷，也不便直接说出来。不说，不等于没有看法。我们平常聊天时常会提及间接认识或听说过的业界人士，并为此而感叹"口腔这个圈子很小"。有感于此，我们不能不珍惜自己的声誉啊！

都说中华文化博大精深，不假。对人际关系，古人也有示诫："人之相悉悉于品；人之相敬敬于德；人之相交交于情；人之相随随于义；人之相拥拥于礼；人之相信信于诚；人之相伴伴于爱。"以此共勉，结束本文。

好　人

学君子做好人

古往今来，小孩子们总会对文艺作品里的人物提出"好人"抑或"坏人"的询问，大人们也总会鞭策自己做一个"好人"。可是，如何准确定义"好人"，还真是足以难倒众人的一个问题。翻阅浩如烟海的文献资料，虽然有关"好人"的描述语焉不详，但对"君子"的谈论倒是不少。"君子"，一直是中华民族的理想人格，学习楷模。俗话说"立之盈尺，得之仅寸"，用"君子"的理性思辨和言行举止标准来要求自己，纵使成不了"君子"，起码也可以离"好人"的境界更近吧。

先人有言："德胜才谓之君子"，可见"德"之分量远重于"才"。常言道："君子喻于义，小人喻于利"，由此得知：但凡君子，无不处心善良，待人以宽，律己以严，是慈悲谦和的善人；无不行事忠实，肯干能干，多劳多能，是出类拔萃的能人；无不直道御己，言其当言，行其当行，是光明磊落的正人。

人们还称颂君子"所守者道义，所行者忠信，所惜者名节"，正所谓：心有所正，言有所规，行有所止，名不苟得，利不苟取，有所为有所不为。人们也赞扬君子"忧道不忧贫，谋国不谋身，重义不重利"，"仰不愧于天，俯不怍于人"，"富贵不能淫，威武不能屈"。

总之，"君子乐得做君子"。君子唯有做君子，才坦荡心安；君子只要做君子，就无惧一切邪恶与黑暗；君子执意做君子，缘于让天下变得更加美好的理想、追求和情怀使然。

牙科诊所的从业者无不珍惜自己的形象，力求当一个好医生。"好医生"三个字，"好"字居首，要成为一个"好医生"，首先要做一个"好人"。用"君子"的修行和良知砥砺自己，"学而时习之"，假以时日，必有所成。

"好人综合征"

学君子做好人，当然是我们应走的路。但是，任何事情都有一个度，过了，就会适得其反，"好人综合征"就是一例。

据查，"好人综合征"来自英文"nice guy syndrome"。在英文语境里，nice guy 的原意是指对女性体贴入微、百依百顺的男子，他们会耐心倾听女性朋友无尽的抱怨和唠叨，对她们的困惑和挫折感同身受，在她们遇到困难时会不顾一切地挺身而出，在她们有需要时会不假思索地尽忠效劳。

一般认为，这样的好男人应该最能讨女性喜欢。但是，美国学者阿尼塔·麦克丹尼尔（Anita K. McDaniel）发现："女性说自己喜欢好男人，是因为她们意识到别人希望她们这么说，实际上，她们更中意那些不好的男人，因为他们更有'挑战性'。"

英语中也有一句几乎无人不晓的老生常谈："nice guys finish last"，直译为"好人总是落在最后"，意思是"好人终会出局"，和我们的"好人吃亏"异曲同工。据考证，此话是一名叫杜罗奇尔（Leo Durocher）的棒球经纪人在 1939 年首先提出的，他告诫："他们是好人，但他们会吃亏，好人吃亏！"另一说法是来自美国生态学家哈定（Garrett Hardin），他认定，生命进化过程中占优势的是自私基因，好人是要吃亏的。可见，西方社会里也有一种思潮并不推崇这样的"nice guy"。

社会在发展，现在，"好人"所指非仅限于男性，所用更不囿于绿茵场上。尽管没有科学的定义，界定"好人"不难。我们从小就执著于区别文艺作品和现实生活里的"好人"和"坏人"，社会上也普遍认定，他们是对别人特别亲切和善、特别好说话、有求必应、想方设法帮助别人、毫不利己专门利人、并以此为荣的人们。大家都深信，好人的价值不证自明，毋庸置疑，好人多多益善，老一辈传下来的"好人有好报论"根深蒂固。连古罗马皇帝马可•奥勒留（Marcus Aurelius，121—180）也在他的《沉思录》劝人："不要浪费时间讨论谁是好人。要做一个好人。"

在中国，"好人"常与"好事"并称，称作"好人好事"。其实，好事可以用社会伦理标准来判断，好事与"好人"没有必然的联系。在鼓励做"好人好事"时，"好人"就成了一个意义含糊的用语。如黄鹤曹明秀夫妇举债做慈善、曹文英近乎执拗地坚持"生命热线"、村妇高淑珍 14 年照料残疾孩子欠债十几万元……实际上，任何事情都有一个"度"，当好人做好事固然值得称颂，但超出了一定的"度"，到了有病的程度，患上了"好人综合征"，是否依然有助于善的积累？那么，这些人的心理和行为有些什么特征？琢磨琢磨这样的小问题，也许不无益处。

不知道你是否注意到，有一些"好人综合征"患者工作非常努力，但成就相当有限，对他们来说，做好事是他们博取人们另眼看待，获取赞扬褒奖的方式。还有一些"好人综合征"患者是家庭欠缺（孤儿、单亲等）或家庭关系不睦，缺乏亲人关爱，所以特别在意别人对自己的好感，不惜为之做出超限努力，甚至不惜一面对家人呲言恶行，一面对他人和蔼可亲。因此，专家们指出，"好人综合征"不仅是一种行为偏差，还有可能是生活或事业出现危机的征兆。

对此，心理学家是这样解释的：一个人心理正常健康，必定会恪守行为及感情的"健康界线"（healthy boundaries），即规范他判断和决定可以接纳谁和接纳到什么程度，可以付出什么和付出到什么程度的界线。有了这样的界线意识，人就会对某些事情产生负面感觉，如孩子做功课需要帮助，你做不到，就会内疚；领导布置的工作做得不好，你不仅自责，甚而害怕"穿小鞋"等等。如何对待这样的负面感觉，就成了"好人综合征"的发病源头。

2001 年，美国心理医生布莱柯（Harriet Braiker）的新书《讨好的毛病：治疗讨好他人的综合症》（*The Disease to Please: Curing the People-Pleasing Syndrome*）问世，瞬即成为畅销书和媒体讨论热点。布莱柯指出，"一心当好人"不是一个无大碍的问题，而是一种有害的心理疾病，它源自"好人"对自己个体价值的信心匮缺，渴望用对他人做好事来换取外来的肯定和赞美，这种渴望一旦成为心理定势，就会严重降低行为者的判断力和自控力，变成一种可以称作为"癖"的习惯，也成为心理平衡的依赖。他所说的"讨好他人的综合征"，就是"好人综合征"。

另一位美国医生格勒弗（Robert Glover）在《不再当好人》（*No More Mr. Nice Guy*）一书毫不留情地告诉人们："好人"的幸福观出现了问题，他们误以为把缺点掩藏起来，做大家希望自己做的事，取得别人的认同、肯定、重视，生活就有了意义，有了价值，也就会感到幸福。可是，在这个世界上，根本就不存在能够取悦所有人的人和事。最残酷的现实是，越刻意去讨别人的喜欢，越会得罪一些人。

专家告诉我们：诊断此病不难。只需问三个问题就足够了：①你是否在想说不的时候说了是？②你渴望所有的人都赞许你吗？③如果有人不喜欢你，你觉得难受吗？如果对上述问题回答"是"，诊断就是"疑似"了。

敢于说"不"

治疗"好人综合征"，古希腊哲学家苏格拉底（Socrates，前 469 年—前 399 年）的至理名言是也："认识你自己"。当然，亲友们的配合也是不可或缺的，对他们，不要作道德的指责，而应给予理解和同情和宽恕。勃朗宁夫人（Elizabeth Barret Browning，1806—1861）在长诗《奥萝拉·莉》（*Aurora Leigh*）中写道"愿仁慈的上帝宽恕一切好人"，这个"宽恕"真是再确切不过了。最后，再加一点肯定和鼓励，疗效就更好了。

治疗"好人综合征"之关键在于"敢于说'不'"。因为，背负着试图完成所有任务重压，很难取得成功。1997 年，斯蒂芬·乔布斯（Steve Jobs，1955—2011）在苹果（Apple）全球开发者大会上回答提问时说："集中精力做一件事就意味着对其他事说不。"其实，这是一个浅显的道理：要想取得成就，必须集中精力，要集中精力，必须说"不"。

说"不"，可以让工作和生活更加自如，因为我们再不为忙于琐碎而精疲力竭；说"不"，可以让感觉和行为更加自信，因为我们再不为取悦他人而惴惴不安；说"不"，可以让事业和个人更加成功，因为我们再不为应付差事而三心二意。在数不胜数的有效利用时间和提高工作效率的妙招里，说"不"是首屈一指的选择。

值得关注的是，乔布斯在答问结束时也直言不讳地承认："当你说'不'的时候，你就会惹人生气。"所以，如何说"不"也必须得到高度重视。威廉·尤里博士（Dr. William Ury）在他所著的《积极说"不"的力量》（*The Power of a Positive No*）一书中写道："我们必须使用'不'这个字来自我保护，并捍卫那些我们在乎的事和人。但是，众所周知的是，不恰当的拒绝可能会疏远和激怒他人，进而毁掉我们最珍贵的东西。"

那么，如何辨别对你提出要求的人呢？2013 年 10 月 3 日，《科学》（*Science*）

杂志发表了一份由美国纽约市社会研究新学院（New School for Social Research in New York City）社会心理学家们提交的研究报告，专家们称：阅读契诃夫（Anton Chekhov, 1860—1904）或艾丽斯·门罗（Alice Munro）的作品有助于提高人际关系。研究发现，与通俗小说或严肃的非小说类作品相反，人们在阅读文学性小说之后，在衡量移情作用、社会认知和情商（这些技能在你试图解读他人的身体语言或揣度他人心意的时候大有用场）的测试中往往能取得较好的成绩。研究人员表示，其原因在于文学性小说经常给人留下较为广阔的想象空间，鼓励读者对人物的性格和命运做出推理，并敏感地体察情绪的细微差别及其复杂性。研究清楚地表明：仅仅数分钟的文学阅读也可以带来显著的直接效果，且该效果的程度还可以通过人们在测试中正确和错误答案的数量来量化。剑桥大学达尔文学院（Cambridge University's Darwin College）的名誉教授，进化心理学家尼古拉斯·汉弗莱（Nicholas Humphrey）说，"受试者在阅读三到五分钟后就可以达到这样的效果，相当令人惊叹。"

专家告诫我们：说"不"的诀窍在于温和却又坚定，要注意下面几点：

（1）分清轻重缓急。首先要搞清楚自己生活中至关重要的事情，越执著于其中的重点，说"不"就越简单。

（2）心存感激。别人求助，是源于对你的人格和能力的信任，所以要和颜悦色地告诉对方，你并非拒绝他，而是拒绝事。

（3）答复前三思。应答之前请对方宽容一些时间，好好考虑，权衡利弊。

（4）简明扼要。在解释何事何物对你至关重要，因而无法满足对方要求时，一句话足矣。因为没有错谬，无须道歉。

（5）肯定 - 否定 - 肯定式拒绝法。首先，把理由告诉对方；接着，表达你的拒绝；最后，以一个肯定性的替代方案结尾，如"我和父母每周五晚上素有共进晚餐的习惯，所以无法赴宴，但其他时间是没问题的。"

（6）坚持己见。说"不"后不要因对方情绪冲动而妥协，可耐心听取对方意见，冷静地重述自己的立场，不要退缩。

（7）先发制人。对惯于提出无理要求的人，要先直陈你的重中之重，争取达成共识。

即便如此，说"不"总还是会得罪一些人的。话又说回来，不说"不"也会得罪一些人。这个世界就是如此，两者必居其一，两相比较，前者似乎利多弊少。说"不"，确需勇气，因为友情可能会遭伤害，甚至被冠以冷漠无情的帽子。实际上，这些顾虑和担忧恰好证明了你的睿智和务实，这些品质在当今社会都是非常稀罕的。要记住，把握好"取悦他人"和"脚踏实地"之间的平衡，才能够真正体验到自信和快乐。

具有讽刺意味的是，当我们学会说"不"后，人际关系在事实上得到了改善。当我们让身边的人知道我们尊重自己的时候，他们更欣赏你。"不"这个字赋予了我们驾驭自己的生活的能力，为我们的生活注入了更多快乐，因为它使我们得到解脱，从而去关注我们最珍视的人和事。

在诊所的应用

谈"好人综合征"，想私人牙科诊所。开诊所，"定位"的重要性不言而喻，遗憾的是尚未得到足够的重视。

有的时候，同仁们苦于病人零落，来者不拒，效果仍然不佳。20 世纪 90 年代，私立牙科诊所刚刚破土萌芽，供求严重倒置，定位问题不突现。当今市场竞争激烈，病人细分日趋显著，对诊所的选择日益挑剔，"通吃"的可能性已经荡然无存，不注意定位的结果必然是高端病人流失，只剩下以价格作为唯一抉择的群体。

有的诊所口碑日盛，终日忙碌，怕伤感情，不敢说"不"，虽有赞誉，微词不少。到了这个阶段，诊所已经进入"瓶颈"，如不"舍弃"部分，恐难有所突破。笔者坚信，扩张、连锁等举不是私立牙科行业的趋势，欲图克服人力资源和病人资源上的局限绝非牙科专业人士之长。各地都有一些具一定规模的诊所，那是特殊历史发展阶段留下来的"遗迹"，千万不要误认为是模板。笔者还坚信，资本的逐利本性是不会变的，寄望它与医疗结合融洽无疑是非常困难。

当然，私立牙科领域的上述现象背后，除了"好人综合征"作祟外，其他问题也不容颟顸放任。只不过，那不是本文讨论的内容。

浅 思 生 虑

先哲们教导：凡事要深思熟虑。

此乃很高的境界，

我穷全力也仅"浅思生虑"。

既然如此，自知难免谬误。

白纸黑字写出来，望读者匡正。

耕耘好自己的"一亩三分地"

口腔医疗模式

到了国外才发现,老外看牙都到私立牙科诊所,诊所很小,数量很多,看病很方便,感觉很温馨。在国外工作才知道,国外的牙科医疗行业管理都有相关的法律可依。

查资料发现,世界上最早实施正规牙科行业管理的地方是加拿大安大略省。早在 1868 年,安省就通过并实施了《牙科法》(*Dentistry Act*),此法有两个关键:行业准入和行业模式,即牙科教育和牙科诊所。后来,此法多次修订,历经百年,日臻完善。实际上,世界各国的牙科医疗行业所走过的道路和现状,可说是大同小异。有人将那些相关的法律法规喻为"路轨",有了它,"驶者"省却了找路铺路之烦,医者们不必在非医疗事务上费神操心。对此,经济学上有个说法,即大大节省了行业发展的"行政成本"。依法行事,照葫芦画瓢,牙科医疗行业就有法可依,有章可循,牙科医疗事业就得以健康顺利地成长发展。

我国私人牙医源自何时,未曾考证。听先辈忆述,最早的"牙医"兼营剃头,挑着担子,一头是拔牙镶牙的器具,一头是剃头刮脸的家什,走街串巷,吆喝招客。至今,偏远地区的农村集市上仍可偶见摆地摊拔牙镶牙的景观,不知道是否早年牙科医疗的"遗迹"。城市的私立牙科诊所在 1949 年后基本绝迹,牙医们或进入国家医院卫生院,或联合组建"牙防所"。但是,"私人牙医"似乎从未销声匿迹,依然还有一些牙医在僻静处悄悄地为街坊邻居提供服务。由此可见,私人牙科医疗服务有着顽强的生命力,只要有可能,它就会表现出来。认真分析,这种现象源自其固有特点:占用场地不大、需要器材不多、从事的活动相当独立、所需的人力相当有限、服务的人群很少、带来福祉很大、社会需求尚存、社会影响可略。

也正是这些特点,在 20 世纪 80 年代末和 90 年代初,私人牙医事业得益于改革开放,一马当先,快速发展,真是"春风吹又生"。开始的时候,在沿海大中城市开设牙科诊所的医生多是接受过正规口腔医学教育的年轻医生。他们有胆有识,有勇有谋,基础比较扎实,技术比较熟练,加上优质的服务,低廉的收费,赢得了广大病人的赞许,产生了出乎意料的社会效应,同时也收获了出乎意料的经济效益。

1989 年 10 月,时任中华口腔医学会会长的张震康教授出席"21 世纪世界牙科展望"高层峰会的国际会议,大会发言,高瞻远瞩:"中国口腔医疗卫生事业将可能像西方国家那样，私人牙医变得普遍并担任重要角色"。与会者闻之，可谓"振聋发聩"。此举所需，除赤诚的良知和过人的胆识外，更要对口腔医疗卫生事业规律的洞悉明察。在这个论坛上，张会长明明白白地向全世界宣示：中国的口腔医疗卫生事业必将遵循牙科行业自身特有的规律前行。

规律，是事物、现象和过程内在的、本质而必然的联系，具有客观性和普遍性，不依人的意志为转移。人们不能创造、改变和消灭规律，只能认识它，利用它来改造自然界和人类社会，并且限制某些规律对人类的破坏作用。规律是科学预测和制定实践计划的客观依据（维基百科）。

其后，国家政策对私立牙科事业的发展发挥了重要的、决定性的作用。国务院办公厅在 2000 年 2 月 21 日转发的国务院体改办等部门《关于城镇医药卫生体制改革指导意见的通知（国办发〔2000〕16 号）》，卫生部等国家部委在 2000 年 7 月 18 日发布的《关于印发〈关于城镇医疗机构分类管理的实施意见〉的通知（卫医发〔2000〕233 号）》，再加上 10 年后国务院在 2010 年 5 月 7 日颁布的《关于鼓励和引导民间投资健康发展的若干意见（国发〔2010〕13 号）》，都反映了口腔医疗事业的规律，顺应了历史发展的潮流。

经历三十余年的风风雨雨，时至今日，私人牙科诊所已经遍布城乡，诊所数量、从业队伍、设备条件、经营状况等等，早已今非昔比，让人叹为观止。就以近年来各地举办的各类牙科展销会来说，展会的主办方、参展的厂家和经销商、讲课的专家和学者，以及参观和听课的专业人士，无不感慨民营口腔从业人员的数量之多、学习热情之高、采购欲望之强……活生生的现实，无不说明，中国口腔医疗模式正如张教授所言："像西方国家那样，私人牙医变得普遍并担任重要角色"。

当然，"路轨"还有待完善。国外经验固然可供借鉴，但要达成共识，需假以时日，探索试验。所以，牙科诊所模式的选择，成了从业人员的心头之烦。

牙科诊所模式

民营口腔医疗事业的从业人员常对如何选择牙科诊所模式困惑不已：究竟是继续走小而精的路，还是扩大规模、连锁经营，甚至吸引风投，进入股市，运作资本？

在私人牙科诊所迅猛发展的时候，国内外资本也敏锐地看到了这个行业的勃勃生机，纷纷登场。一时间，牙科诊所的扩张、连锁、融资、上市，不单有一波又一波的传言，还有一幕又一幕的"活报剧"。开业牙医们被撩拨得心潮起伏，七上八下，有人冒险"试水"，甘苦自知；有人灰心丧气，牢骚满腹；有人跃跃欲试，犹豫难决。总而言之，"找不着北"者众多，迷茫困惑者不少。这种现象，真如英国著名小说家查尔斯·狄更斯（Charles Dickens，1812—1870）在

《双城记》（*A Tale of Two Cities*）的开篇所言："这是最好的时代，这是最坏的时代；这是智慧的年头，这是愚蠢的年头；这是信仰的时期，这是怀疑的时期；这是光明的季节，这是黑暗的季节；这是希望的春天，这是失望的冬天；人们面前有着各样事物，人们面前一无所有；我们全都在直奔天堂，我们全都在直下地狱"。

先来看看诊所规模的选择。纵观世界各国，牙科医生私人开业比例高达90%以上，诊所基本都具专业（经营者都是正规牙科院校毕业的毕业生）、小型（只有1～2个牙医、3～5张牙椅）、实用（不奢华）之特点。进一步了解可知，牙科诊所选址都会顾及病人之方便，与他们的生活和工作之地相邻；绝大多数牙科诊所的从业者是"全科牙医"（general practitioner，GP），为病人提供全方位的口腔健康保健服务。

回望我国，不难发现各地都有一些规模较大（牙椅数超过10张）的牙科诊所，明显不同于国外。但要知道，它们多创办于改革开放早期，那时的口腔医疗供需矛盾非常突出，大家对小型医疗机构还不那么放心。受多种因素所限，在可预见的将来，这一类诊所还会继续存在，还可能有所发展，但这不会是主流。因为，不但客观时势已今非昔比，人的心态已迥然不同，诊所扩张也面临诸多难以克服的困难，除了资金短缺和选址不易外，最大的障碍是员工招聘和病人来源。实际上，扩张后陷入困境的诊所绝非偶见，众多实例无不验证了这样一个铁律：牙科诊所的模式以小型、独立、分散为宜。

再来看看牙科诊所的连锁经营模式。"连锁经营"指的是用合同授以特许的权利，在经营理念、企业识别系统、商品和服务、经营管理等事务上保持一致，形成集中规划和专业管理的经营组织网络，使资金周转加快，议价能力加强，取得规模效益，提高竞争能力。把这种模式移植到服务提供者和服务接受者的个性特点都非常显著的口腔医疗，能行吗？

近二三十年来，美国相继出现了一些牙科专业公司，如 Willamette Dental，Gental Dental 等，它们开设连锁的牙科诊所，聘请牙医和行政人员，牙医专注于临床诊治，行政人员统一管理人事、财务、营销等工作，试图藉此提高诊所工作效率。听之，这种模式颇有优越性；观之，现实并不理想。最典型的例子是"美国正畸中心"（American Orthodontic Centre，AOC），这个曾在美国纳斯达克（Nasdaq）上市的连锁牙科诊所最后以解散告终。

说到融资、风投、上市，近年来更是甚嚣尘上。一些国内外的大企业携雄厚的资金进入牙科医疗领域，攻城掠地，来势汹汹。众多牙科诊所管理者，下河淌水者有之，寻路探问者有之，冷眼旁观者有之，置之度外者有之，坚定抵制者有之，斥责批判者有之。

　　资本和资金之区别在于使用之目的。简而言之，资本的使命就是"钱生钱"，最高宗旨就是"利益最大化"。专家告诉我们：资本的逻辑就是赚利润，哪里有利润赚，就往哪里去。在一个地方的利润到了边界，资本就必然要转移到更能赚钱的地方去，这完全是资本本性所驱动的。资本是中性的，本身不带有道德的、贬义的色彩，至于资本在赚钱过程中用什么手段，那是另一回事。

　　资本绝非善类，它追求的是资金快速回笼，它索要的是高额利润回报。今年的利润是30%，明年的期望值就是35%，后年就是40%……一旦不能实现目标，一旦资金的杠杆（leverage）效应失败，老板（或股东们）就会翻脸，股价就会跳水，资本就会毫不客气地把你的家底席卷一空。在市场竞争中，资本绝不会对医疗温情脉脉，网开一面，绝不会关心医疗行为的长远目标，绝不会注重医疗机构的社会效益，绝不会顾及病人是否失去了看病的优质和便利。

　　在牙科诊所这个地盘上，有拿到风险投资后喧闹了一阵折腾了一阵的××口腔，有连连碰壁举步维艰的上市公司××口腔，还有一些口碑"不怎么样"的以资本运作为支撑的诊所……这就令人想起了追踪创业市场数据的CB Insights公司的首席执行官阿南德·桑瓦尔（Anand Sanwal）说过的话："企业在获得融资或收购要约时会大张旗鼓地宣传，但埋葬死者时却很安静"。他还说过，很多失败的创业公司并没有真正死去——它们表现不佳，却苟延残喘多年。

　　医学的实践和进步需要资金的支持，但是，需要资金不等于需要资本。资本有资本的道德观和游戏规则，医学和资本的本性是水火不相容的。《剑桥医学史》中就有这样一段话：自1960年代以来，医学与社会两者之间的"婚姻般的关系"渐行渐远，现代医学开始"舍弃"社会，改与金融保险联姻，与医药工业联盟，与器材药品经销商携手。医学不可避免地、一步接一步地陷入了资本的泥潭，科学理想与道德精神挣扎于沉沦之中。

　　一方面，我们要看到，资本从未视医学为圣地而"阵前却步"；另一方面，我们要知道，指责资本对医学的侵蚀是没有作用的。资本和医学在本质上是两码事，医学不应该与资本"结缘"，更不能让资本牵着鼻子走。假如没有相应的措施确保医学的绝对话语权，假如没有足够的能力对进入医学领域的资本实行有效的控制，资本的逐利本性势必会把医学的救死扶伤本性吞蚀殆尽。问题在于，谁去控制进入医学领域的资本？怎么样控制进入医学领域的资本？

　　话又讲回来，资本运作有资本运作的规律，牙科医疗事业有牙科医疗事业的规律，两者不应该，也不可能混为一谈。从某种意义上讲，社会发展就是一个大浪淘沙，去伪存真的过程，所有不符合社会发展规律的事情，所有违背市场发展规律的事情，终会被淘汰，回归本真。想想也是，如果牙科诊所可以连锁经营，外国那些搞连锁经营的行家里手，在资本市场上长袖善舞的金融大鳄，为何至今也没有弄出一个像样的牙科医疗连锁经营的榜样，没有拱出一个拿得出手的牙科医疗上市公司？

美国的 Mayo Clinic 从一个家庭诊所起步，历经 100 多年，终成享有世界美誉的医疗机构。它以董事会形式实施管理，董事会成员有医生，也有商人、官员和社会贤达，奉行的原则是：如有意见分歧，医生说了算，因为医生对医学的本质有着更透彻的理解，能够更有效地贯彻其核心价值："病人的需求第一（The Needs of the Patient Come Fist）"。在这个核心价值指引下，它在 2007 年创造的业绩足以让所有医务工作者感到骄傲：接待门诊病人 520 000 人次，接收住院病人 135 000 人次，业务总收入 73 亿美元，盈余 6 亿美元。台湾的长庚医院之所以在世界上享有盛誉，原因在于它始终坚持医学的本质，恪守王永庆先生定下的公益原则，令人赞叹不已的是，它在财务报表上的表现也毫不逊色。

耕耘好自己的"一亩三分地"

我国牙科诊所的广大员工，无不坚守"救死扶伤，实现人道主义"的理念，无不用自己的专业知识和技能诚心实意地服务广大公众。前国务院研究室社会发展司司长朱幼棣就说过：从事救死扶伤的职业，对医学真要有宗教一般的信仰与虔诚。作家木木在《心术》一书里写道："《圣经》有言，这世界有三样东西对人类是最重要的：FAITH（信）、HOPE（望）、LOVE（爱）"。我能看到的对这三个字最好的诠释，就是医院。我们大可理直气壮地宣称：在对医学的信仰和虔诚中绝不掺杂着金钱或功利，在牙科诊所里绝不容忍对信、望、爱的任何玷污和亵渎。

在选择牙科诊所的模式时，必须保持高度警惕的是，千万不要让医学的内核沾上铜臭。在众多行业中，牙科医疗的利润率足以傲视群雄，可是在"福布斯富豪榜"里从未发现牙医的踪影。这也许也是牙科这个行业的特点之一：滋润是不成问题的，发达是不可能的，"杠杆效应"是实现不了的，一夜暴富只是黄粱美梦而已。

世界上，不乏把自己所从事的职业当作一种事业来做的人。伦敦西区有一条窄小的街道，名为"萨维尔街"（Savile Row），那里聚集了全球顶尖裁缝师，是高级定制男装的圣地，英国王室的绅士们的衣服都出自这里。那里的裁缝店，规模不大，历史悠久，没做广告，也不扩张，从未想过连锁，更不琢磨上市。

西班牙托雷多古城有一家诞生于 1806 年的甜饼店,名为 Elfoeo,如今的店主是创始人的第六代传人,他的顾客据说也多是代代相传的熟人。令不少中国游客纳闷的是:他显然远远没有旁边的麦当劳赚钱,如果他把场地租出去,必定比开这个流传了两百年的传统甜饼店赚钱。但那位第六代传人却希望继续做下去,他认为,顾客们品尝的不仅仅是甜饼啊,还有一个国家和地方的风味、文化与历史传统!离托雷多古城不远的格拉纳达市有一家 120 年历史的火腿厂,同样是祖辈传下来的,生意依然兴隆。可是,这家火腿厂始终保持一年只卖 25 000 只的规模,自产自销,保证质量,让自己的顾客满意。

日本有一部记录片,名为《寿司之神》(*Jiro Dreams of Sushi*),介绍的是一位年过八旬的寿司大厨小野二郎(Jiro Ono)"毕生追求创造完美寿司"的生涯仕事。小野的寿司店"数寄屋桥次郎"(Sukiyabashi Jiro)在东京市中心银座地区一个地铁站的狭小空间里,仅能容纳 10 人。全世界只有大约 100 家餐厅被最具权威的餐饮评级《米其林指南》(*Michelin Guide*)评为最高级别的三星,这家店就跻身其中。它没有菜单,所有菜品由小野本人选定,一餐的消费为每人 3 万日元(约合 1800 元人民币)。2014 年,美国总统奥巴马在日本进行国事访问时,日本首相安倍晋三(Shinzo Abe)就特地在那里招待他。事后,奥巴马总统如此评论:"我在夏威夷出生,吃过很多寿司,不过这次是我一生中品尝过的最棒的寿司"。这家寿司店已经有上百年的历史,店主传承的是"职人精神",即一生只求在一个领域成为专家,以十二分的认真对待从事的工作,永不满足自己的技术,永远致力于追求哪怕只有一寸的精进,全身心热爱工作,投入工作,把工作揉进生活中。有人说,在这里用餐像是出席一场交响音乐会,体验的是享受、放松、交流。店主追求和发扬光大的是"职人精神",凭此,人才能最大限度地调动内在潜能,在技艺的修行中不断精进。难怪人们问店内某助手入行多少年时,他一丝不苟地回答:"17 年,仅仅 17 年而已"。历经百年,店面没有扩张,没有开设连锁店。据说,这是东京最难预订的餐厅,在这里用餐,要提前起码一个月预定。

著名电视节目主持人梁文道在 2015 年 5 月接受采访时说:有些东西是不需要做大做强的,比如说开餐厅,今天中国任何一个开的好的饭馆,首先想的是扩大店面,扩大完店面之后接下来想要开分店、规模化、要连锁,要铺得到处都是,然后上市,最后换来的是整体品质下降,再下去就卖盘、结业,没有一家是做长的。但是日本有些餐厅,永远只有 12 个位置,祖传四代做 12 个人位置的餐厅,生意好得不得了,好到要一年前订位。它为什么不多开?它追求品质。他认为,文化市场也应该是这样,要做高端的文艺产品,做书、做电影、做音乐，都应该这样。不是去跟人家比我有多少家分店，我店面有没有 5 层楼，你到我餐厅吃饭搭电梯要不要排队等半小时，不是这个。我就只做给 12 个人，天天都有 12 个人，年年都有 12 个人，100 年都还有 12 个人，我能够很好地活下去。

被誉为"中国企业界教父"的联想控股董事长兼总裁柳传志经常强调："企业家的责任和本分是管好自己的一亩三分地【注】"，他称："企业家能做的事情，就是努力办好企业，多缴税，多提供就业机会，诚信经商"。2014 年，柳传志还在被誉为"企业家 Facebook"的"正和岛"上谈到企业家与思想家的区别："企业家更多的是在研究怎么做好自己的一亩三分地这些微观的东西。他指出："在商言商本身就是要把自己的企业好好的做好，然后通过做好自己的企业，为社会创造财富。实干，是在商言商的核心内容"。

借用柳传志的话来说，把私人牙科诊所称为"一亩三分地"倒也挺传神的。尽管他的"一亩三分地"远比我们的"一亩三分地"大，但从耕耘角度讲是一样的，只要精耕细作，旱涝保收是可以期待的，到了金秋季节，享受"老婆孩子热炕头"的喜悦也是可以期待的。

做一个好医生

讨论"做一个好医生"之前，应该有一些基本共识。毫无疑问，"做一个好医生"是每一个医疗卫生从业人员的真诚愿望，就好像每个人都想做"好人"一样。但是，第一，"好"是相对的，没有绝对的标准；第二，"好"有程度不同之分，没有单一的衡量尺度；第三，"好"的个性化倾向相当明显，判断时很难完全摆脱主观意识。话虽这么说，人类社会还是有一些共同观念的，大家对"好医生"的看法是相差不大的。

"专业"和"职业"

医疗起源于爱和同情心，人都在有爱有同情心。看到有人被病痛折磨，受苦受难，其他人去帮他舒缓痛苦，这就有了医疗。中世纪的时候，社会上有很多没人管的流浪乞丐穷人，教会设了一个场所，收留他们，帮助他们，慢慢地，这场所就成了医院，收留帮助他们的人就成了医生护士，医疗就成了一个行业。如果把同情和爱泯灭了，医疗也就不复存在了。曾在约翰霍普金斯大学医学院卫生和公共健康学院（Johns Hopkins University School of Hygiene

---

【注】："一亩三分地"有"地界儿狭小，微不足道"之义。溯其源，来自清皇帝为了解农时熟悉节令，特在惊蛰时节乘龙辇从正阳门到先农坛的"演耕田"亲耕，此地块大小恰为一亩三分。

and Public Health)任职的文树德（Paul U. Unschuld）教授说过一句很精辟的话：文化中对恐惧和乐观的表达，没有比对自身疾病那样更直接、更具有生存意义上的态度了。

古今中外，医生均受尊崇。各行各业，首选多推从医。究其原因，有"专业"和"职业"之别。

"专业"二字是从英文 profession 翻译过来的，与"职业"相对应的英文是job。北京大学医学部医学伦理学教研室邱仁宗教授的解释浅白易懂："专业"是要求严格训练和专门学习的职业，"职业"则是作为人们常规谋生手段的一项活动。西方社会对 profession 的属性有一定共识：①有一套文凭制度；②有一套专业知识和技能，所以在工作领域有相当程度的自主性；③有一套专业标准和制度，由国家立法机关委托专业协会制订；④有严格的专业伦理和行为守则。在英文语境，profession 和 job 有着显著的区别：前者要接受一定年限的、全面而严格的教育，熟练掌握知识技能，矢志终生，严格自律；后者是一种谋生手段，所需教育培训时间较短，且常因时势而变。

著名日本管理学家大前研一认为，"专业人士"情绪理性，行为克制，高度自律，纪律严格；拥有高超的专业知识、技能和道德观念；秉持顾客第一的信念；有永不匮乏的好奇心和向上心。他们具有这样的禀性是因为，未来世界的重点不是程度，不是规模，而是"方向"；需要的是受过严格训练，拥有克服眼前困难的创意和勇气，能够在无路可走之处嗅出一丝可能性的人才。

学者们也公认，专业人才必须具备四种能力：预测力、构想力、议论力和适应矛盾的能力。拥有了这四种能力，面对环境的变化，能发挥自有的实力，在充满变动和未知的世界里很好地生存下去。

世界万物，人是第一可宝贵的，医疗事关人的健康性命，故被视为"专业"，以别于"职业"。无论社会如何进步、科技如何发达、人们如何有钱，人总是要生病的，总是离不开医生的。所以说，医疗是一个最古老，却又最现代，永远不会过时的行业。医生面对的是病人，人是有情感有心理的单独个体，这就决定了疾病的治疗必将是多变的，复杂的，是高度个性化的行为。

现在，机器能够承担越来越多的工作，甚至连开颅手术都可以做了，但它还没有合作、同理心和灵活性等能力，还缺社交技术这一独特的人类特征。旧金山的密涅瓦学校（Minerva School）校长斯蒂芬·科斯林（Stephen Kosslyn）就说过，机器编程绝对编不出创造力和判断力。麻省理工学院（Massachusetts Institute of Technology）经济学家戴维·奥托尔（David Autor）就指出："单纯的技术性技能早晚会被自动化，只需要同理心和灵活性的职业，供需矛盾也不大，唯有结合了两者的职业才是最好的职业"。哈佛大学教育和经济学副教授戴维•戴明（David Deming）也发现，在 1980 年至 2012 年间，要求社交技巧的工作增多了 24%。与此同时，重复性的工作岗位，如垃圾收集，以及涉及分析但不一定需要团队合作能力的工作，如工程师却减少了。他由此得出结论："因为几乎无法通过编程办到，所以社交技巧在工作中的重要性越来越明显了"。克莱顿克里斯滕森研究所（Clayton Christensen Institute）创始人迈克尔•霍恩（Michael Horn）也说，"机器正把很多硬技巧自动化，所以懂得与人交流，懂得怎样为科技提供补充的软性技巧就更显得重要了"。敏感的专家们发现，社会对同时需要社交和思考能力的医生的需求更加迫切，正因为如此，医生这个行业的就业增长是最快的，薪酬增幅是最大的。

服务对象的宝贵和复杂，决定了医生这个行业需要接受长时间的严格训练。在美国，医生必须接受大学 4 年、医学院 4 年、住院医 3 年的教育，专科医生还要再加上 1～3 年的专门培训。各国的教育制度并不完全相同，但培养一个医生所花的时间，无一例外都比其他职业长。这里所提及的教育年限，还仅仅是取得行医资格的"门槛"。医生这个职业还必须终生接受包括专业知识和专业伦理的继续教育。知名神经科学家、清华大学医学院常务副院长鲁白教授在接受专访时说过，他在美国国立卫生研究院（National Institute of Health，NIH）工作十几年，每年都要接受医学专业进展的培训，要上科学道德课程，有一套严格的"学分"制度监督，有一系列抽查考核保障。这是行业的规定机构的要求，是确保医学工作者的专业水平和道德底线的，行之有效的系统工程。

当医生，想赚钱，本身没错，但若只想赚钱，千万别当医生。超过 10 年的培训期是赚不了钱的，即使做了医生，赚的也是经过十几年积累的知识钱、费脑筋费体力的钱、责任重风险大的钱，发不了大财。君不见"世界富豪排行榜"和"胡润财富排行榜"上从未见医生身影？但是，医生这个行业从不缺钱，还有尊严。医生走遍世界都备受尊敬，不是因为这个职业收入高，而是因为这个行业守护着人的生命健康。在日本，只有医生和教师被称为"先生"。据说，德国是世界上唯一在护照姓名前加有"Dr."前置的国家，而能够享此殊荣者唯医生和博士。维吾尔族人相信人死了可以升天，但能否升天，要经过集体讨论，唯独医生和教师能够免此程序。

在我国，人们更以"白衣天使"来表达对医务人员的尊重和爱戴，让受者无比自豪，热血沸腾。但若细究，似觉不妥。"天使"是西方文化的概念，源于宗教，圣经视"天使"为灵体，无男女老少之分，具善良慈爱诚实谦卑等美德，智慧非凡，能力超常，侍服真神，奉神差遣，保护众人，惩处恶人。大众偏爱无可厚非，但如此纯洁无瑕，如此无私奉献，如此法力无边的桂冠，你我消受得起吗？相对比较，"专业人士"之称恐怕更为实在，更具现实意义。

前些时候，网上有一对联在医界流传，上联：一小医生两袖清风三餐食堂只为四千工资搞得五脏俱损六神无主仍然七点洗脸八点上班九点开会十点处理无数工作还要科研文章；下联：十年考试九年加班八面无光忙得七窍生烟到头六亲不认五体投地依旧四肢酸软三更加班只为二个臭钱一生忙碌难免挨打受骂；横批：别做医生。此对联内容虽然有消极的一面，然而对于医生工作和生活负面现状的描述，如此生动，想必出自有切身体验的业内人士，这样的调侃，只是发发牢骚而已，当不得真。看看这些年的高考，医学院校的新生录取分数线始终徘徊于高位。别说大家都想让自己的孩子考医学院，即使是已经当上医生的父母，期望孩子"接班"的也大有人在呢！

医学的不确定性

与其他学科比较，医学中几乎找不到定律、定理、公式，多的是几率、概率、可能性，它的不确定性尤为突出。同样是根尖周炎，不同的人有不同的表现，即使是同一个人，不同部位的牙齿也会有不同的表现。同样做根管治疗，不同的病人有不同的反应，即使是同一个人，不同部位的牙齿也会有不同的反应。其他的牙科疾病和牙科治疗，无不如此；身体其他器官的疾病及其治疗，无不类似。

从自身的发展路径来看，医学中的不确定性对医生提出了持续不断和越来越高的要求，医生需要掌握的知识在容量和复杂程度上大大超出了个体所能承载的极限，根本就没人能全部理解并掌握这些知识，科技的飞速进步不但没有舒缓这种压力，还给这种不确定性增添了更多补充和诠释。结果是，任何一位好医生的成长历程必定要"对技术精益求精"，永不止步。用简单的话来说，这就是"医术"。

这种不确定性，带出了许多问题，如医生因为不能准确地对疾病做出诊断和判断结局而左右为难、病人因为无法得知罹患的疾病和最后的终场而惶恐不安、医疗费用因为不确定性的探究而节节攀升、社会舆论因为不确定性的表现而愤愤不平。

从医学的终极目的来看，医学中的不确定性对医生提出了与医学密切相关而又属于另一个层面的挑战，医生需要跳出自己的专业范围，更多地从人文角度关心病人，让医学更好地造福人类。结果是，任何一位好医生的成长过程势必要经历这么一个人文意识日益浓厚的蜕变。用简单的话来说，这属于"医德"。

在现实生活里，上述两种源自医学不确定性的事情有时会出现在单一事件里，带来更为错综复杂的问题。以医疗纠纷为例，医学中的不确定性常常令法律界人士难以判定诊疗中的差错事故究竟来自于疾病自身的不确定性转归（不可抗力的凶险），还是应该归咎于医生的过失。结果，问题无法厘清，责任无法界定，清晰的法律难有用武之地，高明的法官难以判审结案，最后的判决也往往让控辩双方无法满意。

正因为如此，在形形色色的不确定性中，医生应该转变自己的态度，不把呈现确定性作为职业的唯一价值，转而以友善与共情去安抚惶惑的病人和躁动的家属。正因为如此，这个行业需要艺术（直觉）、需要革新（创造）、需要谦卑（敬畏）。

智者揭示：医学的困惑在于其不确定性，医学的奥妙在于超越这个不确定性去追求完美的结局，虽然完美永远无法抵达。他们指出：医学之美就在于其不确定性引发的思维之花的绽放，从不思（老师教，学生练）到寻思，从浅思到深思，从顺思到反思，从技术之思到哲理之思。所以，医学的奥妙永远魅力无穷，医学的美永远灿烂动人。

医术

做医生就要有高超的医术，这是不容争议的。

世界各国的医学院校都设定了相当高的门槛，除了要有"学士"学位（或相应学分）的"入门券"外，入学考试的淘汰率之高也是众所周知的。有了执业资格后，行业管理还有终生接受继续教育的规定，为的是确保医生的知识和技能"与时俱进"。

在我国，白求恩是医生的楷模，毛泽东也对他赞誉有加："白求恩同志是个医生，他以医疗为职业，对技术精益求精；在整个八路军医务系统中，他的医术是很高明的"。

谈到医生的医术，诊所从业者无不知道：学历和学位固然重要，知识和技能才是决定性的。在口腔医疗这个领域，从业者都非常清楚，临床治疗优劣的区别，常不取决于学历学位，而在于悟性之高低，它除了要有扎实牢靠的基础知识和综览全局的思辩方式外，还要有很强的动手能力。所以，大家常会提到"悟性"二字，心领神会。

悟性，是一种感悟的思维能力，它具有偶发性、跳跃性和创造性的特点，常表现为：未卜先知、举一反三、去伪存真、触类旁通、心有灵犀等等。例如，德国著名数学家高斯（Johann Gauss，1777—1855）9 岁时居然能够利用等差级数，瞬间就算出了 $1+2+3+4+5+\cdots\cdots100$ 的垒加数值为 $101\times50=5050$；7 岁的曹冲脱口就说出了秤象的办法；7 岁的司马光破缸放水救童伴；目不识丁的慧能悟出一副偈语……这些，就是悟性。

一个人有了悟性，就能够有效地获取有用的知识，甚至有所创新。专家告诉我们，每个生理发育正常的人都有潜在悟性，但需开启方能显现，怎么开启？古人曰：学必悟，悟而生慧。学习的本质是悟道，悟通天下，悟得智慧。所谓悟道就是获取隐藏于知识背后的智慧。悟性重在悟，它是在无功利、无压力、无恐惧的心境下，通过自学、自问、自疑、自答、自赏、自娱等一连串的顿悟过程而获得的。也就是说，学习是开启智慧的根本途径，悟性是学习的最高境界。

要有高超的医术，非努力学习不可，非有效学习不可。

医德

做医生还要有高尚的医德，这更是不容争议的。

还是拿毛泽东对白求恩的评价来说，因为他是我国医者的学习榜样。毛泽东对白求恩的医德更是推崇备至："我们大家要学习他毫无自私自利之心的精神。从这点出发，就可以变为大有利于人民的人。一个人能力有大小，但只要有这点精神，就是一个高尚的人，一个纯粹的人，一个有道德的人，一个脱离了低级趣味的人，一个有益于人民的人"。

我国著名妇产科专家林巧稚（1901—1983）有句非常朴素的名言：守护生命先要敬畏生命，这是一件容不得半点粗疏的事情。北京协和医院妇产科主任、院士郎景和教授（1940—）更断言：如果没有关爱，医学的价值几乎等于零。前国务院研究室社会发展司司长朱幼棣（1950—2015）把医学和宗教相提并论：从事救死扶伤的职业，对医学真要有宗教一般的信仰与虔诚。《中国医学伦理学杂志》副主编李恩昌的说法比较详细：良好的医师职业精神应具有强烈的职业责任、严格的职业纪律、自觉高尚的职业良心和可靠崇高的职业信誉。

在2014年12月13日召开的"国际临床科室管理年会"上，协和医科大学出版社社长袁钟发表了《做与文化相适应的医生》的主题演讲，把医术和医德的关系比作"术"和"道"。

在我国传统文化中，"道"有着至高无上的尊崇位置。帝王们都想做"有道明君"，出家人都想成"得道高僧"，道教徒都自称道士，"梁山好汉"都打着"替天行道"旗号，就连伪君子们也一个个"道貌岸然"。老子在《道德经》中说："人法地，地法天，天法道，道法自然"，认为道是"终极真理"，是天地人效法的对象，是宇宙中万事万物运行的规律和法则，是人们做人做事应遵循的常理、方法和路径，是抵达"德"的行为规范。而"德者"，"得也"。只要真正修道、守道、行道，早晚"必得其位，必得其禄，必得其名，必得其寿"。至于如何修道、行道，孔子的学生有子认为，"君子务本，本立而道生"。正人君子只有先夯实做人、做事、从政、经商的根本，方能明道、立道、弘道，受益于道。而立道修道的"根本"，就在于爱人、利人、为人。墨子的说法更加简明扼要："道在为人"，这是做人之道、成事之道，也是做官之道、经商之道、治国安邦之道，更是为医之道。可见，"做事先做人"之说绝非妄言。

袁钟说：一个人找你看病，把所有隐私告诉你，把衣服脱光了让你检查，把所有的痛苦告诉你，把生命都交给你，这种人是仅次于神的人，而不是一般人。他指出，因为爱，才有了医疗和医院，如果把这个精神泯灭了，就不再叫医疗，那叫交易。中国医院协会副秘书长庄一强也曾讲，社会对医生的要求有两个，一是道德层面，要有悬壶济世的良心，二是技术还要很高超。他把道德要求放在第一位，并强调，要求医生的道德水平高于常人是由医疗行业的特点决定的。用中国医师协会会长张雁灵的话来说，"医学人文"就是医学与人文的结合，就是在医学的始终贯穿"尊重"和"关爱"，充满人性关爱的文化和行为。他认为，"尊重"和"关爱"是医学人文的起点，也是医学人文的永恒。

自强自尊是我国医者的优良传统。虽然封建社会把医生视为"三教九流"，与算命看风水同属"医卜星相"之列，但医者无不以"下医医病，中医医人，上医医国"自勉。宋代范仲淹（989—1052）有"不为良相，愿为良医"之说。东汉华佗（约公元2世纪—3世纪初）三辞封官，终生治病救人。晋代皇甫谧（215—282）家贫务农，20岁始读书，42岁罹患风痹症及耳聋，54岁因服寒石散险丧黄泉，研究针灸始终不渝，终于写成《黄帝三部针灸甲乙经》，被人尊为"针灸学之祖"。

"医乃仁术"被我国医家奉为宗旨。唐代名医孙思邈（541—682）有云："凡大医治病，必当安神定志，无欲无求，先发大慈恻隐之心，誓愿普救含灵之苦。勿避险巇、昼夜寒暑、饥渴疲劳，一心赴救，无作工夫形迹之心。如此可为苍生大医，反此则是含灵巨贼"。明代龚廷贤（1522—1619）在《万病回春》中的"医家十要"篇中说："一存仁心，……二通儒道，……三通脉理，……四识病原，……"。明代陈实功（1555—1636）《外科正宗》中的"医家五戒十要"篇也提出第一"要"为：先知儒理，然后方知医理。

对病人一视同仁是我国医家的行为准则。孙思邈主张：医生要做到"若有疾厄来求救者，不得问其贵贱贫富，长幼妍媸，怨亲善友，华夷愚智，普同一等，皆如至亲之想"。宋代张柄治病救人"无问贵贱，有谒必往视之"。元末明初刘勉（417—473）曾任太医，常说"富者我不贪其财，贫者我不厌其求"。

与功利无缘是我国医家的优良传统。三国名医董奉（220—280）隐居庐山，为人治病不取钱，重病愈者，使栽杏五株，轻者一株，如此数载，得十万余株，郁然成林，以每年所收之杏资助求医的穷人，留下"杏林春暖"之佳话。明代潘文元行医施药从不计报酬,行医 30 年仍贫得几无土地,死后众人为他送葬,留下"万人空巷"之典故。

清廉正派是我国医家的基本品德。《小儿卫生总微论方》强调医生要品行端正,医风正派。陈实功在《医家五戒十要》规定:凡视妇女及孀尼僧人等,必候侍者在旁,然后入房诊视,倘旁无伴,不可自看。张杲在《医说》中记载:北宋宣和年间,医家何澄为一患病缠年而百医不愈的士人诊治,其妻因丈夫抱病日久典卖殆尽,无以供医药,愿以身相酬。何澄正色道:娘子何为此言!但放心,当为调治取效,切勿以此相污!

自身修养得到我国医家的高度重视。孙思邈多次拒隋唐两帝封官之命,自勉"学者必须博极医源,精勤不倦,不得道听途说,而言医道已了"。终身为民除疾治病,人称"孙真人"。晋代杨泉在《物理论》中说得更清楚:"夫医者,非仁爱之士,不可托也;非聪明理达,不可任也;非廉洁淳良,不可信也"。清代喻昌(1585—1664)在《医门法律》中,还首倡医家须自我反省,寄望世上有"自讼之医"。

互尊互勉是我国医家与同行相处的规则。孙思邈在《大医精诚》中说:夫为医之法,不得多语调笑,谈谑喧哗,道说是非,议论人物。炫耀声名,訾毁诸医,自矜己德。陈实功在《医家五戒十要》中倡议:凡乡井同道之士,……年尊者恭敬之,有学者师事之,骄傲者逊让之,不及者荐拔之。

西方医界同样有优良传统。"希波克拉底(Hippocrates,前 460—前 370)誓言"的鼓舞力量至今不衰,他告诫从医者:吾将尽吾之能力与智慧,以己之才帮助病患,戒用医术对任何人等以毒害和妄为。无论何时登堂入室,吾都将以病人安危为念,逃避不善之举。无论遇自由人或奴隶,吾都将戒绝滥用职权,或放纵于男女之情。中世纪医生迈蒙尼提斯(Maimonides,1135—1204)也说:事功艰且巨,愿神全我功。若无神佑助,人力每有穷。启我爱医术,复爱世间人。存心好名利,真理日沉沦。愿绝名利心,服务一念诚。神请求体健,尽力医病人。无分爱与憎,不问富与贫。凡诸疾病者,一视如同仁。

美国著名医学教育家奥斯勒(William Osler,1849—1919)于 1892 年在明尼苏达大学医学院发表演讲,告诫全校师生:医学这门学科需要高度整合心智与道德,求新、务实、有慈悲,医生追求的应该是思路的清明、心地的善良和灵魂的平静。

1948 年,世界医学会在日内瓦发表"日内瓦宣言(医学)",代表全世界医务人员庄重承诺:凭我的良心和尊严从事医业,病人的健康是我的首要顾念,尽我全力维护医业的荣誉和高尚的传统,我的同业是我的手足,纵使受到威胁也不容医学知识违反人道。

做一个好医生

人类社会不能没有医生，广大公众离不开医生。身为医者，当然应该对自己有更高的要求，做一个好医生。

泛泛而论，从事任何职业，都应该敬业乐业。梁启超先生在《敬业与乐业》一书中解释：敬业的意思是"凡做一件事，便忠于一件事，将全副精力集中到这事上头，一点不旁骛"；乐业的意思是"人生能从自己职业中领略出趣味，生活才有价值"；总而言之，"敬业即是责任心，乐业即是趣味"。

好医生，当然应该有好的医术和好的医德。在这个世界上，好，没有客观的度量尺度；永远是相对的。但是，每个人的心中都有"一杆秤"，正如俗话所说：人在做，天在看。

做一个好医生，第一个条件是要爱医学。做医生还真不能冲了钱去，还是得真心喜欢这个职业，享受这份工作带来的成就感，并能承受伴随这份工作始终的社会责任感。其次，好医生一定要爱病人。医生的医术越高，说明他在病人身上汲取的经验教训越多，所以应该感恩病人。

我国著名外科专家吴英恺教授（1910—2003）曾以他惯用的"大实话"告诉我们什么是"好医生"：解放前，我在协和医院工作，当时的外科主任是美国人，他一辈子没有做出什么大的学术贡献，但他工作勤勤恳恳，每天来得最早，走得最晚，关心病人，关心全科工作，了解所有工作人员的情况。这样的医生就是好医生。

我国外科鼻祖裘法祖教授（1914—2008）曾感叹："德不近佛者不可为医，术不近仙者不可为医"。换言之，一个好医生必须有好的医德、好的医术。前辈告诫我们：做一个好医生要有"博雅、仁爱、笃行"的精神。"博雅"，即博大的胸怀、雅致的兴致；"仁爱"，是"普渡众生"的爱，是不求回报的爱，是以德报怨的爱；"笃行"，是终生坚持不懈的实践，是把知识转化到服务病人的知行合一。

经过多年摸爬滚打，杭州曹志毅医生对"好医生"的内涵有了更深更真的感悟，提出了五个不同阶段的特征。近年来，他在多个场合阐述，与同道们分享：

- **助理医生**：刚踏上工作岗位，年轻，缺乏实际工作经验，效率低，常出错，得不到病人垂青，缺乏自信，尚未感知医生责任之重大艰辛，更未体验到从医的乐趣和尊严，他们急切地希望得到"老医生"的帮扶。因此，在这个阶段，最好做"老医生"的助理。

- **初级医生**：逐渐将理论知识用于临床实际，掌握了基本的诊治程序，可独立处理和完成部分常见口腔疾患（如简单牙体缺损修补、普通拔牙、牙周洁治刮治等），基本领悟到医患沟通的重要性和技能，浅尝牙医之职业乐趣，但尚缺乏自信，还没有被广大患者所接受。

- **中级医生：**经过若干年历练，有过成功的喜悦，也尝过失败的苦涩，见多识广，技术娴熟，处理临床问题已经游刃有余，大多病案都能信心满满地独立完成，真正感到棘手的病情已经不多，对医疗风险有了初浅认识，与病人的沟通渐入佳境，开始得到病人认可，但远不是崇拜。

- **高级医生：**技术日臻完美，能够按部就班地诊治相当复杂的病例，能让病人从过程到结束都感觉满意，有大量忠实病人，得到尊敬和崇拜，能充分享受职业带来的荣誉和愉悦。

- **顶级医生：**不仅具有上述高级医生的特质，更重要的是保持着宁静的心态和谦和的品行，善于传帮带，不仅在病人中有极好的口碑，在同道中也被视为楷模。

很显然，这个分级不可能替代现行的职称评定，但它就是病人"心中的一杆秤"，价值高低，含金量多少，见仁见智。但，这才真的是全体民营口腔医生应该努力实践和追求的。

做一个好医生，个人的努力当然是决定性的因素，但也必须看到时代大环境的影响。瑞典疾病史专家汉森（Folke Henschen，1881—1977）说过："人类的历史就是人类疾病的历史"。美国历史学家肯尼斯•基普尔（Kenneth Kiple）在《剑桥世界人类疾病史》(*The Cambridge World History of Human Disease*)中也说："疾病是人类共同的、普遍的、恒久的生物性经验之一：疾病不仅是人类生活和生命中无法割舍的一部分，其存灭与盛衰更和人类社会的发展、文明的变迁有着紧密而复杂的互动关系"。所以，有学者指出，医学的发展，可能是以丧失温情为代价的。被誉为"现代科学之父"的乔治•萨顿（George Sarton，1884—1956）早在20世纪40年代就断言："科学的进步，已经使大多数的科学家越来越远地偏离了他们的天堂，而去研究更专门和更带有技术性的问题，研究的深度的日益增加而其范围却日益缩小。从广泛的意义来说，相当多的科学家已经不再是科学家了，而成了技术专家和工程师，或者成了行政官员、操作工，以及精明能干、善于赚钱的人"。这段话同样适用于现代医学。医学，原本是一门时时需要以人为本的科学。美国名医奥斯勒（William Osler，1849—1919）就曾告诫：要警惕医学中"科学的满足"取代"人类的满足"的倾向，应把病人作为一个人来治疗。

从前，医学没有那么多精确定量的检查仪器和指标，主要靠经验、感觉，治疗在医生和病人直接接触的过程中完成，人情味是医生和病人之间的重要调料。现在，一切都托付给冷冰冰的机器，靠的是黑白分明的图表数字，人情味已越来越淡漠了。除此以外，医生还面临着两个难题：一边是病人一如既往对医生人情味的要求，一边则是现代医学分工日益细化的现实。现代医学的飞速发展，使原先一个医生面对一个病人的氛围，已猛然切换成"一个医生面对一个器官"。病人进了医院，就像进了流水线，医生看他负责的那部分零件，只管维修，根本不管这个零件来自谁，几乎和汽车维修站的工人一样。

好医生，必定有良好的"医患关系"。在国外，人们把看病叫"看医生"（to see my doctor），称他们为"家庭医生"（family doctor）。在中国，病人到医院诊所是"看病"，是寻求诊断治疗，至于医生是谁，无关紧要。"看医生"，为的是"建立或获得医疗照护"（to establish or to seek medical care），照护包括了"治疗"，比治疗全面得多，现实得多，人性化得多。"看医生"是去寻找自己可以信任的医务人员，并保持和维系这种信任，不至于到有急病才临时抱佛脚，现找医生。这样，医生熟悉病人，了解病人，病人也熟悉医生，信任医生。中国医院协会副秘书长庄一强就曾指出，医患之间缺乏信任，关系就会紧张。这种熟悉和信任，就是"医患关系"的基础。缺此，难称"好医生"。

都说我国当今医患关系紧张，其实，国外也曾走过一段崎岖的路。奥地利作家卡夫卡（Franz Kafka, 1883—1924）在1919年发表短篇小说《乡村医生》，描述一位乡村医生面对受了致命伤的男孩束手无策时，家人把医生的衣服扒光，放在男孩床上，反锁大门，召来亲朋好友站门口吟唱："脱掉他的衣，他就能医，若他不医，就置他于死地！他只是个医生，他只是个医生"。

在当今环境如何解决医患关系的紧张状态？原协和医院急诊科医生于莺的看法颇有见地，她指出，惟一能做的就是医生从加强自身的人文修养做起，与病人平等沟通，要有同情心，诊疗时要符合规范，与病人和家属充分交代病情的同时也要有担当，不能一股脑把选项全扔给患者选择，必须要从自己的职业角度加以分析，提供最佳方案。还要适当地安慰家属，不再以冷冰冰的形象出现在病人面前。

做一个好医生，是从医者的追求，也是教育工作者的努力目标。在美国，医学教育属于精英教育，精英教育不但提供一流的软硬件设施和环境，更着重于对人生进行全盘规划和思考的内省教育。在他们看来，精英应该对社会承担更大的责任，在坚实的学术训练之外，还必须对自我有清醒的认识，学会如何思考和处理专业领域以外的，涉及个人内心平衡、价值选择、社会责任等方面的问题。这和孔子赞赏的"一箪食，一瓢饮，在陋巷。人不堪其忧，回也不改其乐"有着异曲同工之妙。不同时代中西精英教育的高度叠合，说明了不同社会对精英的期待和培养，在本质上是一致的，都要求社会精英有理想、有抱负、有目标、有担当,关怀社会,心智平衡,不断自省,不断磨砺。美国大学生对教授的评价中有一个隐秘的,在所有量化和标准化评估表格上无法体现的标准,这就是"某教授是否改变了我的专业方向和人生选择"。这也是教授们内心中最期待的成就感和回馈——用自己的心灵热诚、专业素养和个人魅力改变一个或几个学生的人生轨迹。所以说,真正的精英教育,不是引以为傲的才艺,不是取得高薪的途径;而是一种人生境界,一种生活方式。这种教育的核心是人文和素质,养成的是对自身目标和价值观的拷问,对自我与社会的关系的反思和调适。

美国克里夫兰医疗中心(Cleveland Clinic)把"临床礼仪"变成可量化的品质,如"10/4"是要求员工在距离病人10英尺远的时候微笑和交流眼神,距4英尺远时开始回应病人的诉求。病人印象最深的事情都是微不足道的细节:护士多长时间会回应呼叫铃、食物是否能随叫随到等等。所以,病人的体验:气味、声音、问候、制服、安全、预约等无一不受高度关注。他们消除了消毒剂的刺鼻味道,让空气弥散着类似四星级酒店里的香味;他们请著名服装师黛安•芙丝汀宝(Diane Furstenberg)设计着装,把亲和力和高雅感融为一体;他们的报告和表格清晰简洁;他们公示病人意见,鞭策自己······他们甚至安排员工躺在病床上,坐在轮椅上,感受病人的窘迫和尴尬,为的是更贴心地"伺候"病人。

美国医学院校联合会(Association of American Medical Colleges)在2012年2月大幅调整医学生入学考试(MCAT)内容,增加了2个小时的心理、社会学和行为科学的内容。改革中出现最多的关键词是"Empathy",与之有类似意义的中文是"感同身受"、"同理心",意思是医生无须亲身经历就能正确洞察他人情感的能力,具体包括以下能力:①及时洞察他人情绪,包括自己的负面情绪;②了解隐藏在病人乃至医生本人负面情绪背后的弦外之音;③倾听病人的故事,不仅关注故事本身,还体悟其中情绪及真实含义;④解读肢体语言;⑤接受来自病人及其家属对自己的负面意见。

2015年7月31日的《纽约时报》刊登了一篇哈佛大学肯尼迪政府管理学院Richard J. Light教授的文章,题为《如何智慧地生活》(How to Live Wisely)。文中介绍了哈佛大学一门名为《反思你的人生》(Reflecting on Your Life)的课程。此课程让学生思考一些抽象的问题:什么叫做过一种好的人生?什么叫做快乐的人生?什么是富有成效的人生?在课程的"核心价值练习"中,学生被要求在"尊严"、"爱"、"名声"、"家庭"、"优异"、"财富"、"智慧"等25个关键词中选择5个最能代表他们认同的核心价值的单词,然后思考它们之间相互冲突时将如何解决。例如,怎样面对既想做一个繁忙的外科医生,又想做一个有很多孩子的父亲的矛盾局面。又如在课堂讨论中，教授们不局限于一个流传很广的故事的版本：商人建议渔夫把生意做大，上市，发大财，然后回来钓鱼晒太阳，渔夫反问：我现在不就在晒太阳吗？而是引伸为商人建议把生意做大的渔夫用财富帮助贫困儿童，为社会做出更大贡献，而不仅仅是享受生活晒太阳。3 年后回访学生，几乎所有人都认为，那些讨论的价值是把大学变成具有转折意义的人生体验的关键一步。

除了正规按章教育外，导师们的言传身教在培养好医生过程中发挥着更重要的作用。中国协和医科大学出版社社长袁钟在讲述怎么当好医生的时候就说，要想到自己老了会落到什么样的医生手里；你是好医生，你的学生才会是好医生，等你老的时候，这个医生会照你的样子来照顾你。北京协和医院是我国许多名医的"摇篮"，当这些名医在回忆自己成长历程的时候，常常会用一个字：熏。好一个"熏"字，何其形象，何其生动。没有这个"熏"，课堂实验室也好，病房手术室也好，都难培养出一批又一批的好医生。

我国著名医学专家张孝骞教授（1897－1987）在冬天为病人做检查时，总是先把手和听诊器放在暖水袋上捂热了才伸到病人的衣服里面。北医眼科教授毕华德带出来的弟子都"喜欢"被叫到他的办公室"挨训"，虽然"训"得严厉，不留情面，但"训"的内容都是毕老的心得体会，是书本上没有的，更重要的是，毕老从不把"脸色"带出门。

张震康教授也曾多次在不同场合深情回忆老师的言传身教。一天，毕业不久的他在门诊为一位病人拔牙，照足书本，一切顺利，病人满意。病人离开后，站在一旁的教授和颜悦色地指点：假如不当着病人的面传递器械和抽吸麻药，假如注射麻药和拔牙时借聊天分散病人注意力，假如整个操作过程"有意无意"地用前臂遮挡病人的视线，效果也许会更好。

广大民营口腔诊所的医生已经离开了学校，也缺乏直接受"熏"的氛围，做一个好医生的路，主要靠的就是自我修炼了。本书第二部分"修身养性"或许会有一些参考价值。但是，人生受各种内在外在的因素影响，每个人的轨迹都不尽相同，有的人能够顺利地循序渐进，有的人到了某一层面就停滞不前，还有的人会在某种情况下倒退。

毋庸置疑，成为一个好医生是每位医生职业生涯中的理想追求；毫无疑问，好医生在事业上是成功的。以教授哲学公开课"公正"而风靡全球的哈佛大学教授迈克尔•桑德尔（Michael J. Sandel）对"成功"有着独特的见解。2013 年 12 月 9 日，他在上海发表公开演时说，我们定义成功总是用一些表面的东西，但我认为成功就是要有快乐，要有充实感，也就是说你已经完全运用了你的能力，并且让世界变得更美好，另外一方面要有一个家庭，跟家庭的联系很紧密，这样的话让你觉得你在这个世界上是有根的，你有独特的位置，这就是我对于成功的定义，而不是那些表面的东西。在争取做一个好医生的时候，在被病人和同道视为好医生的时候，桑德尔教授的话，值得我们铭记在心。

善 待 病 人

"善待病人"的完整表达形式应该是"医生善待病人"。前面说了"做一个好医生"，接下来就应该讨论"善待病人"这个话题了。这四个字，包含着两重意思，一是"善待"，二是"病人"。

"病人"释义

先说"病人"。在中文语境，"病人"和"患者"是划等号的，"病人"就是"患者"，"患者"就是"病人"。可是，英文语境里的"病人"只有"patient"一词，权威的《牛津高阶英汉双解词典》把"patient"解释为：①（接受治疗的）病人（尤指医院中的）；②（在某医生处注册的）病人（病时由此医生诊治）。若要"咬文嚼字"，在英文里与"患者"相对应的单词就是"sufferer"。《牛津高阶英汉双解词典》把"sufferer"解释为"受苦者；受难者；受害者；患病者"。

从上述分析中可见，"病人"和"患者"，两者之间存在着细微的差别：前者和"医"（无论是"医院"还是"医生"）发生了关系，后者则和"医"关系不大。由此推之，没有了"病人"，即使有"患者"，医生和医院也就黯然失色了，虽然现实生活里不可能出现这样的情况。自从留意到两个单词的不同后，撰文时就比较慎重地选择适当的词语，以免混淆了。

既然"病人"和"医"、"医生"之间有着这种天然的关系，它们之间的关系自然就成了必须严肃对待、明析细缕的事情了。

先看看"病人"和"医"的关系，因为这牵涉到病人接受治疗是否要付费、医院和医生收取的费用是否合理等问题。从社会经济学角度看，医疗卫生服务这种产品的性质相当复杂，既不能笼统地说医疗卫生领域的各项服务都属于公共品（public goods），即"不能因法律、技术或经济的原因而将未付费的使用者排除在外，应由政府全部包下来"的服务和物品，也不能不加分析地认为它们都属于私人品（private goods），即"完全由市场机制调节"的服务和物品。专家们比较一致的看法是：这一领域具有众多物品和多样化服务需求，既有纯公共品，也有纯私人品，还有相当多混合品。依据外溢程度划分，医疗卫生这一产品（包括服务和物品）可分为三类：一是具有较强外溢性的"纯"公共卫生产品，如饮用水安全、环境卫生、传染病与慢性病防治等基本公共卫生，它们属于政府公共支出的项目，应由政府全责提供费用；二是具有一定外溢性的"准"公共卫生产品，包括计划免疫、预防接种、妇幼保健、重大疾病控制和预防等，它们应由政府和消费者共同分担费用；三是外溢性较小的，针对个人的各类医疗服务，所需费用则应主要由病人向医疗服务提供方支付（重大事故和急诊除外）。人们平常说得最多的，最遭诟病的医疗卫生，主要属于第三类。世界各国的经验均证明，对这一类的医疗服务，政府无力大包大揽，应与病人共同分担所需费用。其中，私人保健和高级医疗则属于典型的私人品，具有很强的竞争性和排他性，应该完全由市场机制配置资源。

我们从事的是口腔医疗卫生事业，更加关心的当然是与口腔健康有关的问题。众所周知，世界各国都把"自来水加氟防龋"视为公共卫生事业，完全由政府提供费用。还有一点是必须给予特别关注的，即世界各国都把口腔疾病的诊治工作列为个人或个人与第三方共同承担费用的项目，政府投入微乎其微，甚至完全没有。即使在北欧、澳大利亚、加拿大这样的高福利国家，65岁以上的老年人都能享受政府提供的医疗保障，但均不包括牙科诊治。英国曾实行牙科治疗由政府"埋单"的政策，后来也取消了。

再看"病人"和"医生"的关系。如前所述，医生这个行业被视为"专业"（profession），医生行为准则是由专业管理机构制订的，它建基于"医生和病人的关系"（relationship of doctor and patient）。本质上，这个关系也属于"契约关系"（relationship of contract）。"契约关系"是否公平和恒久，是社会稳定的基本条件之一。具体而言，"医生和病人的关系"是否良好和稳定，是医疗行为能够顺利有效地实施的基本保障。也就是说，医生应该恪守职业操守，病人也要遵循一定的规范。

医生的职业操守和行为准则由国家立法机构授权行业管理组织制订，标准高，执法严。从业人员必须牢记爱德华·特鲁多（Edward Trudeau，1848－1915）的名言："医学的关键在于：偶尔治愈，常常帮助，总是安慰"（To cure sometimes，to relieve often，to comfort always）。此话的潜台词是说，医学是科学，医生是人；科学有局限性，人不是神仙。所以，我们必须时刻保持清醒的头脑，恪守医生的行为准则，千万不要过高估计自己，不要自以为是，忘乎所以。

病人呢？作为"契约关系"的一方，病人也应该有自己的"责、权、利"。以美国为例，美国国会在1962年通过新的消费者权利法案，提出要"保护消费者健康"。1997年3月，时任美国总统的克林顿（Bill Clinton）授权成立"医疗行业消费者保护和质量顾问委员会"。翌年，委员会提交了一份名为《质量第一：为所有美国人提供更好的医疗》的报告。报告指出，提出"消费者的权利和义务"有三个目的：第一，增强消费者的信心，让他们感觉到医疗系统是公平负责的,是能够满足他们的需求的,他们能通过有效的渠道反映他们的担忧,鼓励他们为维护自己的健康去积极努力;第二,重申医生和病人之间的紧密关系之重要性;第三,明确医疗消费者的权利和义务,让消费者知道自己在医疗中所起的关键作用。报告列出了病人的七项权利:

(1)知情权;

(2)选择医疗服务机构和医疗计划的权利;

(3)紧急情况下使用急救服务的权利;

(4)参与决定治疗方法的权利;

(5)免受歧视得到尊重的权利;

(6)要求保密健康信息的权利;

(7)投诉的权利。

为保证上述权利顺利兑现,报告还列举了医疗消费者应该履行的义务:

(1)养成健康的生活习惯;

(2)参与自己的医疗决定,和医务人员合作,达成一致的治疗计划;

(3)真实完整地向医生提供相关信息,向医生明确并与医生沟通自己的需求;

(4)认识到医疗科学存在风险和局限性,以及医疗人员难免会犯错误的事实;

(5)认识到医务人员有义务为其他人提供有效公平的服务,对其他病人和医务人员表示尊重;

(6)充分了解自己的医疗计划,遵守相应的规定;

(7)交付医疗费用。

人们在谈论"医生和病人的关系"时,往往忽略了双方的"契约关系"这一非常关键的要点,这也正是许多医疗纠纷和医疗官司的症结所在。古今中外,无不如此。很显然,不清晰地界定"契约"双方的"责、权、利",预防和处理这一类纠纷和官司就无从谈起。

医生和病人之间的"契约关系"的底线就是:医生为病人看病。仅仅满足于履行这种"契约关系",虽可避免纠纷和官司,但少了人情味,不是撰写本文的要义。要"善待病人",就要提升病人在接受诊治过程中的体验。

病人体验

对诊所来说,提升病人的体验不但与诊所的长期稳定发展有关,而且在某种意义上讲是生死攸关的事情。

何为"病人体验"? 病人到诊所接受诊治,必定会留下某种感受。感受不好时,常会用这样的词语来表达:太麻烦、不方便、听不懂、太贵、态度差、不爽、没解决我的问题等等。显然，有了这样的感受，要想留住病人就很难了，更别想病人会积极和正面地向朋友推荐。反之亦然。这，就是体验。"纲举目张"，这个问题搞清楚了，也就不难理解：为什么病人体验对诊所如此重要？

行家有这样的共识："顾客体验"是一个综合的考量，涵盖了顾客使用商品和服务的全过程，它貌似宽泛，却又非常实在，它可以细化，可以具体到每一个工作岗位，每一个流程，甚至每一个细节。无数事实证明：对完美的"顾客体验"的追求应该确定具体的标准。许多成功的企业都有这样的体会："顾客体验"的改进需要点滴细节的注意，千方百计的努力，持之以恒的坚持。在这里，只有脚踏实地的工作，没有奇迹。

如何改善和提升病人体验？提升病人的体验，可从"硬"和"软"两个方面着手。下面先看几个实例：

1．某市级口腔医院的霓虹灯有了故障没有及时维修，晚上，"××市口肛医院"的大字在夜空中屹立在主楼顶上，成为人们的笑料，也让人联想到医院的质量和管理。

2．张某到一名气挺大的高档诊所接受常规口腔检查。循例，诊治前用某名牌漱口液做预防性漱口。张某突然发现漱口盂隐蔽处有芝麻大的残留血迹，质疑诊所的责任感，坚辞而去。

3．医生拿着刚拍好的根尖片问病人："谁给你做的根管治疗？这也叫根管治疗吗？"病人没有回答，问了价钱，说是要再考虑考虑。出了诊所，病人向朋友解释："贬损同行的医生，我信不过"。

4．病人在结账的时候问前台："我可以用太太的医保卡吗？"接待小姐立刻回应："没问题！"候诊病人闻之，反应各异，有进而怀疑诊所在其他地方也弄虚作假的。

行家们一致公认，"顾客体验"是没有止境的，只有更好，没有最好。改善"顾客体验"可从以下几个方面着手：

- 产品和服务丰富、实惠、及时、便捷、安全；
- 使用产品和服务时流程简单直观，系统方便易行；
- 产品和服务个性化；
- 处理问题快速、完整、合理；
- 行动多，承诺少。

在医疗卫生行业，"病人体验"是医生护士的技术水平吗？是诊所工作人员的态度吗？是病人在解除了痛苦后的喜悦吗？是，但又不完整。它应该涵盖了病人从接触诊所开始，到在诊所得到的接待、医疗，甚至包括跟进的全过程。这种体验，包括了就诊时间是否遵守预约安排、结算时是否有拖延和失误、治疗后的外观和功能是否达到专业水准等等，还包括了诊所的整洁安静、员工的服饰打扮和言谈举止、诊治时的态度和操作规范等等。

亚马逊网站（amazon.com）在改进"顾客体验"（customers perception）上的做法值得我们借鉴。他们有"每周商业调查"（weekly business review）制度，其第一部分就是"顾客反馈"（voice of Customers），全体员工会从电话、网站、邮件和其他渠道收集顾客的意见，然后从现行制度上寻找原因，提出具体的改进措施，指定专门的责任人，规定明确的解决时间。

亚马逊网站认为：改进"顾客体验"不仅是高层要考虑的事情，它和每一位员工、每一个岗位都有着直接或间接的关联，会产生或大或小的影响。按制度规定：配送部门应做到态度良好，配送及时，无破损溢漏丢失；客服人员应迅速合理地解决顾客问题；IT部门设计的工作流程应做到购物简单顺畅、操作方便明了、指示清晰、搜索快捷；产品部门必须保证货物的品种和数量充足，价格合理；市场部要做到精准营销，满足顾客个性化需求，市场活动简单有效……这些工作要求都有量化的指标，如：配送有及时送货率、配送成功率、破损溢漏丢失率；客服部门有一次问题解决率、顾客满意度；产品部门有缺货率、价格指标、产品丰富度；仓库有库存准确率、出库准确率等等。

他们对工作中出现的问题毫不留情，无一不进行仔细分析，找出问题所在，比如送货晚了，务必要找出是哪一个环节出了问题？因为它可能是订单处理耽误了，也可能是支付环节拖延、仓库处理不及时、配送不准确，再细分，仓库晚点还有拣货、分拣、包装、出库、等环节。

但是，亚马逊网站也很清楚，"顾客体验"的改进也不能不计成本，不合理的目标和追求往往会导致运营模式不可行，甚至企业无法生存，所以只能在确定的商务模式限制下，针对自己的目标顾客群，最大限度和有效地加以改进。比如：把缺货率控制在低水平上可以保证顾客能随时买到需要的商品，但过低的缺货率要求则会导致库存率高和周转缓慢；容许每个顾客指定时间段送货的配送成本会大幅增加，但配送员按设计好的优化路线送货能够降低成本；对晚九点后才能收货的在郊区居住的顾客，则送货成本和安全保障都有问题。

诊所规模不大，工作可一点儿也不省心。喊喊口号贴贴标语固然简单容易，但要落到实处就真的要"讲认真"了。当今被大众痛加斥责的"浮躁"，常表现为不愿脚踏实地、不屑努力用功、在大话套话空话的喧嚣中忙于找捷径发财致富。浮躁的背后，虽然有急于改变自己的心气，但浮的时间长了，就变成了矫情，变成了虚张声势，也就把诊所的本意丢失了。

提升顾客体验的技巧

在提升"病人体验"方面，常可得到高人的赐教点拨，虽不时被人指斥为"旁门歪路"，但确实不乏行之有效者。下面选摘几例可在医患沟通时使用的"雕虫小技"供参考。相信，只要心态正，用得巧，对诊所发展不无裨益。

1. **二选其一** 适用于当病人有强烈的治疗要求，却又犹豫不决拿不定主意之时。如当病人在多个治疗方案面前欲言又止，并没有断然拒绝的时候，可以挑选两个出来，和颜悦色地征询病人的意向："您觉得是 A 更适合呢，还是 B 更适合？"此种"二选其一"的问话就是帮病人拿主意，缩小选择范围，让他比较容易决断。

2. **顾左右而言他** 有的病人决意要接受治疗，但总觉得医生或许还有更适合自己的方案没有拿出来，所以在费用问题上反复纠缠，在原地打转。这时，最好暂时不谈费用，转而热情地帮病人对不同方案的优缺点进行比较。

3. **循序渐进** 病人在信心不足的时候，可建议他们先从紧迫的、简单的、费用不高的治疗项目开始。只要有了信心，大多数病人都会对医生"言听计从"的。

4. **反问式回答** 当病人问到某种治疗方法是诊所尚未开展的时候，使用这种方式往往可以收到比较好的效果。比如病人问："请问你们做隐形矫正吗？"回答时就不易简单地回答"没有"。最好说"很抱歉，这是一种比较新的技术，而且有一定的适用范围，要有技工室的配合，所以我们现在还是用传统的但可靠的治疗方法。我相信您会理解我们的态度的，对吗？"

5. **吊胃口** 越是得不到、买不到的东西，也就越想得到它、买到它，这是一种普遍的心态。利用这种心理，可对病人说："今天是我们优惠期的最后一天，下一次什么时候再搞优惠，我还没有想好。我建议您不要错失良机"。

6. **欲擒故纵** 有些病人天生优柔寡断，他虽然对治疗计划有兴趣，可是拖拖拉拉，迟迟不做决定。这时，你不妨收拾器具，做出要离开的样子，很客气地告诉病人："不急，您回去和家人慢慢商量，做了决定再来找我"。

顾客是"上帝"吗？

北京大学中文系孔庆东教授在《口号万岁》一文中写道："标语口号，尤其是咱们国粹中的国粹，专门起到不战而屈人之兵的神圣作用""口号由于简短和目的性强，往往产生一些言外之意甚至是意想不到的副作用"。我中国服务行业流行的"顾客就是上帝"，可算是孔教授文中的这种口号。

西方国家也有口号，不同之处在于他们的口号很具体很实在，具有很强的可操作性，如服务行业的口号是"顾客第一"（customer first）。这一提法源自 19 世纪的美国马歇尔百货公司老板马歇尔·菲尔德（Marshall Field, 1834—

1906)。为了将"顾客第一"落到实处，他还制订了一系列具体措施，如：要在正确的时间、用正确的方式、做正确的事情（To do right thing, at the right time, in the right way）；要把事情做得前所未有的好（To do some things better than they were ever done before）；要让错误无影无踪（To eliminate errors）；要了解事情的正反两个方面（To know both sides of the question）；要彬彬有礼（To be courteous）；要做他人的榜样（To be an example）；要为热爱而工作（To work for the love of work）；要有先见之明（To anticipate requirements）；要开发资源（To develop resources）；要蔑视一切障碍（To recognize no impediments）；要掌控环境（To master circumstances）；要按理智办事，而不是按规则（To act from reason rather the rule）；要不达完美誓不罢休（To be satisfied with nothing short of perfection）。

有意思的是，即使当"顾客第一"成为西方国家服务行业的圭臬后，反对之声也始终不断。把美国大陆航空公司（Continental Airline）"从最差变成最好"的功臣戈登·贝休恩（Gordon Bethune）也直言不讳，当员工和无礼的顾客发生冲突时，他总是会支持自己的员工，"并不是因为你买了一张票，就有权随意侮辱我们的员工"。

正因为存在着观念上的歧见，中外双方在顾客服务上的差别也就会酿成不大不小的冲突。2012 年 2 月 1 日，美国联合航空航班上，张女士携女儿和丈夫在美国关岛返回上海，因行李安置问题与机组人员发生争执，张女士的丈夫对着空乘说"shut up"（闭嘴），结果被机长以"空乘因为你们的不礼貌行为，情绪已经受到影响，只要看到你们就无法为其他乘客正常工作；再则，因为你们的反常行为容易造成飞行中的不安全因素"为由报警，将其"请"下飞机，同时还拒绝其重新登机。张女士和丈夫则只能再花 1100 美金改乘第二天的航班返沪。

美联航拒载，理由是"对飞行造成威胁"，支撑这个理由的是机长拥有的"最高处置权"。这项权利来自被称为航空刑法的《东京公约》、《海牙公约》和《蒙特利尔公约》，它们都规定机长有权力对犯有罪行或做出某种行为的人采取必要的看管措施。实际上，我国的《民用航空法》也有相关规定。做出此规定是因为在这种比较复杂、专业性比较强的领域，乘客的判断往往不具有合理性，一味听任就会带来安全问题，危及飞机上其他乘客和空中服务人员的生命安全。

美联航用他们的行为讲述了一个常常被旅客忽略和遗忘的道理：旅客和航空公司的服务人员都是平等的。旅客购买了机票，并不意味着旅客就有随意，甚至无理责难航空公司员工的权利。旅客和航空公司员工每个人都有自己的尊严,每个人都应该受到尊重。同时,航空公司必须维护自己员工的尊严。

不同的人有不同的职业,但人格是平等的,尊重是相互的。尊重顾客,不等于顾客可以贬低为他们提供服务的人。服务业对一些过火的举动表现出大度和宽容,是职业守则和道德修养使然。这不意味着顾客的过火举动具有合理性。服务业涉及的当事人是服务提供者和服务接受者,两者之间存在着"契约关系"。服务业之所以能够兴旺发达,离不开双方在法律和人格上的相互尊重,不能只强调顾客的权益,忽视相关的前提、规则、语境。

在欧美许多服务性行业的机构里,员工是第一位的,因为他们是将公司的服务品质传递给旅客的人。如果他们自己都不能拥有自己的人格和尊严,你又如何指望他们能提供有品质的服务?在关键时刻能够确保公司的利益和尊严呢?

对于上述美联航的举措,我们需要充分认识到:

旅客不是上帝,旅客就是旅客!

旅客有权益,旅客的权益不是无限的;同时旅客也有责任,旅客应该为自己的行为支付相应的法律和经济的代价。

航空公司有责任,但也有权益,航空公司的权益同样应该得到保护和尊重。航空公司应该正视并明确地运用法律武器保护自己和自己员工的权益。

可以说,我们在市场营销上最大的错误之一就是把顾客当成了"上帝"。这种说法,极大地误导了中国的服务性行业,误导了服务提供者,也误导了服务的消费者。

2013 年,我国海南航空公司荣获第 20 届 WTA "亚洲区最佳经济舱"大奖,WTA(World Travel Awards)是被誉为旅游业奥斯卡奖的世界旅游大奖。海南航空客舱服务部负责人介绍,他们一直致力于运用"SMILE"理念为乘客服务。SMILE 是我们口腔专业人士再熟悉不过的英文单词。但在海南航空,它的五个首字母被诠释为安全正点(Safety & Punctuality),东方优雅(Manners & Elegance),创新激情(Innovation & Passion),团队协作(Leadership & Teamwork),平等仁爱(Equality & Love)。他们没有用"顾客是上帝"这样的噱头,而是用实实在在的行动交出了一份让人折服的答卷。

病人是"上帝"吗?

查资料发现,西方人从来没有把病人比作"上帝",也没有要求医生护士像供奉"上帝"那样伺候病人。作为"上帝"发源地的西方社会,也没有人提出过这样的口号呀!享誉世界的梅奥诊所(Mayo Clinic)也只是提"病人的需求第一"(The Needs of the Patient Come First)。

"上帝",是西方文化的产物。在中国,即使是基督教或天主教的信徒,真正很清楚知道"上帝"在西方人心目中的地位和分量的人，恐怕也不多。大多数人只是肤浅地知道："上帝"是无所不在、无所不能、无所不知、无所不有的，是万物的创造者、宇宙的统管者、真理的启示者、万民的拯救者、罪恶的审判者。所以，在国人的心里，"上帝"与玉皇大帝、如来佛祖或者观音菩萨无异。这么一看，把病人当作"上帝"来对待，显然是有失公允的。

那么，应该怎么样看待病人，怎么样看待医生和病人之间的关系呢？中华民族有着非常讲究人情伦理的传统，我们往往偏好用虚拟的血缘关系来强化人与人之间的关系，要么形成利益保护链，你助我，我护你，要么结成利益共同体，共患难，同生死。究其原因，中国是一个没有经历过市场经济逐渐生成和发展的国度，所以我们缺乏明晰的"人生而平等"的概念，缺乏文明的契约精神和权利意识。在这种情况下，人们自然而然地就把亲人关系和朋友关系移植到企业与顾客关系上，但也就衍生出许多问题了。

"病人是衣食父母"？按照传统观念，父母和子女之间是不应该有金钱关系的，是不应该做生意的。父母和子女是一家人，赚父母的钱有悖常理，属小人行为。由此及彼，把顾客当亲人显然不妥，再说，攀亲也有牵强套近乎之嫌。

"病人是朋友"？国人对朋友的理解非常复杂，惺惺相惜是朋友，"君子之交淡如水"是朋友，"酒逢知己千杯少"是朋友，"人走茶凉"是朋友，"两肋插刀"是朋友……朋友的概念太大太模糊，每个人对朋友的理解都不一样，在你把病人当朋友的时候，你能确定病人也给予同样的回报，而不是"偷着乐"呢？

表面看，对待病人要动之以情，这符合中国人的情理思想，也是中国式营销的必修课。但如果百般呵护，不但诊所受不了（成本太高），连病人也受不了（无故献殷勤，非奸即盗）。

其实，医生就是医生，病人就是病人。在西方社会，医务人员有医务人员的伦理守则，必须遵循，既没有人把他们誉为"白衣天使"，也没有人把他们斥为"白狼"；病人也有病人的道德底线，每个人都从小接受公民教育，了解自己在社会中的地位，知道作为公民应享的权利和应尽的义务，从不逾规。

客观地说，病人还兼有"消费者"和"顾客"的身份。称他们为"病人"，是因为医生义不容辞地承担着医疗卫生服务伦理学提出的责任；但当他们为自己的健康支付必需的费用，购买适当的医疗服务的时候，他们就是"消费者"；在医生为他们提供相应的服务时，他们的身份带有更多的"顾客"色彩。有的时候，我们很容易陷入无聊的名词定义争论之中，忽略了这种争论的终极目的。其实，不论病人是以哪一种身份出现，医生和病人双方都应该了解自己的责、权、利，共同为健康而努力。

在没有非常恰如其分的比拟的情况下，假如硬要用某种关系来比喻，"病人是熟人"的说法还说得过去。"熟人"关系，不亲也不疏，不远也不近，不熟悉也不陌生，相互依赖但不相互依存，相互尊敬但不相互恭维，相互欣赏信任但不相互追捧放纵。在"熟人"关系下的医生和病人：①不亲也不疏，既能维持情感又能维护利益，做到利与义结合；②相互依赖但不相互依存，比较容易在主动和被动之间找到平衡；③病人比较乐于接受来自熟人的尊重和信任，医生在满足病人需求的同时也能最大限度地降低营销成本。

概而言之，把病人当成上帝，虽能取悦病人，但成本极高，聪明的"上帝"说不定在那一天会抛弃诊所；把病人当成亲人、朋友，病人有可能在暗地里认为你不是有病就是假惺惺；把病人当成熟人，可以比较好地实现诊所和病人的价值，也更符合中国的传统文化。

总而言之，没有必要把病人捧为"上帝"，但必须坚持"以病人为中心"。其实，最关键的还不是标语口号，而是实实在在的行动。

着意营造诊所文化

文化

学习企业管理知识时，常遇"企业文化"四字。"文化"，雅致、高格调，吸引眼球。

近年来，"文化"二字越来越受高调推崇，越来越被广泛使用，笼统者有服饰文化、饮食文化、旅游文化、建筑文化……细分更见茶文化、酒文化、咖啡文化……究竟何为"文化"？刨根问底，"文化"定义起码有好几十种，专家们总结说：文化是思想，文化是哲理，文化是历史。云里雾里，难以把握，更遑论应用。

有关"文化"定义，联合国教科文组织制定的应最具权威：某一社会或社会群体所具有的一整套独特的精神、物质、智力和情感特征，除了艺术和文学以外，它还包括生活方式、聚居方式、价值体系、传统和信仰。《联合国教科文组织文化统计框架》规定：先确定并测量源自于某个社会或社会群体的信念和价值观的行为和做法，然后通过这些行为和做法来定义文化。文化统计框架定义的"文化"是指在传统上被视为文化的经济活动（比如生产产品和服务）和社会活动（比如参加文化活动），以及某些部分具有文化属性的经济活动和社会活动，如娱乐或休闲等。此外，框架还强调了三个需要跨领域测量的领域：教育和培训、档案和保存以及非物质文化遗产。

企业文化

新加坡立国之父李光耀（1923—2015）说，决定一个国家命运的，不是它的经济，也不是它的政治，而是它的文化。那么，文化和企业有关系吗？上述那么宏大的概念,如何用之企业,成为"企业文化"？这是引出"诊所文化"之关键。

企业管理专家告诉我们,明晰企业文化的重要前提是要知道,企业是社会分工的产物,是社会化大生产需要的产物；现代企业以共同的精神为核心,借助制度的纽带,通过交换,创造价值。

专家还告诉我们,企业的使命,归根结底是服务于人,实现人的全面发展。企业文化就是黏合剂,它有效地把一群人组合在一起,齐心合力,完成一个人不能完成的任务,实现一个人不能实现的理想。所以,企业文化的核心就是关心人、爱护人、激励人,让人在组织中获得快乐与进步。营造企业文化,就是营造一种生活方式,一种比功利化绩效更有价值的生活方式。

企业文化有何效用？著名的企业管理专家约翰·科特(John P. Kotter)花费了12年的时间,研究了200多家企业,撰写了《企业文化与经营业绩》一书。他发现,企业文化优秀的高绩效公司比业绩平平的同行,销售收入增长为后者的4倍；员工人数增长为后者的8倍；股票市值增长为后者的11倍；净收入增长为后者的750倍。

美国兰德公司(Rand Corporation)、麦肯锡公司(McKinsey & Company)和罗兰贝格国际管理咨询公司(Roland Berger International Strategy Consultant)的专家研究了全球优秀企业后得出结论:世界500强胜出其他公司的根本原因,在于它们善于给企业文化注入活力。这些一流公司的企业文化特别注重四个方面:一是团队协作精神；二是以客户为中心；三是平等对待员工；四是激励与创新。正是这四大支柱所形成的企业文化力,使这些一流公司保持百年不衰。

阿里巴巴前全球总裁波特·埃里斯曼(Porter Erisman)回忆当年加盟时马云对他说的话:"我们要建一个80年的企业",后来马云又说,"80年不够,我要创建一个102年的企业"。埃里斯曼认为,只想建三年的企业会利用各种方法在三年里尽可能赚更多的钱,甚至会欺骗投资人,欺骗顾客,因为这是一个挣快钱的方法。

星巴克(Starbucks Corporation)总裁舒尔茨(Howard Schultz)认为,信任是赢得顾客忠诚的基石。他说过,"消费者有一种渴望,渴望和他们信任、尊敬、欣赏的企业做生意。消费者都非常聪明,他们拒绝和那些没有任何信任积淀的公司合作,也不会和那些在解决信任危机时敷衍了事的公司来往"。所以,星巴克为自己确定的使命是"激发和孕育人文精神,从每个人、每杯咖啡、每个街区开始"。在星巴克眼里,顾客不是一杯"拿铁"或是"摩卡",而是无数钟情咖啡、追求品质生活甚至神交已久的朋友。浓浓的亲情、深挚的爱、真诚而持久的人文关怀,始终主导着星巴克的企业文化。

星巴克的品牌策略主管琼•玛丽•希尔兹说,"在这个世界上,每个人最想要的需求或渴望就是有人关注自己、聆听自己的心声"。很多星巴克的顾客都说:"以前我来星巴克,咖啡师会记得我爱喝哪一种饮料,现在他们会叫出我的名字,让我感到自己很受欢迎,很受尊重"。尊重是一种温暖人心的力量。走进商场或超市,甚至只是一间狭小的店铺,如果近在咫尺的店员对我们视而不见,我们立马就会打消逛一逛的兴趣,更别说买东西了。但若店员面露笑容迎上来,礼貌招呼,询问需求,我们的感觉就会截然不同。当顾客因货品质量有问题要求退货时,如果店家二话不说,立即兑现,承诺处理,表示歉意,顾客就会不计前嫌,继续光顾。

日本松下(National)总裁松下幸之助(1894—1989)在公司处于困境时决定:①产量压缩一半;②员工一个不减,薪水一分不少;③减产后实行半日工作制;④把工厂困难告诉员工;⑤不做降价推销,诚心实意促销,周到完善地服务客户。结果,堆积如山的积压产品很快销售一空,新产品供不应求。

1914年1月12日,福特公司(Ford)宣布将工人日薪金提高到5美元,那时的产业工人日收入还不到2.5美金。多年后,人们意识到,福特演绎的是一个组织如何做到以人为本,它用提高薪资的方式回馈社会,为中产阶层的形成做出了杰出贡献,大大加快了美国产业文明的步伐。历史学家布林克利(Douglas Brinkley)对此感叹:"如果没有福特的执著努力与过人才能,工业化与民主化的双重进步可能要数十年后才能实现。但由于福特的积极进取,短短一年就完成了"。有了这种文化的支撑,公司在往后百多年的产业进程和战乱、骚动、社会变迁中,一如既往地受到公众的尊敬,稳健发展。

杜邦公司(DuPont)在1815年发生爆炸事故,伤亡惨重,总裁居然把家搬进厂区,让家人与工人共对危险,共渡难关,淋漓尽致地表达了对安全的重视和对员工的关怀。后来,公司能够跨越跌宕,起伏百年,屹立不倒,靠的就是自身优秀的文化。

2010年10月,苹果公司(Apple)总裁史蒂夫•乔布斯(Steve Jobs,1955—2011)和朋友Nick Bilton在旧金山四季酒店的餐厅进餐,因送上来的橙汁不是鲜榨的而大发雷霆。他在回应朋友的批评时说,如果那个女人选择当侍者作为自己的职业,"她就应该做到最好"。由此,Nick想到,不管你靠什么谋生,都应做到最好。后来,Nick的母亲罹患癌症,弥留之际想吃龙虾,他竭尽全力满足了母亲的最后愿望。目睹母亲露出满意的笑容陷入长眠,Nick意识到,我们做的事情不管看上去多么渺小,都会对他人产生不可估量的影响。

谷歌(Google)的口号是"我们要把你们照顾得无微不至",它用健身房、免费大餐和给喜得贵子的员工发放现金补助之类的福利来激励员工。

　　亚马逊（Amazon）与许多公司不同，其特别之处是推动员工自我激励，逼迫员工超越自己的极限，最大化地攫取员工的精华。杰夫·贝佐斯（Jeff Bezos）的名言是："工作可以拼时间、拼努力程度、拼巧妙性，在亚马逊，三个都要拼"。在这样的文化的指引下，亚马逊在 2015 年 9 月超过沃尔玛，市值达 2500 亿美元，成为全美最有价值的零售商。随着公司的成长，贝佐斯把自己对职场的理念整合简化成 14 条规则，在招聘时用，在会议中用，甚至在排队吃午饭的队列中也用，还由员工传给他们的孩子。

　　加拿大蒙特利尔商学院的教授研究了许多历史悠久的大企业后发现，它们有着共同的特点：追求理想、凝聚团队和保持与合作伙伴的良好关系，它们的企业文化里深植着对人类生命价值和幸福的关注。

　　人们普遍认为，薪酬和奖金在企业运行中发挥着重要的，甚至是决定性的作用。可是，美国行为经济学家尤里·格尼茨（Uri Gneezy）和约翰·李斯特（John List）经过详细而周密的调查，得出了"金钱并非万能"的结论。他们发现，金钱的激励机制是否起作用，需要考虑激励的对象、金钱的数量，甚至是给奖金的时间。

　　2015 年，来自世界各国著名企业的人类学家在英国皇家学会（Royal Institution）召开"人种学产业实务应用研讨会"（Ethnographic Praxis in Industry Conference），讨论人类学在商界的应用。被誉为"企业人类学家"的美国人类学协会（American Anthropological Association）执行主任爱德华·利博（Edward Liebow）估计，该协会的 1.2 万名会员中有 30% 全职为企业或非盈利机构工作。著名人类学家丽塔·丹尼（Rita Denny）说："人类学家会从社会和文化的角度去理解产品和品牌，对企业管理人员的思维方式、产品的设计和开发产生重大影响"。在美国，英特尔（Intel）、苹果（Apple）和施乐（Xerox）等科技公司在 20 多年就前开始聘用人类学家，据说，微软（Microsoft）聘用的人类学家人数仅次于美国政府，位居世界第二。

　　还需要强调的是，专家们一致认为：企业文化的形成和企业领导是分不开的，有什么样的领导，就有什么样的文化。瑞士洛桑国际管理发展学院（IMD）创新管理学教授比尔·费舍尔（Bill Fischer）就曾高度评价中国海尔集团董事局主席、首席执行官张瑞敏对海尔企业文化的重大贡献："张瑞敏在海尔的管理创新上所做出的贡献，堪比苹果的乔布斯对科技创新的贡献"。费舍尔 1997 年认识张瑞敏，从此一直在研究海尔，多次前往海尔进行实地调研，后来还出版了专门研究海尔的学术著作《颠覆巨人》（Reinventing Giants）。他在书中指出：张瑞敏管理变革的背后，是"以人为本"的企业文化，"通过创造出一批相对自治的创业团队，张瑞敏事实上把海尔的雇员变成了经营自己小微企业的企业家,这是汤姆·彼得斯(Tom Peters)、加里·哈默尔(Gary Hamel)等管理大师们长期以来一直鼓吹的一种机制,但企业管理者们却很少把它付诸实施,因为一旦付诸实施,就需要企业文化发生极为巨大的变革。然而,海尔却做到了"。

2015年11月6日,我国海尔集团总裁张瑞敏应邀在奥地利首都维也纳举行的第七届彼得·德鲁克全球论坛上发表演讲。彼得·德鲁克全球论坛是为纪念20世纪最重要的管理思想家彼得·德鲁克(Peter F. Drucker, 1909—2005)而举办的国际性管理大会,始于2009年,每届论坛都会聚集全球最著名的管理学家和许多企业家。

张瑞敏说:"我是德鲁克的粉丝,我们这个企业走过的路,就是学习德鲁克思想的历程。德鲁克的著作,并不是教你怎么做企业,而是教你怎么把企业内的人、企业内的员工的积极性发挥到极致"。人——对了,是人,大写的人:用户,是企业外的人;平台主、小微主、创客,是企业内的人,张瑞敏拆除了"企业的边界",把这两类人"并联"在一起。他把束缚在上下级关系中的"雇员"变为自主创业、自己掌握自己命运的企业家,充分释放了被科层制所压抑的员工的创造性,从这个意义上说,这是一种现代儒商版的"以人为本"和"礼待天下"。澳大利亚领导力培训和咨询公司 The Confidere Group 的创办人安东尼·霍华德(Anthony Howard)的评语是"激进(radical)!激进!非常激进的管理改革!"

2015年11月9日,英国伦敦举行"全球最具影响力50大管理思想家"颁奖典礼(Thinkers50 Awards Gala)。Thinkers50创办于2001年,是一个两年一度的权威性的国际性评选,被誉为"商业思想界的奥斯卡"。在颁奖典礼上,张瑞敏被授予Thinkers50杰出成就奖之"最佳理念实践奖",是第一个获得该奖的中国企业家;同时,张瑞敏还入选"2015年度Thinkers50榜单",是唯一同时获得两个奖项的中国企业家。

美国通用电气前CEO杰克·韦尔奇(Jack Welch)曾说过一句著名的话:"当一个组织之外的变化速度超过之内的变化速度时,它离死亡之日也就不远了"。在与英国社会哲学家查尔斯·汉迪(Charles Handy)谈话时,张瑞敏把企业的发展比喻成抛物线,他说,最成功的时候犹如处于抛物线顶点,若沾沾自喜,就会急剧下滑,不断奋进的企业家,能够在事业最成功时给自己画下第二个,甚至第三、第四个抛物线。

文化无处不在

综上所述,发现"文化"的表现多种多样,非常实际、非常生动地表现在企业的经营管理之中,一点儿也不深奥。其实,我们的日常生活也是如此。

学者们一致认为，一种文化的诞生和发展只能是自然的产物，这个"自然"并不是我们常说的"大自然"，而是历史、环境和人文的进化。人可以影响文化，却不能制造某种文化，正如人可以认识自然规律，却不能左右自然规律一样。

1999 年 9 月，龙应台接任刚刚设立的台北市文化局首任局长。质询期中，有人提问："文化是什么？"她答：文化？它是随便一个人迎面走来，他的举手投足，他的一颦一笑，他的整体气质。他走过一棵树，树枝低垂，他是随手把枝折断丢弃，还是弯身而过？一只满身是癣的流浪狗走近他，他是怜悯地避开，还是一脚踢过去？电梯门打开，他是谦抑地让人，还是霸道地把别人挤开？一个盲人和他并肩路口，绿灯亮了，他会搀那盲者一把吗？他与别人如何擦身而过？他如何低头系上自己松了的鞋带？他怎么自卖菜的小贩手里接过找来的零钱？在家里，他尊重自己的妻子和孩子吗？他对家里的保姆以礼相待吗？文化其实体现在一个人如何对待他人，如何对待自己，如何对待自己所处的自然环境。在一个文化厚实深沉的环境里，人懂得尊重自己——他不苟且，因为不苟且所以有品味；人懂得尊重别人——他不霸道，因为不霸道所以有道德；人懂得尊重自然——他不掠夺，因为不掠夺所以有永续的智慧。所以说，品味、道德、智慧，是文化积累的总和。难怪许多智者说，何为文化？只消留意那些从来没读过书的农村老翁和老媪，看看他们脸上的温厚与安稳，看看他们比谁都更重视日常生活礼仪，就全明白了。

在龙应台看来，文化就是世代积累沉淀的习惯和信念，它渗透在生活中；文化就是一种生活方式，在特定的地理、历史、经济、政治条件中形成。农民不吃牛肉，因为对他而言，牛不是家畜禽兽，而是一个事业合作伙伴。渔民在餐桌上不准孩子翻鱼，因为他不敢冒任何即使只是想象的危险。

龙应台曾在《文化到底是什么？》一文中写道：文化还与社会发展有关，它是一根虽柔弱却强韧的细丝，把犹如散落乱滚的珠子的人串起来，组成社会。从这个意义上讲，文化黏合剂，它能够把无意义的碎片组成有意义的拼图。艺术或文学最神奇的地方就是，它是个人创造力的舒张和个人能量的释放，却能把孤立的个人结合成群体。

被誉为最具人文气质的经济学家茅于轼对每一封陌生者的来信都亲自回复，从不假手于他人；在超市里，茅老总是买走那些被挤压的变形的听装饮料，他说若大家都不买，这些资源就浪费了。

曾任留美预备学校清华学校校长的著名教育家周诒春先生（1883—1958）常对学生说："你们到美国去游学，不是去读死书的。你们要看看美国的社会，看看美国的家庭。你们要张开眼睛，到处留心"。为了让学生们学会怎样做人，他还在出国前亲自把他们送到上海，用 1 个月时间教他们学习吃饭，其中包括入席的礼貌、就座的姿势、喝汤的要领、刀叉的使用、谈话的方式。在他看来，一个人有没有教养，往往表现在吃饭睡觉和举手投足之间，所谓"有教育没教养"，就是指那些只有知识不懂礼貌的人。

著名学者余秋雨对文化的看法更偏向于学理。他认为，中华文化由三个模式组成：一是人格模式，即君子之道；第二是思维模式，即中庸之道；第三是行为模式，即礼仪之道。他特别强调要了解文化的"道"和文化的"术"之间的区别。他指出，服装茶具等等属于"术"，很容易流传，关键是要明白"道"在哪里。在《君子之道》一书里，他写道："文化的终极成果，是人格（personality）"。

说了那么多"文化"无处不在无时不在的话，并不意味着文化不重要。1941 年 12 月 7 日，珍珠港被日军偷袭，太平洋战争爆发。为了适应对外战争之需，美国在部队开设了各种培训班，向有关作战人员介绍所涉国家的文化历史。美国陆军在哈佛、斯坦福、芝加哥等 25 所知名大学开办了"陆军特别训练班"（army special training program，ASTP），邀请中国留美学者讲授中国的语言、历史、地理、社会知识，培训时间由 6 个星期至 17 个月不等，应邀者有胡适、赵元任、费孝通、金岳霖、周一良、邓嗣禹、邓懿、杨联陞等人。

主动在 2012 年辞去北京大学生命科学学院院长之职的饶毅教授，素以理性思辩著称。2015 年 11 月 24 日，他应邀在"2015 年腾讯网冬季思享会"上发言，高调指出"体制改革不能脱离文化改良而进行"。他说，二十年亲历中国的科技教育体制改革使我感觉文化问题同样重要，甚至以后越来越重要。体制改革不能脱离文化改良而进行。没有文化的基础，体制改革困难很大。以高考制度改革为例，他认为，高考制度改革的问题既不在教育部，更不在大学，而是全中国人都有问题。高等学校录取制度含很复杂的文化问题，包括全民的互相信任度，在信任度很低的中国，如果用美国高校录取制度，马上会变成一个极端腐败的制度，推荐信、课外活动恐怕绝大多数会是造假的，因为我们全民没有解决什么是体面、什么是幸福、什么是公平的文化问题。在这种情况下，单纯体制改革不能起到良好的作用。

可见，文化虽不深奥，但作用重大，影响深远，绝不可等闲视之。

营造文化

从上面的讨论也可知道，文化早已存在于我们的生活之中。所以，就文化而言，用"营造"二字比"建设"更为准确，后者强调的是"平地起高楼"，前者偏向的是"蚂蚁搬家"。

为了营造文化，人们常用一些比较简单的言语来激励和规范，个人有"座右铭"，家庭有"家规"，学校有"校训"，企业有"目标"、"使命"、"理念"、"价值观"等等。

看护傅雷骨灰的江小燕女士的座右铭是"得意淡然，失意泰然，自处超然，群处蔼然"。

民间最流行的"家规"是"老老实实做人，勤勤恳恳做事"。曾国藩（1811—1872）留下了许多有关"齐家"的文字，如"第一要起早，第二要打扫洁净，第三诚修祭祀，第四善待亲族邻里，凡亲族邻里来家，无不恭敬款接，有急必周济之，有讼必排解之，有喜必庆贺之，有疾必问，有丧必吊"。他还把治家之法归纳成"八字"、"三不信"。八字者：早、扫、考、宝、书、蔬、鱼、猪。他自己解释道：早者起早也；扫者扫屋也；考者祖先祭祀；宝者亲族乡里时时周旋，贺喜吊丧问疾济急；书、蔬、鱼、猪，即读书、种菜、蓄鱼、养猪也。三不信：就是不信地仙，不信医药，不信僧巫。他也着重指出居家四败：妇女奢淫者败，子弟骄怠者败，兄弟不和者败，侮师慢客者败。

特别受广大观众喜爱的演员葛优在谈到自己的家教时说，"老爷子教我八个字——谦虚谨慎，戒骄戒躁"。

制订"校训"打造文化，在大学中非常流行。1891 年 10 月 1 日，美国斯坦福大学正式开学，提出的校训是"让自由之风吹拂"。在这一校训的指引下，斯坦福大学成了美国创新成果最为丰硕的高等院校。

1938 年 11 月 1 日，竺可桢为师生作《王阳明先生与大学生的典范》讲演，提议将"求是"定为浙大校训。他是这样阐述"求是"涵义的："所谓'求是'，不仅限为埋头读书或是实验室做实验"，更要有"杀身成仁"、"舍生取义"的精神，要有刻苦耐劳，富于牺牲的精神；要追求真理、坚持真理，"排万难冒百死以求真知"，"凭自己之良心，甘冒不韪"，以使"真理卒以大明"。他强调："求是"意味着具有"清醒而富有理智的头脑"，养成"缜密深沉"的思考习惯；意味着具有"明辨是非而不恂利害"的气概，发扬"排万难冒百死以求真知"的精神；意味着"包容、开放、民主"。在"求是"文化的指引下，浙大在很短的时间里确立了自己的学术地位。1944 年，英国皇家科学院院士、英国驻华使馆科学参赞李约瑟应邀造访搬迁到贵州的浙江大学参观，惊叹于学校的学术氛围之浓、研究水平之高，发出了浙大是"东方的剑桥"的感叹。

燕京大学的校训是"因真理得自由以服务"（Freedom through Truth for Service），它取自《圣经》里耶稣的两句话："人子来，并不是要受人的服侍，乃是要服侍人"；"你们必晓得真理，真理必叫你们得以自由"。

清华大学的校训是"自强不息，厚德载物"。这是做人的道理。北京大学的校训是"兼收并蓄"讲的是做学问。

西南联大的校训是"刚毅坚卓"，它把北大的"兼容并蓄"，清华的"严谨求实"和南开的"活泼创新"有机地结合在一起，在物质生活极为艰困的日子里支撑了联大师生，"内树学术自由之规模，外筑民主堡垒之称号，违千夫之诺诺，作一士之谔谔"。藉此，培育了众多优秀人才，创造了中国以至世界教育史上的伟大奇迹，成为驰名世界的世界一流大学，开启了中国现代文化史上绚烂的一页。

许多企业高度重视文化的营造，特地制订了自己的"使命"，激励全体员工为之奋斗。福特汽车公司（Ford）当年给自己规定的"使命"是"让每个美国家庭都能开上汽车"。微软（Microsoft）创业之初，比尔·盖茨（Bill Gates）提出了"让每张办公桌上和每个家庭都有一台电脑"的使命。

被全世界新闻界视为样板的英国《金融时报》（*Financial Time*）自 1888 年创刊以来，"No Fear, No Favour"（不惧怕，不偏袒）的理念从未更改，始终置于"社评栏"顶部，鞭策自己，让读者监督自己。

"价值观"三字是最受学者们推崇的，看似特文雅，通俗地说，就是面对诸多选择时的排序抉择。"病人的需求第一"（The patient needs come first），简简单单的七个字，再清楚不过地把美国梅奥诊所（Mayo Clinic）的价值观诉诸世人。历经 100 多年，赢得了"医学麦加之地"之美誉。

客观地讲，广大民营诊所无不在营造文化，佼佼者比比皆是。打电话给这样的诊所，铃响不到三次就有人接听，声音悦耳，语句简洁，回答准确，绝不拖泥带水。来到这样的诊所，招牌门庭美观醒目，服务内容清晰可见，橱窗布置雅洁清爽。进入这样的诊所，扑面而来的是可掬的笑容，直灌耳朵的是温柔的问候，窗明几净，静谧舒适。员工们无不整洁有度，微笑自然，动作轻准，配合默契。医生从容淡定，善解人意，答问精确，操作精巧。询问知情之人，不吝赞誉。走进这样的诊所，观之，赏心悦目；感之，如沐春风。这就是诊所文化，优秀的诊所文化。难怪龙应台会发出这样的感慨："文明，你说得清它是什么意思吗？在香港，看一次牙医就明白了"。它无需轰轰烈烈的宣传鼓动，也不用动人心弦的标语口号，看似平平淡淡，实感亲切平和。究其背后，必有诊所经营者的着意营造，绝非天造地设。

世上无难事，只怕有心人。只要增强意识，刻意用心。假以时日，必可见效。

共创多赢局面

简述

2002 年，美国电影《美丽心灵》（*A Beautiful Mind*）夺得第 74 届奥斯卡奖的最佳影片等四个奖项，轰动一时。与影片的艺术成就相比，故事主人公——

约翰·福布斯·纳什（John Forbes Nash Jr，1928—2015）更引起世人浓厚兴趣和高度关注，原因有二，一是他患精神分裂症，却得诺贝尔奖；二是他研究的博弈论得到了诺贝尔经济学奖。

在古希腊时代，经济学是道德哲学的一部分。学界公认，现代经济学是亚当·斯密（Adam Smith，1723—1790）创立的。在亚当·斯密之前，经济学被简单地理解为有关物质财富的生产和配置的理论；纳什之后，经济学研究扩展到制度和激励的问题。经济学关注资源配置的时候，主要的研究对象是财富如何生产如何分配；当经济学的研究进入一般的社会制度和激励机制问题时，关注的核心就是人与人之间的相互合作。在这样一个转变中，纳什提出的博弈论起了决定性作用。

博弈论（Game Theory），又称对策论或竞争论，是研究人类社会基本特征，即人与人之间理性行为互动的一般理论。所以，经济学家哈特（Sergiu Hart）就说，博弈论可被视为整个社会科学的理性总括；曾获诺贝尔经济学奖的迈尔森（Roger Myerson）教授甚至说，其意义可以和生命科学中发现 DNA 双螺旋结构的意义相媲美。对博弈论的研究始于 1913 年，至今依然热得烫手。自 1994 年诺贝尔经济学奖第一次授予 3 位博弈论专家以来，至今共有 5 届诺贝尔经济学奖与博弈论有关。作为一门工具学科，在经济学中被如此广泛运用，得到学界如此垂青，实为罕见。

日常生活里，有许多概念，我们常说常用，似乎熟悉，实却知之不多，"博弈"就是一例。穷源原委，"博弈"中的"博"是古代一种棋戏，后泛指赌博，如博徒、博局；"弈"意指围棋、下棋。从字面直解，研究"博弈"就是研究下棋。古人云"世事如棋"，也就是说，生活中，人如同棋手，每一个行为犹如在一张看不见的棋盘上布一个子。下棋时，为夺取胜利，必须分析预测对手的行为，做出最优抉择。精明慎重的棋手们，就是绞尽脑汁、悉心揣摩、纵横捭阖、牵制围堵，下出诸多精彩纷呈、变化多端的棋局。

老外也看出，下棋游戏与国际政治、经济交往、商贸产销等活动有相似之处，无非是分析态势、商量对策、做出反应、计算得失、避免冲突、争取均衡。不过，他们没有停留在棋盘上，而是矢志不移，从中提取出参与人、行为、信息、策略、收益、结果、均衡等基本元素，借助数学推理方法，穷经皓发，终于构建起崭新的学科——博弈论，并一发而不可收，至今不衰。

说穿了，博弈论就是研究理性化和逻辑化的"出棋"招数，并将其系统化的一门科学。换言之，就是研究在错综复杂的众多因素相互作用中，如何得出最合理的策略。数学家们将具体的问题抽象化，通过建立完备的逻辑框架和体系，研究其规律及变化。这样一来，研究下棋，发现规律，用于社会经济问题，视这些重大活动如棋局，不经意间，这个轮回回归了其本意——博弈。

实际上，博弈论无处不在：工作中和上司博弈，和下属博弈，跟其他相关部门人员博弈；销售时和客户博弈，和竞争对手博弈；生活里和各式人等博弈……可以说，人类的所有进步，每个人的利益的改善，都来自相互的合作。如果博弈双方达到了合作的结果，也就是好的纳什均衡，否则就是不合作，就是坏的纳什均衡。当然，在博弈的过程中除了个人的抉择外，还有许多外界因素的考量，这也是博弈论研究的问题。需要强调指出的是，博弈论研究的前提是博弈双方是理性的，博弈的过程是有迹可寻的。难怪诺贝尔经济学奖得主保羅·安東尼·薩繆爾森（Paul Anthony Samuelson，1915—2009）说：要想在现代社会做个有价值的人，你就必须对博弈论有个大致了解。也可以这样说：要想赢得生意，不可不学博弈论；要想赢得生活，同样不可不学博弈论。

事实上，这个世界，往往是先有表现在生活的方方面面的博弈，然后才有关于博弈的研究，最终形成了博弈论这门科学，对我们的日常生活提供指导帮助，而不是相反。耶鲁大学教授奈尔伯夫（Barry J. Nalebuff）和普林斯顿大学教授迪克西特（Avinash K. Dixit）著有一本名为《策略思维：商界政界及日常生活中的策略竞争》（*Thinking Strategically*: *The Competitive Edge in Business，Politics, and Everyday Life*）的博弈论入门之作，他们就指出，纵使你并不擅长博弈论书籍里面经常提到的例子，但不代表你不能进入，甚至顺利完成一局博弈。

博弈论博大精深，笔者曾试涉足，初尝迄止，其深奥之理，只能望而却步。只缘接触"博弈"二字日多，有了一些联想。此景，犹如我们从事口腔专业，偶尔也会对"白内障超声手术"、"冠状动脉支架放置手术"讲讲见解。故，此文绝非介绍或讨论博弈论，只是因"博弈"二字引起之想，实属浮光掠影，陋见粗想。

博弈和游戏

因博弈而想到的第一个话题是"游戏"。"博弈论"是舶来品，回归英文，竟是 Game Theory，直译可为"游戏论"，把双方的斗争较量视为 Game，还一本正经地去研究其中的 Theory，真是轻松幽默。意译为"博弈论"，用于国际政治、经济活动、企业商贸等众多范畴，揭示了本质，何其传神，且不失沉重严肃之感。两种表达方式，各有千秋。

从 game 的立场出发看世界，人世万物，小到人际关系，大至国际舞台，诸多纷争冲突，哪怕再激烈，说到底，不过都是一场场趣味盎然的棋争牌斗，是game 而已，都可和平解决。既是游戏，有输有赢，都应心平气和，结为"棋友"无须兵戎相见，沦为冤家。

由博弈而想到的第二个话题是"规则"。既然是游戏，就要有规则：棋有棋规，牌有牌法，约定俗成，循规蹈矩。

研究 game theory，就是要探寻 game 的规律，为人类社会活动提供一个理性而文明的基础。它之伟大，在于为 21 世纪人类社会活动提供了一个理性而文明的大前提。博弈的前提是，矛盾的双方都必须依照一套彼此认同的理性思维来办事，因为理性，所以对方下一步棋如何走，就可以合理推测。现在，"游戏规则"四字已成口头语，应用甚广。组织有组织的规则，国家有国家的规则，世界有世界的规则，这些"游戏规则"和博弈论里所讲的规律相通。自从有了"博弈论"，知道了何为"游戏规则"，竞争时遵守"游戏规则"，大家就可以谋共同永续发展做合作共赢伙伴。

博弈论研究有一个基本假定，即人是理性的，或者说是自私的。这样的人在做抉择时，必以自身利益最大化为出发点，故被称为理性的"经济人"。人的行为都会趋利避害，"有迹可循"，所以有了这样的前提，就会通情达理，就会求大同存小异，就会合作共赢。

其实，对规则的探寻是人的天性。有规则，人性中的"善"就会发扬光大；没有规则，人性中的"恶"就无法得到有效遏制。父母经常挂在嘴边的"听话"、"懂事"、"乖"之类的话语，就是要求孩子们明白规则，遵循规则。孩子从吮吸第一口乳汁开始，他们就知道，嘴唇有规律地开启和闭合，就可以攫食充饥。他们有时会尝试停止吮吸，或者把小嘴放到妈妈的乳头之外的地方，看看是否有同样的收效，大人视之为调皮捣蛋，实为通过这样的行为来摸索吮吸乳汁的规则。小孩子对规则的确认能力，往往超过大人的想象，他们开始学步时就发现：柔软的沙发是安全的，可以扶着它快走；坚硬的凳子和墙壁稳则稳矣，但会碰痛身体，要小心对待；摇晃的灯柱有危险，需要绕道而行。

说到"游戏规则"，顺便提一下，1939 年有一部电影在法国上演，被视为史上最优秀电影之一，名字就叫做《游戏规则》(La Règle du jeu)。影片充分揭示了战前法国上流社会的谎言和欺骗等卑劣手段，但是即便如此，在那个圈子里，游戏规则是不可动摇的，违者必被灭杀。俗话说"盗亦有道"，就是这个道理，黑社会也有黑社会的规矩，不可造次，否则就乱套了，"潜规则"毕竟是拿不到桌面的，最终势必会被淘汰的。

因博弈而想到的第三个话题是"妥协"。现在，大家越来越清楚地看到了这样一个事实：推动人类进步的是妥协和制度建设。

胡适在 1930 年向青年人推荐 10 本书，其中之一是 19 世纪法国启蒙主义思想家 John Morley（1838－1923）的《论妥协》(On Compromise)。妥协的核心就是有商量、有退让。当时，Compromise 一词在中文里还找不到合适的对应词语，胡适译成"姑息"，严复的翻译是"得半"，章士钊则建议用"调和"，后来才从日文引进了"妥协"。

英国历史学家和政治学家西里尔•诺斯古德•帕金森（Cyril Northcote Parkinson，1909—1993）有一句格言极为重要："妥协是政治的灵魂——如果说不是全部的话"。人们常说："如果你把对方逼到墙角，那自己也无退路"。所以美国研究民主理论的大学者罗伯特•达尔（Robert Alan Dahl，1915—2014）也断言："民主依赖妥协"。

世人都知道，亚当•史密斯在 1776 年出版的《国富论》（*An Inquiry into the Nature and Causes of the Wealth of Nations*）是市场经济的奠基石，书中对"无形的手"的论述至今被广泛应用。此前，他还在 1759 年出版了一本名为《道德情感论》（*The Theory of Moral Sentiments*）的书，更受一些经济学家的重视推崇。当时年仅 36 岁的史密斯在书里写道，"同情"是人的天性，社会以此为基础，善就普行天下，人与人就能共存共荣，达成和谐公义。他说："在人类社会的大棋盘上，每个个体都有其自身的行动规律，可能有异于立法者试图施加的规则。如果它们能够相互一致，按同一方向作用，人类社会的博弈就如同行云流水，结局圆满。但若两者相互抵牾，博弈结果将苦不堪言，社会就会陷入高度混乱之中"。史密斯指陈的道德情操，要义在于推己及人：要求大家在图利之时，明白"人、我"与"群、己"的互利。

博弈论中常提及两种博弈方式，一种是"零和博弈"（Zero-Sum Game），说的就是博弈双方绝不妥协，结果，一方的收益意味着另一方的损失，收益和损失相加总和为"零"，最后结果是两败俱伤，谁也得不到好处。另一种博弈方式是"正和博弈"（Cooperative Game），或称合作博弈，是指博弈双方的利益都有所增加，或者至少是一方的利益增加，而另一方的利益不受损害，因而利益有所增加。智者提倡的是后一种博弈，即游戏角逐各方都"赢"，不是谁吃掉谁，不是"赢者通吃"。

著名美国博弈论专家、密西根大学教授罗伯特•阿克塞尔罗德（Robert Axelrod）在《合作的进化》（*The Evolution of Cooperation*）一书中深入讨论了一种名为"一报还一报"的博弈策略。这种策略有四个特点。首先，信任在先，初遇对手，总是先选择合作；其次，奖罚分明，当对方也合作时，报之以继续合作，若对方背叛，则下次必定报复；第三，宽容为大，报复仅限一次，决不永远记仇；最后，策略明晰，无须对方琢磨猜测。简单四招，屡试不爽。他指出，博弈之所以能够"正和"的一个必要条件是双方有足够的相遇机会，存在着长期合作的可能性，都视长远回报高于短时得利。

遗憾的是，"博弈"在现实生活中常常会失去游戏的本意，始于"防人之心不可无",终于你死我活。

我们的传统,良莠驳杂,待人接物既有代代相传的温良恭俭让之儒雅,己所不欲,勿施于人,也有父授子传的阴谋诡计之卑鄙;翻手为云,覆手为雨;人际交往有"为朋友两肋插刀"的仗义,也有"玩对手于股掌间"的权术。有人鼓吹"厚黑学",把暗度陈仓、隔岸观火、声东击西、欲擒故纵、见死不救、落井下石等等下三滥的权谋手段奉为"足智多谋",大肆鼓吹。在市场竞争中无视规则,不择手段,残酷无情,落井下石,置对手于死地而后快。但也不乏智者,明确指出,"狼性"的残忍会破坏人与人之间的信任,导致基本的人性缺失,不宜在竞争博弈中使用,不宜在企业和企业、老板和员工、员工和员工这些关系中纵容。

传统经济学的价格理论解释的是,市场是一只看不见的手;博弈论解释的是,市场还是一双隐形的眼睛。你干了好事,市场能记得住,你干了坏事,市场也能记得住,你不要以为你骗了人家就真的会获得便宜,你早晚会得到报应,所谓天网恢恢疏而不漏。市场不仅是看不见的手,也是隐形的眼睛,我们千万不要忘记这一点。

博弈的实际应用

日常生活中,博弈普遍存在于生活的点点滴滴。很多问题看似简单,用博弈眼光看,每做一个决定实际上就是博弈了一次。例如,用博弈论来分析价格战就不难得知,它是灾难性的。再如,从博弈论的观点来看垄断就可得出结论,应该要有完善和有效的市场监督来遏制之。

诊所也不例外。诊所几乎所有的经营活动都与博弈有关,都与下棋玩牌相似。分解活动中的基本元素,"参与人、行为、信息、策略、收益、结果、均衡"都可以找到对应者;分析活动的性质,无非也是"分析双方的态势、对策、反应,研究决策主体的行为和决策的均衡"。

购买牙科器材,免不了要和经销商博弈。杭州某诊所联合其他诊所购买CT,合纵连横,拿到了谁也想象不到的折扣,同时也保证了厂家和经销商的合理利润。反观一些诊所在选择器材时锱铢必较,拖欠账款,供者避之不及,既不愿提供信息,也不想亏本销售,最后吃亏的还是诊所。

加工修复体,势必要和技工所博弈。有的诊所高度重视质量,虚心与技师交流切磋,病人、医生、技师三满意,声誉日隆。也有一些诊所过分看重价格,结果是修复体质量低劣,医生既浪费时间又增加烦恼,病人既不满效果也失去对诊所的信任。

增加和留住病人,牵涉到和病人的博弈。不少诊所门庭若市,从没有病人在收费问题上锱铢必较。但是,业内也不时有和病人打官司的故事流传,四川某诊所高管被病人刺死虽为极端个案，但也不能不引起警惕。

　　吸引和挽留优秀员工，也有博弈在内。广东某诊所经营十余载，始终没有实行提成计酬的办法，员工流失率几近零。业内也有不少诊所人心涣散，高薪也无法安抚，甚者还对簿公堂，闻之寒心。

　　常言道，好的诊所必定在业内有好的口碑，其中也少不了博弈。许多诊所在和同道们来往时，遵守前人的教导："人之相悉悉于品；人之相敬敬于德；人之相交交于情；人之相随随于义；人之相拥拥于礼；人之相信信于诚；人之相伴伴于爱"。当然也有人视同道为敌，贬抑打压，不择手段，四处树敌，失道寡助。

　　牙科医疗并非世外桃源，为生存发展，事事要做抉择，处处体现博弈。努力学习固然重要，精心布局必不可少，缜密思考是前提，理性博弈是路径。其实，最重要的，还在于心态，即古人常说的"道"。道正，术良，局佳；道歪，术邪，局败。

　　经济学的理性人假设并不意味着经济学家就真的相信每个人都那么理性，比如，贪婪这个东西，我们就很难摆脱。经济学家们进一步把理性分为工具理性和价值理性，前者是指每个人都会追求效用的最大化，后者是说应该追求什么，不应该追求什么。学者们指出，重要的不是工具理性，而是价值理性，也叫目标理性，这才是人与人的重要差别。这种差别，不是简单地用"自利"或"利他"所能解释的，其本质是于真正的理性程度，看得越长远就意味着越理性，反之亦然。我们在生活中说某人犯傻，就不是从工具理性角度，而是从价值理性角度来讲的。所谓的"聪明反被聪明误"，说到底，本质上就是不理性。这和荀子的说法是一致的："君子乐得其道，小人乐得其欲。以道制欲，则乐而不乱；以欲忘道，则惑而不乐"。

　　市场上常闻：凡是能够用钱"搞定"的事情是最不麻烦的。但经济学家告诉我们，凡是能够用钱买到的东西，都不是最珍贵。听起来奇怪，但这是实实在在的。以色列曾发生过这样一个故事，一家幼儿园规定下午5点放学，家长应该下午5点去接孩子，但是有些家长总是去得很晚，家长去得晚的话，幼儿园老师就得等着，不能把孩子一个人扔在那。后来为了解决这个问题，就出了一个新的规定，如果你来晚了超过15分钟，家长要付一笔钱，来的越晚交的越多。传统经济学预测，这样的话家长就不会来晚了。结果恰恰相反，实行新的制度以后，更多家长来得晚了，而且来得更晚。由此可见，只注重从物质利益角度去理解行为，似乎跟经济学过去的理论相矛盾，但若把非物质的，特别是心理的成本加进去的话，那就完全可以解释这种现象。这样的事情还有很多，包括在公司里边加班给不给钱，有些人可能加班给钱他就不加班了，加班不给钱他反倒加班，为什么呢？因为不给钱以后，他加班以后有荣誉感，老板会表扬他，心理感觉好。你给钱的话，你这加班不是为了钱吗？

从经济学角度看，诊所的生存和发展过程，充满了博弈。作为理性的社会人，我们都应该懂得一点博弈论，按照博弈论的规则办事，争取"正和博弈"，避免"零和博弈"，共创多赢局面，"谋共同永续发展，做合作共赢伙伴"。如是，诊所的生存环境就会更加和谐，发展道路就会平坦顺畅。

符合程序才会少出纰漏

事由

看外国警匪影视片，警察在拘捕了犯罪嫌疑人后说的第一句话耳熟能详："你有权保持沉默。如果你不保持沉默，那么你所说的一切都能够用来在法庭作为控告你的证据。你有权在受审时请律师在一旁咨询。如果你付不起律师费的话，法庭会为你免费提供律师。你是否完全了解你的上述权利？"此即著名的"米兰达警告"。自 1966 年起，美国所有警察在抓捕和审讯嫌犯前，无论多么忙乱，多么匆忙，心情多么不好，形势多么紧张，都必须郑重其事地讲出这一句话。开始，常有"多此一举"之感；后来，方知此乃"程序正义"之具体要求。

美国有一名为 Untold Stories of the ER 的电视连续剧，讲的是医院急诊室里发生的一个个真实故事。剧中，陪送医生必定在病人被抬上急救病床之时报告他的脉搏、血压、呼吸、血氧饱和度和伤病简况，清晰准确，毫无废话；医生在抢救过程中必定大声地下达简明扼要的口头医嘱，旁边必定有一护士在快速记录抢救过程；急诊室的医生和护士必定成编制地分头完成输液、插管、电击等各项工作，忙而不乱，快速高效；主管医生必定在根据伤病者的情况指挥，镇定沉稳，随机应变。虽然抢救结果不一定奏效，但是抢救过程分工明确配合默契。知情者都知道，医院各项工作均有明确程序，必须严格遵守，违者必被追究责任。

20 世纪 90 年代，美国某医院心脏手术组在上海赫赫有名的瑞金医院交流。一次，术前检查发现备用麻醉机失灵，美方拒绝手术，理由是"有悖程序"，因为程序规定必须要有一台麻醉机待机备用。

在国外工作，最常听到的英文单词之一是"程序"（procedure）。实验结果不理想时，导师提出的第一个问题就是"你有没有按程序做？"病例讨论时，主讲人的发言里也常说"按照程序……"

由此，对"程序"产生了兴趣。

概念

"程序"二字得到高度重视，与法学界的"程序正义"（procedure justice）和"实体正义"（substantial justice）有关。前者是指办理案件和解决纠纷的过程必须秉持公平公正透明的原则，使用合理、有效和正当的过程及方式；后者是指结案符合公认的道德价值和社会公义，即结果应该公平合理。两者之终极目的都是为了实现法律的最高价值——最大限度实现整个社会的公平、正义。正因为如此，世界各国都有《行政程序法典》和《行政程序法》之类的法律规制，都把它们作为行政管理的重要依据。在医疗卫生行业，操作流程也得到高度重视，大家都知道，那是确保医疗质量，防止差错事故的必须。

程序正义原则脱胎于 800 年前的英国《大宪章》（拉丁文 *Magna Carta*，英文 *Great Charter*，是英国于 1215 年订立的宪法，用来限制英国国王的绝对权力）。英美法律传统里有此格言："正义不仅应得到实现，而且要以人们看得见的方式加以实现"（Justice must not only be done, but must be seen to be done），即裁判结果应以透明和公正的裁判过程（包括取证、质询、辩论等）实现。

可以说，上述观念是人类文化的宝贵财富，只有将程序本身的正当性、合理性视为与实质正义同等重要，才能实现实质正义。程序正义强调的是程序和制度，而程序和制度恰好就是法治的基础。法学院教授讲解"程序高于实体"时常举例子：母亲给兄弟俩分蛋糕，定的规矩是"老大先切，老二先挑，有异议时角色互换"。借此说明大家遵守共同制定的规则（程序正义），通过平等的参与和协商，达成社会正义。

仅以结果作为追求的目标，只能寄希望于人的操守。正是出于对个人操守的怀疑，人们才建立制度，安置程序，摒弃理想，做出职业化安排。理想与制度之不同，在于后者是可衡量、可标准化的。单有理想缺乏制度，有可能产生良好的结果，也可能产生灾难性结果。香港廉政公署在全世界享有盛誉，全赖它有一整套可操作性很强的程序，以及保证这个程序行之有效的制度。但在现实生活里，人们往往把注意力放在事情的结果上，忽略了事情的过程。

延伸应用

延伸应用"程序正义"的理论基础是：实体正义是现实生活之目的，是未知的；程序正义是通向该目的地之道路，是可控的。任何工作的有效性，均须建立在符合科学的方式方法上，越是高度复杂的活动越是如此。在求取经得起考验的结果之过程中，必须按规定的有效程序进行。有时，大胆的举措也能径直获得正确结果，而且快捷便当，但那是例外。科学工作要求结果始终有效和可信，不受人为因素干扰，所以必须严守规范，按程序进行。

在西方生活久了，不时听到这样的说法：这个世界上，天才和蠢材是少数，智力中等者占绝大多数，所以由智者制订做事的程序，大家只需"照葫芦画瓢"，结果就必然是可预测的，可靠的，即使出错，也"事出有因"，无需承担责任。

美国医学教育常提及这样一个故事：某护士给错药，经调查，发现主要是程序不合理：取药、核对、配药、给药全部由同一个护士做，错误难免。事后，医院没有处罚那护士，而是修改流程，制订了后来在各国医院普遍实行的反复查对的制度，每完成一项需要核查项目就在清单上勾画一项，基本杜绝了这个环节上的差错。我国的"三查七对"的制度——在操作前、操作中、操作后"三查"，对床号、姓名、药名、药物浓度、剂量、用法和时间"七对"——就是这么来的。

在这样的理念的指引下，国外牙科诊所的医生每当引进新的器材时，无不细读产品说明，严守操作规程，绝不跨越"雷池"。所以，虽然他们的临床实践机会不如我们多，但做起来都有板有眼，诊治结果也都比较良好稳定。

20世纪60年代，笔者在京读书，教授之一是早年在北京私人开业的留美专家，临床示教时以一病人口中多个几近完美的银汞充填体为例："这是我在20多年前做的"。

20世纪80年代，从哈佛大学退休的严开仁教授在中山医学院收徒，从弯钢丝开始，以美国原版教科书的图例为准，"亦步亦趋"，从不逾规，培养出得到业内一致首肯的四位临床高手。

德国制造以精湛的工艺和可靠的质量享誉世界，这和他们的"工匠精神"有关。这种工匠精神就是严谨、规范、一丝不苟，规定螺丝需要拧五圈，他们绝不会拧四圈半。虽历经风雨，但德国经济稳健增长，有力地支撑了欧洲危局。欧元区至今屹立不倒，德国的工匠精神功不可没。

某国内年轻口腔医生移民加拿大，再读牙科。在比较中外教学时感叹：在美国牙科学校，补个Ⅱ类洞耗时近一个半小时，教授要求他们 follow procedures strictly，教科书上要求做的事情"一个也不能少"。确实，结果不会"overhang, all over the overhangs"，与标准相距不远，心里踏实。相比当年在国内口腔系学习时只用半个小时，不可同日而语。

在国内部分牙科诊所，有悖"程序"的例子俯拾皆是：

- X线片显影定影液不按规定更换；
- 车针、拔髓针等长期不换；
- 使用成形片不放木楔；
- 拔牙前不拍摄 X 线片；

- 使用光固化灯不定期检查光照强度；
- 修复备牙时不放压排龈线；
- 先做临时冠后备牙；
- 材料过期茫然不知；
- 设备仪器不按规定保养；

……

符合程序才会少出纰漏，道理浅显易懂，一说就明，但是，取得共识，付诸实践，还真是"任重而道远"呢！

治理和竞争，主要靠软实力

概念

望文生义，把"实力"解释为"实际的力量"，应该是比较靠谱的。该词之启用，虽已难考证，但无碍其应用。

在"实力"前面冠以"硬"和"软"的形容词，源自美国哈佛大学教授约瑟夫·奈（Joseph Nye）。1990年，奈教授出版《注定领导世界：美国实力性质的变迁》（*Bound to Lead: The Changing Nature of American Power*）一书，提出了"软实力"（soft power）的概念。奈是研究国际关系的专家，做过哈佛大学肯尼迪政府学院院长，曾在卡特（Jimmy Carter）政府时期任助理国务卿，在克林顿（Bill Clinton）政府时期任国家情报委员会主席和助理国防部长。

根据约瑟夫·奈教授的说法，"软实力"是对外拥有的诱惑和吸引力（the ability to entice and attract），是"一国通过吸引和说服别国服从你的目标，从而得到你想要的东西的能力"。他认为，一个国家的软实力主要存在于三种资源，即"文化（在能对他国产生吸引力的地方起作用）、政治价值观（当这个国家在国内外努力实践这些价值观时起作用），以及外交政策（当政策被认为合法且具有道德威信时起作用）"。

在此之前，人们对实力的认识多倾向于"硬"（hard power）。由于"软实力"的表述简单、直白、形象，所以广为人们接受和使用，而且从国际政治延伸到日常生活。《如何赢得人心》（*Winning Minds*）一书的作者西蒙·兰卡斯特（Simon Lancaster）也在书里用浅显的话说："伟大的领导者不会故意刁难，他们只表现出谦逊的态度……他们从不欺压别人，强迫别人"。

"巧实力（smart power）"的概念最早是美国学者苏姗尼·诺瑟（Suzanne Nossel）于2004年在《外交》杂志上提出的。她主张综合运用硬实力和软实力来实现美国的外交目标，即当用硬实力时用硬实力，当用软实力时用软实力，或是同时运用、混合运用，实现外交战略，摆脱困境，重振全球主导地位，此即使所谓的"巧实力"。

顺便说一句，2500年前的孙子就在《孙子兵法》里提出："不战而屈人之兵，善之善者也。故上兵伐谋，其次伐交，其次伐兵，其下攻城。"（能够不必打仗而降服敌人，才称得上高明。最高明的战略是以计谋取胜敌人，其次是用外交的方式，使敌人屈服；再其次就是用强大的军力，使敌人屈服；最下策就是攻击敌人的城池堡垒了），与"巧实力"有异曲同工之妙。

后来，奈教授在不同场合和不同出版物上对这些概念做过多次诠释。如2013年香港如新集团（Nu Skin）主办"大师趋势论坛"，奈应邀主讲"软实力，改变世界的原动力"。他开宗明义地说："（软实力）是一种通过吸引力，而非强迫或给予报酬而达成愿望的能力，它来自一个国家的文化、政治理想和政策的吸引力"。他指出："力量（power）是一种能够影响他人达成个人目标的能力，一般分为强迫、给予报酬和吸引力三种；如果你具有第三种能力，你就具有'软实力'；要是你能在自己的工具箱中加入能够吸引人的'软实力'你就能够节约胡萝卜（利诱）和大棒（强迫）"。但他也指出，拥有"软实力"并不意味着能够解决世上所有问题或个人全部问题，但若巧妙地结合了"软实力"和"硬实力"，也就拥有了容易取得成功的策略。

奈还解释："软实力是所有领导者的核心能力，尤其是好领袖的核心能力，例如早前逝世的南非前总统曼德拉，他就是一位真正杰出的领袖。据说，曼德拉的领导风格学自南非的黑人酋长，他曾回忆，'陪伴我长大的酋长，从不发号施令，反倒更像牧者，默默在族人背后工作；又像掌舵人，指引部落的航向。'"美国前总统艾森豪威尔（Dwight David Eisenhower, 1890—1969）曾任二战期间指挥盟军登陆法国诺曼底的五星上将，他也说过，指挥很容易，任何人都胜任，困难的是让别人按照自己的想法做事，而且是心甘情愿的。这才是真正的领导力，真正的软实力。

奈多次强调，软实力，是达成愿望而不必依靠强迫，不必依赖付出报酬，唯靠吸引和说服他人的能力。他说过，软实力并非来自个人的地位，"依靠个人地位来达到目的，必须讨好上司，鞭策下属；但以软实力为核心的策略，依靠的是愿景的陈述和沟通的技巧。事实上，美国历史上很多杰出的领袖既没有显赫地位，也没有政府公职，如黑人民权领袖马丁路德•金（Martin Luther King. Jr.）。

"软实力"的意义

"软实力"看似是一个新概念，其实并不新。但是，把"实力"区分为硬软两翼，不但开启了看待国际事务的新视野，让人们醒悟到从前没有给予足够重视之处的重要性，对"实力"有了更加深刻的理解，而且还把这样的理念延伸应用，使人们对日常生活和工作的认识进入了更新更深的层面。正因为如此，"软实力"的概念一经提出，旋即成为使用频率极高的专有名词。

当年，约瑟夫·奈所说的"软实力"，主要是指文化影响力、政治价值观，以及塑造国际规则和决定政治议题的能力，其实质是靠自身的吸引力和影响力发挥作用，而不是强迫别人做不想做的事情。现在，人们普遍意识到，软实力是一个国家除经济、军事以外的第三方面的实力，即文化、价值观、意识形态、民心所向等等。

"文化"、"价值观"、"意识形态"这类字眼虽应用广泛，但相当抽象，难以准确界定。学者们指出，软实力中的文化，主要是道德文化，而不是建筑文化、艺术文化、文学文化、戏剧文化、音乐文化……他们认为，软实力与道德攸关，可说是一种道德力量；它必须与道德产生共鸣才可发挥力量；它全是"你在做、人在看"的结果，只要你的行为端正，合乎义理，就会发挥影响。正因为如此，不同实体软实力的关系并非此消彼长，甲之所失，不一定是乙之所得。

综上所言，硬实力是有形的，体现为打击、命令、威胁、收买，通过震慑或强迫，令对方服从；软实力是无形的，借助于影响、说服、信任、吸引，通过诱导或劝说，改变对方的选择。实事求是地说，在短时间内，软实力并不具有硬实力那样的威势，但就长远而言，软实力的作用更大，因为人的思维和行为最终都无法摆脱软实力的影响。

软实力的内涵

"软实力"这个概念虽然源自国际政治范畴，但其应用范围已经远远超出这个领域。它不仅可以用于国际政治中一个国家对他国的影响，同样也能够用于一个国家，甚至各行各业（如经济、教育、医疗、体育等）的内部治理和外部竞争。这，才是真正令人感兴趣的地方。

在时尚殿堂里，迪奥（Dior）一直雄踞顶端。支撑这个时尚界巨头几十年经久不衰的秘诀，就是所谓的"迪奥精神"。迪奥全球 CEO 西德尼·托莱答诺（Sidney Toledano）在 2015 年年底接受英国《金融时报》（*Financial Times*）专访时，把企业发展壮大比作树木生长：若要长成参天大树，根要扎得深而牢固；树根死去，树木也随之消亡。他指出：迪奥的根就是软实力，就是对克里斯汀·迪奥（Christine Dior）本人的价值观，以及为追求卓越、优雅、细节而所做的一切的尊重。托莱答诺说，迪奥内部几乎不用奢侈品这个词。"如果说我们做的是奢侈品，那我们对奢侈品的理解就是注重细节，追求完美和极致，永远不会满足"。托莱答诺在解释人与奢侈品的关系时说，"我们创作出美好的东西，为的是给绅士和淑女带来魅力，性感的魅力、优雅的魅力。完美的作品让你感受到一种魅力，一种属于此时此刻的魅力。设计师的使命，就是让魅力在恰当的时机最完美地绽放"。

众所周知，治理的最终目标是统一行动，治理的核心在于让被领导者接受领导者的意见和指令。问题是，领导者拥有的知识是有限的，他们的理念不可能总是先进和正确的，所以应该有一个好的制定规则的程序，包容各方面的意见，综合各方面的知识。治理的过程，就是由领导者提出证据，说明命令和规则合理且正当，取得被领导者的理解和支持，影响和改变被领导者的行为和习惯，让被领导者服从规则和制度，达致行动一致的效果。为此，领导者就要通过具正当性的政策和有吸引力的制度，采用劝说、吸引、协商等方式，必要时还要向被领导者让步和妥协，赢得高信任度和强吸引力。有的时候，领导者自认为某些命令和规则很好，但在没有得到被领导者认同和接受之前，它们就势难得到有效的执行和实施。借助强迫命令或物质收买的手段，固然能够收到一定的效果，但会令领导者丧失公信力和吸引力，后患无穷。

谷歌（Google）内部并没有太多的规范手册和管理指南，其运转之所以能够奏效，在激烈的市场竞争中之所以能够立于不败之地，在于它强大的软实力，在于它利用行为经济学和行为心理学的原理，把人性发挥到极致。公司首席人才官拉斯洛·博克（Laszlo Bock）在 2010 年获得《人力资源经理杂志》（*Human Resource Executive Magazine*）"年度人力资源经理"称号；2014 年位列该杂志"10 年内对人力资源行业影响最深远的 10 人"榜单中唯一的人力资源经理，他将自己的实战经验总结为：

- 赋予工作意义；
- 向所有员工开放公司信息；
- 只聘用比你优秀的人；
- 限制经理人的权力，赋予员工足够的自由度；
- 重新定义面试，屏除直觉；
- 视人才的成长重于评分与奖赏；
- 关注团队的两端——最优员工和最差员工；
- 支付不公平薪酬，因为这反而更公平。

他指出：在谷歌，人始终被当作企业唯一最重要的财富，发掘、培养和留住人才是谷歌成为幸福企业和成功企业的根本。

但是，优秀的企业并非只有一个模式。连续 11 年进入《财富》杂志"最佳雇主"名单，2005 年拔得头筹，此后每年都处于前五名的韦格曼斯（Wegmans）就和谷歌完全不同。谷歌是一家仅有 9 年历史的全球化科技上市公司，利润率大约 30%，员工来自世界各地，很多都是博士生；韦格曼斯成立于 1916 年，是美国东北地区的杂货连锁店，家庭式经营，平均利润率仅 1%，职工多为当地人，多数只有高中学历。

但若仔细分析，两家公司的相似之处比不同之处更多。它们的理念如出一辙，都是"用心才能成就成功的企业"；它们的员工都尽心竭力，不让顾客离开时不开心；它们都善待员工，不计成本。在对待员工上，它们都真心实意地把员工看成是企业的主人翁，而不是把他们当成机器，让员工在一个自由宽松的环境下工作，让员工能够充分展示自己的创造力，结果也就改变了企业。

布兰迪克斯集团（Brandix Group）是斯里兰卡一家服装生产商，在斯里兰卡有 40 多家工厂，在印度和孟加拉国也有大量业务。该集团以"保持本色，发挥全部潜能"来激励员工，除了让员工们能够很方便地接触到公司首席执行官和董事会外，它还为怀孕员工提供额外的食物和药品；开展学位教育项目，鼓励员工继续学习，帮助员工自己创业；为员工的孩子提供奖学金等等。集团认为，员工信任领导层时就会成为品牌代言人，影响其家庭和所处的群体，顾客购买热情高涨，回报也就自然而然地实现了。

英国顶尖名校谢菲尔德大学（The University of Sheffield）的卡玛尔·博迪博士和他的六位同事研究了 308 家公司的 22 年生产效率，这些公司都采用传统的运营方式，比如"综合质量管理"和"即时库存控制"。他们发现，这些运营方式并没有对业绩的提升带来持续可靠的影响。相反，当公司采用了给员工充分授权的经营方式（比如，剥夺管理者的决定权，并将该权力分配给一些个体或团队），为员工提供工作之外的学习机会，提高团队信任度（给团队足够的自主权，允许员工自行组队），或是组合利用这些方法，业绩就会提升。简言之，当企业给员工更多自由时，业绩就提升。

可见，组织的治理，靠的，主要也是"软实力"。无数事实证明，在日常治理过程中，软实力的作用往往比硬实力更恒久长远，更扎实牢靠。但对习惯行使硬实力的领导者来讲，认识到这一点，向软实力转型，谈何容易。

为何不易？其背后究竟有什么深层次的因素在起作用？进一步搞清楚这个问题，可以对"软实力"的内涵有深入的认识，提高增强"软实力"的紧迫性和自觉性，更充分发挥"软实力"的作用。

首先要知道，软实力能够起作用建基于"人是能够自由思想和独立判断的理性个体"这一信念。一个人是否被说服或吸引，必须由他自己来决定，也必须由他自己来表明。这就不仅要让人们知道怎么做，而且还要让人们知道为什么。如果他既不能自己决定，又不敢公开表明，那么，所谓的"说服或吸引"

事实上不过是压制和惩罚而已。

其次要认识到，软实力是一种针对自由人的影响方式。广大公民的自由和理性，他们的独立思想和判断能力，必须得到尊重。我们尊重别人，因为我们觉得他们的独立和自由跟我们一样，值得尊重。与此背道而驰的专制要求绝对服从，其潜台词是"服从者愚蠢"。实际上，这是发号施令者空虚和失落的表现，是掩饰自己没有信心，害怕竞争，畏惧失败的行为。

第三要看到，在软实力中起关键作用的是"爱"这种普世价值观。这种爱要把公共利益置于个人利益之上，在充分保护个人权益的时候，更要顾及公众的利益。软实力是社会性的，它来源于民，深藏于民，服务于民。软实力既是国力，也是民力。

最后，也是最重要的，要明白，软实力不是，或主要不是用来征服和对抗他国他人的。美国前总统克林顿曾经说过，美国软实力的目标是用来壮大自身，用来把国民的潜力发掘出来，让国民过上幸福生活，保障美国人实现自己的梦。

2013年4月30日，"软实力"概念的发明者约瑟夫·奈在美国外交政策刊物上撰文指出："美国许多软实力产生于它的公民社会——从大学、基金会，到好莱坞和流行文化，每一件都不是出自政府。""有时候，尽管当政府的行为——像入侵伊拉克——在损害其软实力的时候，美国仍能保持一定程度的软实力，那是因为它拥有至关重要和无需审查的公民社会。"他在结语中说，发展软实力并不必然是一场零和游戏，只要言行一致，自我批判，释放人们的聪明才智。

民营口腔医疗中的软实力

在民营口腔医疗领域，"软实力"的概念也完全可以用于诊所治理和诊所竞争。

诊所的经营管理牵涉方方面面，如法治环境、制度建设、机构设置、行为规范等等，各项制度措施之间需要配套协调，各个机构组织之间需要平衡照顾，这些，都存在着两种不同的路径选择。

在诊所治理中，硬实力通常是凭借刚性的规章制度，加以高压手段达到目的，可谓是"以力服人"；软实力则靠仁爱、关怀、道义、说服等方式达成目的，类似于"以德服人"。看看员工的态度和表现，对诊所软实力作用的了解不会相距太远；问问诊所负责人对"执行力"的满意度，不难知道诊所软实力的强弱。

在诊所竞争中，硬实力靠的是雄厚的资金、堂皇的装饰、先进的设备；软实力凭借的是诊治技能、病人口碑、同道评价。某诊所利用风险投资过程中

"过山车"似的起落，很好地诠释了两种实力的效果；业内近年忙于引入资金，扩张连锁，添设备精装修，以致流行"在国内参观，羞愧难当；到国外看看，牛气冲天"的顺口溜，形象反映了国内外同道们对两种实力的偏好。

诊所负责人都知道，仅凭硬实力，往往会"压而不服"、"口服心不服"，取得的成效难以持久。前几年，美国普林斯顿大学哲学系教授哈里•法兰克福（Harry Frankfurt）撰写了一本名为《论扯淡》（*On Bullshit*）的读物，深入分析了日常生活中常见的两种现象：说谎和扯淡。按照法兰克福的说法，说谎者知道事情的真相，但却违心地说假话；扯淡者既不关心真相，也不排斥假相，听之任之，放任自流。作者指出：最大的危险不是假，而是伪；最可怕的不是说假话，而是不在乎真假。扯淡者只在乎自身利益，"事不关己高高挂起"，令冷漠和散漫弥散，导致凝聚力下降，核心价值观丢失。说谎和扯淡的汇集，最终会导致假大空盛行。不难理解，过分强调"硬实力"，被领导者就会投领导者所好，偏离说真话的本性，选择说谎和扯淡。

谷歌的运转之所以能够奏效，在激烈的市场竞争中之所以能够立于不败之地，秘籍不在于其令人惊叹不已的硬实力，而在于它内部强大的软实力。谷歌的管理模式与控制严密、等级森严、指令控制的传统模式不同，那里没有太多的规范手册和管理指南，它尊重员工，相信员工，善待员工，利用行为经济学和行为心理学的原理，把人性的积极因素发挥到极致。所以，员工们都打心底里膺服"不让顾客离开时不开心"的朴素理念，尽心竭力，千方百计，把每一件事情都做到尽善尽美。结果，成就了谷歌在全球企业治理和企业竞争上的奇迹。

当前，牙科诊所尤其需要强化的是"软实力"，因为我们已经过分看重"硬实力"，习惯依赖"硬实力"了。在这方面，可做的事情很多，如明确牙科诊所的定位，认清全科牙医的地位，坚定"做一个好医生"的信念，用心感受病人的痛苦和快乐，竭尽所能为病人制定合理合情的治疗方案并有效率地实施之，要苦练内功不要钟情于"诀窍"，要靠口碑不要靠"咨询师"……

当然，也要看到，单纯依靠软实力，没有硬实力的支撑，往往会让人觉得孱弱，达成的效果也未必牢靠。因此，应该在扎实的根基上，根据当地当时的具体情况，视解决问题的对象和时机，兼顾使用两种实力，做到硬实力和软实力二者并用、视情而用、适度使用，亦即发挥所谓"巧实力"的作用。这些，说起来容易做起来难。毕竟，民营口腔医疗事业还很稚嫩，生存环境还不那么令人满意，实力的较量还没有一个公允理想的平台。

理论学说的探讨可以遨游四海，是非优劣的争辩可以自由发挥，实践操作则只能脚踏实地，绝没有捷径，来不得弄虚作假，更不要追逐虚幻。

当一个名副其实的领导

重任

开设牙科诊所，首先要到当地卫生局申办《医疗机构经营许可证》，这是必不可少的。在《许可证》上，有"法人代表"和"负责人"两个栏目，"法人代表"承担法律责任，"负责人"负责诊所的日常经营管理。虽然两个岗位承担着不同的责任，但仅属分工之别，从属性讲，两者都可谓诊所"领导"。按规定，两者可以是同一个人，也可以是不同的人；后者必须有口腔医学教育背景，前者则没有此一强制性要求。实际上，绝大多数诊所的《许可证》上，这两个栏目里填的是同一个名字。

改革开放的大潮，就这样，把一众口腔医生推到了民营诊所"领导"的位置上了。这突如其来的变化，着实是当事人始料未及的。民营牙科诊所"领导"之职，既无上级主管考核任免，也无行政级别高低。这顶"领导"帽子之得来，往往还与个人素质和业务技能无关。

虽然诊所不大，但绝对不要小看这顶"乌纱帽"。在诊所这块"一亩三分地"里，人不多，钱有限，但钱可自由支配使用，人可随意聘用除名。更重要的是，这里不存在民意测验和定期换届的问题，只要诊所不倒闭不关门，领导岗位就不会易帜，有些人还盘算着如何传宗接代呢。

不怕得罪人地说，若非时代变迁，绝大多数诊所医生是不可能戴上"领导"这顶桂冠的。没有"劳其筋骨，饿其体肤，空乏其身"，怎么可能有"天将降大任于斯人"的美事？！如此说来，把这种现象说成是"时代赋予民营牙科诊所医生之重任"，并非妄言。

究竟是"时势造英雄"，抑或是"英雄造时势"？世人至今众说纷纭，莫衷一是。不管怎么说，既然已经"肩负重任"，那就应该好好琢磨琢磨，怎么样才能对得起时代？对得起自己？最重要的是怎么样对得起广大病人？

遗憾的是，许多诊所医生在创业之初往往是如履薄冰，如临深渊，谦虚好学，谨慎从事；三五年后，诊所有了起色，站住了脚跟，逐渐自以为是，志得气满，呼风唤雨，旁若无人。这种现象，中外皆有，绝非个别。

从管理角度分析，人处于领导岗位，就需要获得各种信息，作为规划决策的依据。获取信息的渠道多种多样，从职能下属获取是一个重要渠道。这样，下属汇报什么，怎么汇报，在很大程度上就取决于下属的取舍和裁剪。当领导者的权力可以决定下属的去留得失时，作为经济学上的理性人的下属，就必然会选用能够谋得最大利益的方式向领导者汇报。那么，投其所好、奉承迎合就成为下属向领导者汇报的"潜规则"。所以说,领导者想听到真话、看到实情并不容易,尤其是关于自己的。这是权力带来的必然副作用,概莫能外。

从社会心理学角度来看,每个人的自我评价在很大程度上源自他人的反馈,而且每个人都本能地偏爱他人的赞许,领导者也不例外。做领导者做久了就会适应、习惯和喜欢上被下属曲意奉迎的氛围,就会高估自己的能力,将权力的效应当作是自己能力的反映。

归根结底,摆在我们面前的问题是:我们是否意识到这一变化的历史意义呢?我们是否理解"领导"的责权利呢?我们该如何做一个名副其实的"领导"呢?

概念

"领导"二字,与英文 Lead 的发音特相似。中国人特聪明,把"领"和"导"组合起来,甚是巧妙。领者,率领也;导者,引导也。

在英文里,与之有关的还有 Leader, Leadership。前者是指承担领导之责的人,称为"领导人",人们往往简称为"领导";后者被翻译为"领导力",这是改革开放以来的热点词之一。

和"领导"有点关系的称谓挺多,如"长官"、"首长"、"老板"等等。"长官"的称谓往往令人联想起国民党,所以用得很少。"首长"在维基百科里被定义为"一个机关的最高长官,多用于政府机关"。百度百科和互动百科也说:"首长是某个范围内位居首位的一个人或一群人"。互动百科还考究出"首长"二字源远流长,在古代兵书《尉缭子·束伍令》中就有"亡长得长,当之。得长不亡,有赏。亡长不得长,身死家残。复战得首长,除之"的描述。民国时期梁启超在《新民说》里也说:"善为群者,必委立一首长,使之代表全群"。至于"老板",维基百科认为它源自上海话的洋泾浜英文 Banker 一词;闽南话和客家话称之为"东主"、"头家";广东人则把英文 Boss 粤语化为"波士",或把日语"世带主"粤语化为"老世"。尽管叫法众多,其意实为"领导"而已。

关于"领导",已故美国政治学家、前美国政治学会主席怀尔达夫斯基(Aaron Wildavsky,1930—1993)在 1982 年出版了《领袖摩西》一书。他这样写道:《圣经:旧约》里的摩西是一位"立国者""革命者""立法者""行政管理家""导师""学者""政治家"和"讲故事的人"。在他看来,人类历史上还无法想出任何一位领袖具有摩西那样多样性的领袖才华和能力。法国大革命时期政治人物、有"不可腐蚀者"之称的罗伯斯庇尔(Maximilien François Marie Isidore de Robespierre,1758—1794)曾说过:"领袖有两样重要特质。首先,他有目标;其次,他能够说服其他人跟着他走"。他还指出:有两种关键特质是领袖必须具备的,而副手,即使是最棒的二号人物也欠缺的,一样是煽动力,另一样是做重大决策的自信。他认为，这两种特质源自领袖身上的那种魅力和个性。

美国著名学者詹姆斯·伯恩斯（James Byrnes，1879—1972）有过非常经典的论述。他在《领导论》一书中说："领导者劝导追随者为某些目标而奋斗，而这些目标体现了领导者以及追随者共同的价值观和动机、愿望和需求、抱负和愿望"。这个定义不仅强调了领导者与追随者之间领导关系的建立，必须要有双方自愿，有要共同目标，更把领导者与追随者放在平等、自愿的位置上，追随者的目标不是领导者强迫给予的，而是被劝导而发现的。

许多学者还指出，领导者不同于掌权者，两者最基本的区别在于：前者与追随者的需求和目标紧密相连，他在致力于满足后者的愿望、需要以及其他诉求的同时，也满足了自己的需要；后者则只顾自己的动机，置追随者的权利和诉求于不顾，利用手中的权力随意处置追随者，把后者物化，令其失去个性。

还有人从英文 power（权力）和 authority（权威）的不同作类似的推论：前者是一种能力，利用自己的地位，罔顾别人的意愿，强迫别人照自己的决心行事；后者是一种技能，运用影响力，让别人心甘情愿地照着自己的决心行事。文艺复兴时期意大利著名政治思想家和哲学家尼科罗·马基亚维利（Niccolò Machiavelli，1469—1527）就曾在他的名著《君王论》中指出，君王要保住自己的权力，不一定要臣民爱戴自己，但一定需要让臣民对自己感到恐惧。但是，施以权力虽可收一时之效，可惜不能长久，且具杀伤力，彻底破坏人际关系。你今天身居要职，下属为了饭碗，不得不唯命是从，即或不至于壁垒分明，也多是人在心不在，不会为你赴汤蹈火。有朝一日部下转投他方，你就再也无法控制，还有可能遭到报复。所以专家们告诉我们，有 power 不一定有 authority，两者之关系并不成正相关。例如，相对而言，美国最高法院 power 最小，但 authority 最高。故，西谚说：慎用 power，必获 authority。

曾在 1991 年担任日本第 78 届首相的宫泽喜一（1919—2007）对权力有着许多真知灼见："最好的政治，就是让人感觉不到政治的存在，换句话说，就是不炫耀权力"。他在许多场合都谈到他对"权力"的认识："我对权力总抱有那么一点怀疑，尽管如果正确使用它也并不都是坏事。但是我感到自己从本性上就与它合不来。因为不知道该怎么使用，所以就尽量不去用它。""我以为权力已被滥用过多，所以当到了自己成为掌权者时，常常如履薄冰"。宫泽喜一在政坛以洁身自好出名，甚至到了常人难以理解的地步。例如，大藏省在 2001 年 1 月易名为财务省，人们推荐时任财务大臣的宫泽喜一书写"财务省"的牌子，一来他的书法造诣很高，二来"大藏省"牌子就是由战后第一任大臣池田勇人挥毫的。但宫泽喜一坚拒此议，说："王羲之书法，无出其右"，终在电脑的书圣遗墨中找到合适的字。

有学者指出，中国有着认"力"的悠久传统，有认"人多势众"和"人多力量大"的传统。权和力是不可分割的有机整体，暴力乃权力之母，如此类推，中国有的是认权认力的传统，唯权是瞻，唯力是瞻。难怪战国法家思想的集大成者韩非子面对春秋战国时代"强凌弱，众暴寡"的社会现象，揭示了"上古竞于道德，中古逐于智谋、当今争于气力"的规律。

"领导力"三字当也属外来语，源自 Leadership，是音译和意译结合之产物。顾名思义，"领导力"当然就是指领导的能力。

搜索百度可知："领导是领导者为实现组织的目标而运用权力向其下属施加影响力的一种行为或行为过程"。这个定义包含如下要素：①领导者与被领导者。有领导者必有被领导者，有下属一定有上级。②组织和组织目标。没有组织不可能有领导者，没有组织目标，则没有组织行为，当然不可能有领导行为。③领导过程。领导的具体过程就是被领导者服从领导者意志的过程，服从不但有行为，有时候还包括思想。④权力，领导者领导被领导者，必须借助权力，权力来源于某种契约，或规定，或暴力。

美国著名外交家、国际问题专家，美国前国务卿基辛格（Henry Alfred Kissinger）博士说过，一个伟大领导者的任务是让他的追随者步入不曾涉足之领域……领导者必须借助美好愿景的魔力。没有这么做的领导者，即使当时备受拥戴，也终将被判定为失败者。

学者们认为，领导力包含三个要素：①明白需要做什么；②了解某种特定情况下所有起作用的潜在力量；③有勇气采取行动，让情况得到改善。要看到其他人通常看不到的东西，是一种预见的能力，它不是天生的，不是转瞬间就能获得的，它是大量阅读、审视、对话和思考的结果，是长期实践历练的结果。企业管理专家们还告诉我们，领导力并不仅仅是碾压别人的权力，也不仅仅是运筹帷幄的智力，它还有属于企业家精神的热情和感染力，包括选择什么样的企业战略，建立什么样的企业文化，如何陈述企业愿景。

在国外，"领导力"的概念受到高度重视，有人连篇累牍地发表高见，有大学开设专门的课程讲授，甚至还有人成立专门的社团组织。尽管如此，迄今为止也没有一个得到人们公认的定义。詹姆斯•库泽斯（James Kouzes）和巴里•波斯纳（Barry Posner）算是"领导力"研究领域的权威了，他们在《领导力》一书中也没有给出明晰的解说。

既然如此，看看一些知名人物的诠释不无助益：

- 美国管理大师沃伦•班尼斯（Warren Bennis）："领导力就像美，它难以定义，但当你看到时，你就知道。"

- 德鲁克基金会（Peter F Drucker Foundatin for Nonprofit Management）："领导力是把握组织的使命及动员人们围绕这个使命奋斗的一种能力。"
- 世界著名的领导力专家约翰·科特（John Kurt）："我不认为领导能力是能够教出来的，但我们可以帮助人们去发现，并挖掘自己所具备的领导潜能。"
- 美国前国务卿科林·卢瑟·鲍威尔（Colin Luther Powell）将军："领导力是一门艺术，它能做到许多管理科学认为不可能做到的事情。"
- 世界首富比尔·盖茨（Bill Gates）："领导力最重要的问题就是你如何把握组织机构的规模，从他人的经验中学习如何发展壮大，它要求创业者花费大量的时间去学习。"
- 美国前国务卿基辛格（Henry Kissinger）："领导力就是带领人们，从他们现在的地方，去还没有去过的地方。"

中国人有中国人的思维路径。前微软公司高级副总裁李开复先生就简单扼要地指出：领导力是有关前瞻与规划、沟通与协调、真诚与均衡的艺术。以研究"领导力"出名的学者赵菊春教授的解释比较全面：领导力就是对人性、环境、事物变化规律的洞察力和预见性，它是各种综合能力组成的能量，这种能量可以影响别人，使他们成为你的追随者，它与职位的高低无关。

2013 年，吴官正在他的新著《闲来笔潭》一书中认真分析了四位被公认为最优秀的美国前总统：华盛顿（George Washington，1732—1799）、杰弗逊（Thomas Jefferson，1743—1826）、林肯（Abraham Lincoln，1809—1865）、罗斯福（Franklin Roosevelt，1882—1945）。他指出，这四位总统的过人之处在于：重视人才，宽容大度；不恋权力，不贪名利；意志坚强，诚实守信；勇于创新，不畏艰难。

有的人干脆用非常直白的话说：领导力就是影响力，只要你能影响他人，你在一定程度上就是他的领导。影响什么呢？表明上看，是行为；实际上，影响之根本在观念和情感。

余仁生（Eu Yan Sang）是一家专门从事传统中医药和天然保健品业务的公司，它的首席执行官余义明（Richard Eu）认为，领导力意味着对未来有清晰构想，并能将之传达出来，能说服人们跟随。他指出，员工们不会仅仅因为工资更高就跟着你干，他们是因为对你说的目标深信不疑才跟着你。为了做到这一点，必须与员工沟通，让他们理解和接受。

从"影响"这个意思外延，有些学者就提出了这样的见解：领导力存在于生活的各个领域和各个层面，大到国家政府，小到家庭邻里。如此类推，我们也就不难理解：诊所经营管理里也有领导力，牙医为病人提供诊治服务的过程也体现着领导力。正如美国得克萨斯医学中心（The University of Texas

Health Science Center at Houston）的 Dr. Janine Edwards 在访华演讲时说：医生的领导力之本质是从病人的利益出发，有效地帮助病人的能力，即对病人施加影响和压力，唤醒、教会、帮助病人承担起对自己生活和艰苦所应承担的责任，而不是仅仅由医生承担治疗和治愈病人的责任。

美国前国务卿鲍威尔的领导力是公认的。2013 年，湖南文艺出版社出版了他的新著《我赢定了》（It Worked For Me），该书英文名直译应为"这招对我管用"，意即仅供读者参考——你们学来不灵，可别怪我。鲍威尔在书中介绍了他的十三条成功法则，可视为"领导力"之具体体现。鲍威尔在书中强调："评价一个人不是看他职位有多高，官衔有多大，主要是看他对集体做出了多大的贡献"。他认为，伟大的领袖人物具有如下能力：确立目标、解决问题和关注外部环境。确立目标不同于设立目标，前者要求从上到下培养使命感，使每位员工了解其工作之于整体任务的意义。鲍威尔坚称，"做领导就是要解决问题，否则这领导就做到头儿了"。除了确立目标和解决问题，高层领导还须放眼四周，看看其他机构都在忙些什么，这样才能使组织的发展趋势与整个社会的前进方向保持一致。

哈佛大学心理学博士，被誉为"情商之父"的心理学家丹尼尔·戈尔曼（Daniel Goleman）在其成名之作《情商，为什么情商比智商更重要》（Emotional Intelligence）一书中指出：情商的重要性远远高于智商和专业技能。后来，有人把领导力和情商联系起来，甚至把它称为"领商"，将之归纳为管理自己的情绪和影响别人的情绪两个方面，前者决定对事的反应模式，后者决定对人的反应模式（有效激励他人，赢得支持和尊重）。

随着时代的变迁，人们对领导人的看法也在变。20 世纪八九十年代时，受重视的是有远见、有进取心、有魅力的领导人，满怀希望的股东和董事会往往授予他们帝王般的权力。经历了 21 世纪初的金融危机后，人们的看法发生了明显的变化。作家吉姆·柯林斯（Jim Collins）在其力作《从优秀到伟大》（Good to Great）中指出，有魅力的老板不一定能把公司带上成功之路，反而，低调的首席执行官会表现得更好，"他们谦虚、安静甚至害羞，是个人谦卑与专业意志的矛盾统一体。他们更像林肯和苏格拉底（Socrates，前 469 年–前 399 年），而不像巴顿（George Patton，1885–1945）"。进入互联网时代后，以美国学者加里·哈默尔（Gary Hamel）为代表的激进思想者认为，未来的企业将由社交网络联接起来，团队合作将发挥更重要的作用，以人为本的管理方式，以及正直、能力和灵活性等领导品质将更受重视。

本质

讲到"领导力"，很容易想到庄重威严、魅力无穷、高瞻远瞩、明察秋毫、运筹帷幄、决胜千里之类的描述。詹姆士·欧屠勒在《领导变革》一书中高度赞扬华盛顿、杰斐逊、林肯和罗斯福四位总统的勇气、可靠、诚实、远见、热情、坚信和坚忍，认为这些都是领导人的特征。但是，世人对华盛顿和尼克松（Richard Milhous Nixon，1913—1994）的迥异的评价，不更能说明领导力的本质吗？所以，德鲁克基金会直言不讳地指出："领导力是怎样做人的艺术，而不是怎样做事的艺术，最后决定领导力的是个人的品质"。科特更明确地揭示：它"与领导人内心深处的价值观直接相关"。

其实，"价值观"一点儿也不抽象，它就是在判断是非、抉择取舍、排序先后、付诸行动之时的标准。以诊所工作为例：和病人交流的时候要在收费高的"最佳"治疗方案和收费比较合理的"最合适的"治疗方案之间取舍；当病人提出的要求超乎诊所能力范围的时候要在拒绝和默许之间做出定夺；购置设备器材的时候要权衡价格和质量，聘用员工的时候要对技术水平和责任心做出排序；选择技工所的时候要比较收费和服务……这些，都与价值观有关。

公平地说，民营牙科诊所不乏聪明能干之才。但是，在"领导力"上表现突出者却远不成比例，究其原因，核心价值观方面的模糊、动摇、缺失，甚至错谬，不能不说是一个重要的原因，个中的道理，和我们平常说的"做事先做人"是一脉相承的。

说了那么多，最后还是回到了人生最基本的问题：

● 我是谁？

● 我活在世上究竟为什么？

● 我怎么样去实现人生的目标？

这些问题看似简单，但在当今发展高速、变幻无常、竞争残酷的社会里，要坦诚如实地回答这几个问题，还真的不那么容易，不少人就是在"潮流"的裹夹里，在某一瞬间失去了"真我"，忘记了人生最重要的东西。

大学哲学系有一门必修课叫"伦理学"。借用亚里士多德（Aristotle，约公元前384年—公元前322年）的说法，伦理学的核心问题是思考"人应该怎么活"。哲学家告诉芸芸众生：贪婪和自私是相当顽强的人性，只有用高尚的道德行为去克服，人生才可能进入幸福的境界。

说到"领导"和"领导力"这两个概念，只需略略翻阅中文资料就可以找到许多有关的诠释，如：

● 城府要深，不能过于坦率、真诚；

● 喜怒要不形于色，不能流露情绪的变化；

● 要庄重、严肃，不要冲动、激情；

● 能力、才能远不如人缘重要；

- 话不能多，沉默是金；

- 处事灵活，左右逢源，只当好人，不当坏人；

- 与上级的关系重于与下属的关系；

- 在公众场合要以道德楷模示人……

《红楼梦》开篇诗曰"人情练达即文章，世事洞明皆学问"，高度概括了作者对"领导力"本质的理解，说穿了，就是世故、圆滑、乡愿，就是明哲保身、阳奉阴违、欺上瞒下。受此影响，人们很自然地专注于言行举止的修炼、打磨和雕琢，忽略了对价值观的探究和反思、秉承和批判。通过经年累月的"摸爬滚打"，身受如此这般的"历练熬煎"，卓越的"领导力"就表现为处乱不惊、冷静沉着、察言观色、老谋深算、胸有城府、韬光养晦、忍辱负重、大智若愚、能言善辩、进退自如、喜怒不形于色等等，也就是媚权、媚俗，泯灭个性，磨去棱角，人云亦云，随波逐流等等罢了。

但是，世上也不乏从积极和正面的角度来认识"领导力"的优秀例子。美国的 Mayo Clinic 被誉为医疗的"麦加圣地"。100 多年前，当它还是一个简陋的私人家庭诊所时，Dr. William W Mayo 及其两个儿子（Dr. Charles H. Mayo 和 Dr. William J. Mayo）就确定了自己的核心价值观：病人的需求第一（The Needs of the Patient Come First）。一代又一代的 Mayo 领导者坚持这个核心价值观不动摇，带领全体 Mayo 人从每一件事情做起，赢得了广大病人和同道们的一致赞誉，也取得了骄人的发展成果。

平心而论，要求私立牙科诊所的医生在创业之时起就有着明确而坚定的价值观是不现实的。刚刚喜获孩子的夫妇，忙得四脚朝天，哪有精力去思考"我们的使命是什么？"哪有时间去权衡"如何培养孩子正确的人生观？"同理，绝大多数牙科医生创业之初都忙得不亦乐乎，眼皮底下的事情都做不过来，怎么可能从容地判断举措决策的价值取向呢？开设诊所，当然要遵纪守法外，但也不能完全不顾"潜规则"，做到洁身自好，不失良知就已属不易了！

在这种情况下，真正起作用的是诊所负责人自身的信念（即价值意识），这种信念来自父母的言传身教、学校的教育感化、社会的影响冲击，当然也有自己的修身养性。父母养育孩子，在孩子来到人世的第一天起就开始把自己的信念印记打在孩子身上了，而且，这样的印记，想要改变，即便不是不可能，也是非常困难的。古人谆谆告诫我们"三岁见大"，绝非戏言。建立和经营牙科诊所，与之雷同，所以，千万不要小看诊所创业初期所做出的每一个决定，它们最终都有可能成为诊所的奠基石。

外因都是通过内因起作用的，所以学者们也反复强调人生征途上的反思之重要。纵览民营诊所的问题，背后总能看得到若隐若现的现实利益，结局总可归结为或明或暗的价值取向。正因为如此,"做一个好医生"的创业初衷和经营思路,理应得到比以往任何时候都更加高调的推崇和敬重,更加认真的实践和坚持。回首我国的诊所,大多有这样的历程:创业初始,兴奋激动;经营早期,步伐坚定;渐入佳境,感觉甚好;平和缓进,困惑迷疑。好不容易度过了艰难困苦的日子,却不知道下一步迈向何处,深感"领导力"大不如昔,失落茫然者有之,摇摆不定者有之,误入歧途者有之。这种现象,相当普遍,日渐加剧,思之,"领导力"的背后,起决定因素的,还是"价值观"。

"价值观"之重要,绝非虚无缥缈的,是体现在非常具体的事情上的。在牙科诊所,要当一个名副其实的领导,可从许多事情着手,但首先要特别留意的是三件事:平等、尊重和授权。

● 平等

美国阿林顿阵亡将士墓园(Arlington National Cemetery)里,几千阵亡将士的墓碑大小一样,质地一样,只有墓碑上的文字各异。墓园里有一块铭刻着美国独立宣言(Declaration of Independence)的石碑,内有一段经典的传世之句:我们确信以下皆为不辨自明的事实——人人生而平等,上天赋予他们若干不可剥夺的权利,包括生命、自由和追求幸福的权利。微软公司高层开会的时候,任何人都可以直言比尔·盖茨的不当和失误,不存在越级和冒犯。

中国人在这方面的历史记录其实也毫不逊色。延安革命纪念馆里有三张照片:第一张是毛泽东与延安医务工作者的合影,毛泽东站在右边最边上;第二张是1937年4月28日,朱德、林彪、罗荣桓、刘亚楼、张爱萍、苏振华等人与红军大学第一期第一科留延同学合影,朱德虽在第一排中间,但却是和大家一样席地而坐;第三张是毛泽东在王家坪与中外记者合影,站在不起眼的后排最边上。

与任何机构和组织一样,诊所内部有着不同的分工,但领导和员工应该处于平等的地位,只有这样才能营造出积极向上、同心协力的工作氛围。对诊所来说,平等的第一个要求应该是重视和鼓励员工的参与。例如,在制定目标和计划的过程中,鼓励员工参与,提出不同的意见和建议。这种做法可以让员工对诊所的事务更加支持和投入,对管理者更加信任。虽然员工们的意见不一定会被采纳,但当他们亲身参与决策,当他们的想法被聆听和讨论,他们就会有强烈的参与感和认同感,会有更多的责任心。

平等的第二个要求是真心聆听员工的意见。时代已经变了,现在的年轻人受过更好的教育,更有自信,更愿意掌握自己的命运。所以现代化的管理要求领导人能够激励他人,培养他人,而不是自己单打独斗。遗憾的是,仍有一些诊所领导认为自己高人一等,担心自己的权威受到挑战,习惯于自己出点子，自己包打天下。

在痛斥"官本位"陋习时，大家都会振振有词慷慨激昂，但当自己手上握有一定权力时，往往就会情不自禁地压制下属。专家告诉我们：不愿让下属发表不同意见是最愚蠢的行为，"兼容并包"是自信的表现，是杰出"领导力"的表现。

美国通用汽车公司在 20 世纪 20 年代的总裁名叫斯隆（Alfred Pritchard Sloan，Jr.，1875－1966）。某天开会，在讨论一个重大问题时所有与会部门经理都意见一致，他说："是不是今天在座的各位都同意采取这样的行动？"经理们说："是的"。斯隆接着说："那么我认为，我们应当搁置这个议题，不要在今天做出决定。等到下周，我们再来讨论一下，直到出现反对的意见。因为在没有经过彻底争论前，我们还没有真正了解所做的决定究竟意味着什么"。

● **尊重**

什么是尊重？"己所不欲，勿施于人"是尊重，虚心听取意见是尊重，信任是尊重，从诊所发展的角度去考虑员工的平台是尊重！尊重体现在对规章制度的敬畏。要求下属按章办事，自己首先要严格执行。尊重还体现在对下属切身利益的承诺和保障。

中国的文化传统高度重视"礼"。《左传·昭公七年》就说："礼，人之干也。无礼，无以立"。《左传·僖公十一年》里更言"礼，国之干也"。孟子说："有礼者敬人"，（《孟子·离娄下》）墨子说："礼，敬也"。这就表明，一个人有礼，他的全部动作都会表达对他人的尊敬。如果对你的下属也表示出尊敬，那么，这种尊敬就独具价值，正如孟子所说："敬人者，人恒敬之"（《孟子·离娄下》）。

在深圳某大型义齿修复公司创业 15 周年的庆典上，总经理在简短的答谢词中只字不提自己走过的荆棘路之艰难，反而再三强调自己的感恩之情，特别是感谢全体员工的支持和奉献。

通用汽车副总裁马克·赫根（Mark Hogan）说过："我努力让最聪明，最有创造性的人聚集在我周围。我的目标是永远为那些最优秀，最有天才的人创造他们想要的工作环境。如果你尊敬人并信守诺言，你就是一个领导者，这和你在公司的位置高低无关"。星巴克总裁舒尔茨也在各种各样的场合反复向员工们强调："我聘用你们是因为你们比我聪明，现在，去证明这一点吧"。

从人性角度讲，每个人都渴望得到别人的理解、认可、尊重。可是，能够意识到"尊重是相互的，是发自内心的"的人却不多。诊所的领导无不要求员工尊重自己，但只有尊重员工，才能赢得员工的尊重。单向的要求，哪怕以冠冕堂皇的理由做幌子，都是不靠谱的。有的诊所领导听到别人喊自己"老板"、"老大"格外受用，殊不知，这样的称谓无形之中就拉开了自己和员工之间的距离。

● **授权**

1887 年 4 月 5 日，英国历史学家阿克顿勋爵（John Edward Acton，1834—1902）致信克莱顿讨论宗教改革时期教皇制度历史，写下了一句为后人经常引用的经典名言："权力趋向腐败，绝对权力趋向绝对腐败"（Power tends to corrupt, and absolute power corrupts absolutely）。专家们特别强调指出，原文的意思是：权力本身就会腐败，所以"tends"应该为"趋向"，而不是"导致"或"使人"。

贪污受贿是权力腐败的表现，统揽权杖，不受规章制度约束是更大的腐败。大量事实证明，权力是最大的诱惑之一。古希腊哲学家亚里士多德（Aristotle，前 384 年—前 322 年）就认为，权力、财富和友谊是构成幸福的三要素。17 世纪的英国政治哲学家托马斯·霍布斯（Thomas Hobbes，1588—1679）在其关于人类本性和社会演变的经典论著《利维坦》中指出，人类第一共通的欲望就是贪权，得一更求其二，死而后已。两个半世纪后的 1885 年，著名德国哲学家尼采（Friedrich Wilhelm Nietzsche，1844—1900）在名著《扎拉图斯特拉如是说》（Thus spoke Zarathustra，1883-5）中借主人翁之口说："在我看到有生命者的地方，我就发现有追求权力的意志"。

本来，个人的合理欲求无可厚非，它也的确能激发人的潜能，是社会发展的动力。然而，仅有动力远不足够，如同汽车只有动力系统而没有导向系统，后果不堪设想，人的欲求必须有正确价值观引领。可是，面对诱惑，欲求愈发强烈，很难自制，靠自己的理性和意志，往往束手无策。

假如没有有效的约束，人一旦掌了权，就很容易热衷于巩固权力、享用权力，甚至剥夺别人的权利。正如法国启蒙思想家孟德斯鸠（Charles Montesquieu，1689—1755）在《论法的精神》中说："一切拥有权力的人都有滥用权力为自己谋求私利的企图，这是一条万古不变的定律。有权力的人们使用权力一直到遇有界限的地方才能休止。要防止滥用权力，就必须以权力约束权力"。著名的古希腊哲学家亚里士多德也在《政治学》一书中指出："把权力赋予人等于引狼入室，因为欲望具有兽性，纵然最优秀者，一旦大权在握，总倾向于被欲望的激情所腐蚀"。1990 年诺贝尔和平奖得主，缅甸民族英雄昂山素季（Aung San Suu Kyi）则把话说得更加直接："并非权力令人腐化，而是恐惧。掌权者因害怕失去权力而腐败。受制于权力者，因惧怕为权力所伤而腐败"。

有人说过"在权力阴影下长大的人，只知道权力"。此话不无道理。权力极度扩张时就会无孔不入地渗透到我们的生活中，干预和影响生活的方方面面，其结果必然是：有权标示着光明、荣耀、崇高、富有；无权意味着黑暗、耻辱、卑贱、贫困。简言之，"有权就有了一切"。

对权力的追求和滥用是人性中难以克服的弱点。权力给人带来利禄功名，带来荣华富贵，如若使用不当，必会腐蚀灵魂，扼杀思想，扭曲人格，使人在难以自禁的自大膨胀中忘乎所以。许多人在掌权之初，都是充满激情、脚踏实地、埋头苦干的。但一旦领略了权力的威势，享受了权力带来的虚荣和满足，马上就迅速走向对权力的固守和渴望。

在这一方面，民营诊所领域绝非一片净土。虽然动机各有不同，但可以相当肯定地说，几乎所有的诊所领导都不是为了追求权力而踏上这条不归路的。然而，一旦手上握有了权力，哪怕这种权力是非常有限的，它也会"趋向腐败"。有的时候，权力追求的是对财富的占有和挥霍，享受物质的奢侈快感；有的时候，权力追求的是对人的控制和操纵，在迫使他人屈从自己意志的过程中得到满足。

阿克顿在揭示"权力趋向腐败"这一规律的时候，限于当时的社会发展水平，"腐败"恐怕主要的还不是金钱美色，而是在诸如选择方向、指挥行动、控制节奏、判断正误、决定奖惩这些方面的独断专行，为所欲为。这些，正是民营诊所负责人在履行自己的职责时必须对权力心怀敬畏，在使用权力时必须对权力的副作用保持警惕的主要方面。

爱因斯坦（Albert Einstein，1879—1955）曾在《我的世界观》一文里说："我完全明白，一个组织要实现它的目标，就必须有一个人去思考，去指挥，并且全面担负起责任来。在我看来，强迫的专制制度很快就会腐化堕落，因为暴力所招引来的总是一些品德低劣的人，而且我相信，天才的暴君总是由无赖来继承，这是一条千古不易的规律"。他发现的这条千古不易的规律，完全可以与阿克顿的名言"绝对权力绝对腐败"相得益彰，互为解读。

刘邦在总结自己取胜的原因时说：运筹于帷幄之中，决胜于千里之外，我不如张良；管理好国家，稳定后方，充实军饷，我不如萧何；统率军马，冲锋陷阵，每战必胜，每攻必取，我比不上韩信。此三人都是当今豪杰，天下奇才，但我能毫无保留地信任他们，授权他们，所以得天下。而项羽只有一个谋臣范增，还不得重用，这就是他必然败亡的原因。

现代化管理的一个显著特点就是将选择权、行动权、决策权之部分，甚至全部交给员工。事实证明，"授权"比"命令"更重要也更有效。那种大权在握、事必躬亲的管理方式必然会伤害员工的积极性，使他们丧失主动性和积极性。

做好授权的关键在于把责、权、利统一起来。授权的时候，定义好权限范围，给予足够的信息和支持；定义好责任范围，明确相关的义务和担当；定义好奖惩范围，承诺事后的奖励和惩罚。领导的工作是设定目标，不是事无巨细地控制、指挥、命令和干预。被授权员工的工作是主动地、创造性地完成上司交代的事情，为自己的工作结果负责，得到应有的奖惩。

  英国独立电视制作公司 Twofour Group 的创始人兼首席执行官查尔斯·韦斯（Charles Wace）就说过："如果你成功雇到比你更聪明、更有才华的人，那么说明你干得不错。聘用聪明人并让他们自主思考，比聘用平庸人士以衬托自己的英明更加明智"。Airbnb 联合创始人和首席产品官乔·杰比亚撰文指出，领导者并不意味着要解决一切问题，而是要向其他人授权，让他们能够找到解决方案。

  对不愿放权的心态，心理学家是这样分析的：有的人对自己的工作成就具有一种带有"快感"的兴奋，所以在不得已放权的时候会受到"戒断症状"的折磨；有的人是因为总有一种不安全感，总是不放心把工作交给其他人。这些人对他人认可的渴求，很可能源于父亲的缺位，源于父亲对自己不够关注，他们吝于赞美他人，就像当年他们的父亲吝于赞美他们一样。或者，放权产生了情感创伤，他们会觉得参与度不够，有强烈的孤独感，甚至有负罪感，担心自己让团队失望。

  心理分析师、博斯韦尔集团（Boswell Group）创始人克里·萨尔科维奇（Kerry Sulkowicz）表示："放权（对某些人）很困难，因为这种行为涉及对他人的依赖，他们无法忍受依赖任何人，不管后者可能有多能干。依赖他人会令他们感觉自己弱小，令他们想起自己人生早期依赖的某个人辜负或伤害过他们的经历"。

  授权时，仅仅信赖他人是不够的，还要有勇气承担风险，允许别人犯错。2013 年 6 月，中欧陆家嘴国际金融研究院执行副院长刘胜军撰文讨论在当前改革形势下的领导力，有针对性地指出：领导力是改革最大的瓶颈。他说，领导力的关键要素在于敢于担当、言行一致、赏罚分明，如果不敢动真格的，就难免出现政令不畅的局面，最终改革只能不了了之。在他看来，领导力体现在以下八个方面：

  （1）"抓大放小"，做正确的事情（do right things）而不是把事情做到位（do things right）。

  （2）顺应民意。

  （3）重用人才，选用兼具能力和勇气的人，用人不疑、疑人不用。

  （4）敢于触动利益，敢于动一些人的奶酪。

  （5）巧妙处理意识形态阻力。

  （6）反对官僚主义，开小会，开短会，不开无准备的会，开会讲话都要解决问题。

  （7）敢于担当，不要怕负责任。

  （8）明确目标和愿景。

  近年来，不少学者对俞大维先生（1897—1993）高超的领导才能推崇备至。俞大维是哈佛大学数理逻辑博士及德国柏林大学弹道学专家，曾在民国时期主管全国军火武器之研发与生产制造长达十四年之久，被钱学森（1911—2009）赞誉为我国研制"两弹一星"的"第一位先贤"和"兵工之父"，评价为我国近代国防科技发展史上第一位大力开拓、耕耘、播种、灌溉、施肥的始祖园丁。他常以"日中而落，月满则亏"自勉，高度重视培养人才，善于发现人才，不拘一格使用人才，宽宏大度珍惜人才。有人用"访、用、信、敬、宥"五个字概括他的用人理念："访"，求才必先多方访察，慧眼识珠，择优而用；"用"，即推心置腹，充分信任，放手使用；"敬"，即尊重知识，尊重人才，礼贤下士，引为知己；"宥"，即部下有过，尽量予以教育，晓以大义，促使其提高认识，吸取教训，更好地工作。只要不是明知故犯，屡教不改，都尽量地予以原宥宽恕，给他们反思和改正的机会。

在授权这方面，不少诊所负责人的做法可圈可点。杭州某科诊所负责人在面对员工请示时从不大包大揽，而是和颜悦色地反问：假如你来处理，你会怎么做？在取得共识后就授权员工：放心大胆地去做吧，出了问题我负责。

领导和管理

研究"领导力"的专家还注意到"领导"和"管理"的区别。

最早注意到"领导"与"管理"之不同的是德国哲学家和社会学家马克斯·韦伯（Max Weber，1864—1920），他提出，前者具有"魅力型权威"（charismatic authority），它属于个人，是基于那些能够唤起追随者的非同一般的个人能力、洞察力或成就；后者具有的是"法理权威"（rational-legal authority），这是非个人的，是建立在限制个人自由裁量权的规则和等级关系基础之上的。

从前，学者们一直在孜孜不倦地探寻成功的领导者共有的个性。20世纪60年代，"情境型领导力"的概念引起热议，人们的观念趋向一致：不同类型的组织和企业环境需要不同类型的管理者，大型制造企业最好依靠命令和控制来管理，而小型知识型组织最好依靠合议和协作进行管理。到了20世纪90年代，随着组织变得越来越复杂，人们的关注点又从情境转回到个人身上，对"管理者"和"领导者"的区别做了许多有意义的探索。他们指出，社会上有关"领导力"的培训课程，基本上停留在增加知识和提高技巧的层面，更有甚者还鼓吹"只要管理得好，领导就无关紧要"。

亚历克斯·弗格森爵士（Sir Alex Ferguson）在他的新书《领导力》（*Leading*）封底上写道："我的工作就是让所有人都明白，世上没有不可能之事。这是领导与管理之间的不同，"美国麻省理工学院的领导艺术的指导者，组织发展理论创始人，沃伦·本尼斯（Warren Bennis，1925—2014）博士则形象地说："管理者只是副本；领导者才是正本"。举世闻名的领导力专家，世界顶级企业领导与变革领域最权威的代言人约翰·科特（John P. Kotter）告诉我们："领导行为和管理行为的主要功能不同，前者带来有意义的变革，后者则是为了维持秩序，使事情高效运转"。学者们普遍有这样的共识：管理是在职权范围内工作；领导是在职权范围外发挥影响和激励作用。

领导艺术的指导者，组织发展理论创始人沃伦·本尼斯就认为，领导是让人愿意去做需要做的事，管理是让人去做需要的做的事。麦克考比也认为，领导和管理是组织人的两种不同方式，领导者被追随，管理者主宰支配。管理者使用的是正式的理性的方式，而领导者使用的是情感的激励的方式。

就职责而论，领导是变革，管理是维稳。领导是制定目标和新的方向，挑战现状，确定和培养核心价值，创建使命感，构建通向成功的系统和程序；所以领导者应该具有远见卓识，赋予组织存在的意义，引领团队，激励和领导人们走向新的方向。领导者以人为本，管理者则管事不见人；领导者有大图景、大战略，敢于追梦，管理者注重细节，稳健和现实；领导者见林，管理者见木。

管理与领导是否泾渭分明，两者到底孰重孰轻，很难一言以蔽之。就以教育领域来说，美国著名教育家艾略特（Charles William Eliot, 1834—1926）任哈佛校长 40 年（1869—1909），把一所传统的宗教性学院建设成了一所现代化大学；吉亚麦蒂（A Giamatti）于 1978—1986 年任耶鲁大学校长，在大学面对社会价值观念急剧转变的挑战中，坚守耶鲁的文化品格，使耶鲁大学成为剧变社会中的精神启蒙灯塔；哈珀（W R Harper, 1856—1906）在 1891—1906 年任芝加哥大学校长，致力于继承学术自由的传统，营造宽松的教师工作氛围，为芝加哥大学赢得了"研究型大学中的研究型大学"之美誉；斯特林（J E W Sterling）在二次大战后出任斯坦福大学校长，反对把巨额经费用于建筑设施，致力于聘用杰出的教授，在不长的时间里把斯坦福大学引入世界一流大学的行列。有人说，大学处于一种结构性的无政府状态，从它的组织特征出发，大学需要多一点领导，少一点管理。确实，他们都胸怀大志，能够把握时代的脉搏，有清晰的愿景，但是，他们又都脚踏实地，坚持改革，一步一个脚印地向着卓越的顶峰攀登，把自己的大学带入世界一流的行列。你能说得清他们究竟是"领导者"还是"管理者"？但若讲得全面一点，可用美国前卫生和人类服务部（Department of Health and Human Services）说过的话："组织的成功需要在带领与管理之间建立平衡，管理者是石头，领导者是火"。

20 世纪 70 年代，哈佛商学院（Harvard Business School）教授、精神分析学家亚伯拉罕·扎莱兹尼克（Abraham Zaleznik）为这种区分赋予了个性特征。他认为，领导者与管理者是不同种类的人，受不同的灵魂所驱使。在他看来，领导者乐于冒险，考虑长远，不喜欢规矩，他们可以在追随者中激发起强烈的情感，如爱与恨、钦佩与怨愤；管理者循规蹈矩，追求秩序、控制以及快速解决问题的方案。

举世闻名的领导力专家，世界顶级企业领导与变革领域最权威的代言人约翰·科特（John Kotter）专注于高管可利用的手段而非他们的个性，将管理和领导视为不同种类的工作，而非不同种类的人。他认为，管理旨在通过例行规划、组织和协调确保效率；领导的目的是创造改变，通过设想更美好的未来，找到能够实现（或阻止）这种未来的人，启发他们去实现。他发现，大多数组织都需要两者的结合，怎样结合更有效则有赖于具体情况：情况越复杂——产品、涉及地域和机构越多——就越需要管理；组织所处环境越不稳定，越需要领导。

有人将优秀领导者的特质总结如下：①诚信；②以身作则；③体贴；④说到做到；⑤善于聆听；⑥有责任感；⑦尊重别人；⑧不吝鼓励；⑨乐观热忱；⑩感恩。而发人深省的一个问题是："哪一项特质是与生俱来的呢？"答案是：一个都没有。这些特质都是行为，而行为并非天生，而是由自己来决定的，换句话说，好领导是可以锻炼出来的。

在讨论这个话题时，大家都知道，一个在某方面表现杰出的人，不一定能够胜任领导之职。假若勉为其难，过高的智力反而成为缺点，甚至会引发更糟糕的结果，最聪明的人成了效果最差的管理者，这是人们所料不及的。加拿大传奇冰球巨星维恩·格雷茨基（Wayne Gretzky）退役时的个人得分创下职业冰球界的历史最高记录，但他却不是一个优秀的教练；迈克尔·乔丹（Michael Jordan）是有史以来最伟大的篮球运动员之一，但无论是担任经理、总裁还是老板，他都从未领导过一支成功的球队。安然公司是美国知名度最高的能源交易公司，它的管理团队被称作"房间里最聪明的家伙"。但就是这些"聪明绝顶的家伙"，狂妄自大，铤而走险，导致公司亏损数十亿美元，终致在 2001 年破产。专家们指出，聪明的人往往认为自己知道得比别人多，只顾一味地展示自己，难以与他人共事，无法"心往一处想，力往一处使"。

牙科诊所虽然规模小，独立性强，但照样离不开"领导"；"领导"虽然不是上级任命的，也不是员工推举的，但照样应该是一个名副其实的"领导"；要当一个名副其实的"领导"，虽然不是可望不可及，但照样需要投入心智，长期历练。

提高"执行力"的办法

和诊所朋友聊天，常闻一些工作中不尽人意之处，如自己的好想法不能实现；新的工作安排虽已开会说明，但做起来就走样；即便按指示去做，但产生不了预期结果；财务审核已够严格，但年终核算还是发现成本高且利润下滑；员工都在忙，但不出成绩；问题久拖不决，也无反馈，直至自己过问才知道……用现代管理学术语讲，即"执行力"不强。

和外企高管交流，谈论多是战略和策略，颇有高瞻远瞩运筹帷幄之感；和国内企业高管论道，感慨多是执行力，继而认定执行力差之源是员工能力和态度。

由此，引起了对"执行力"的兴趣和思考。经阅读、论辩和思考，形成了这样的认识：从理论上讲，执行力差是现象，管理不善才是本质；个别员工执行力差可能是能力的问题，诊所整体执行力差必定是管理的问题！

"执行力"的概念

执行力指的是贯彻战略意图，完成预定目标的操作能力，是企业竞争力的核心，是规划转化成为效益和成果的关键。

用比较通俗的话来说，执行力可视为诊所员工对负责人指令的操作能力，它是把诊所负责人的意图化为现实的具体行动，其强弱程度直接关系到诊所负责人的目标是否能够顺利实现。

人之所以有优秀与一般之不同，在于优秀者有比较强的实现理想的能力，这就是一个人的执行力；诊所亦如此，诊所做的事情基本雷同，但优秀者比别人做得好，落实更到位，执行更有效果。仔细琢磨，执行力之强弱，与理想是否崇高目标是否远大不见得有必然的关联，但与组织管理是否有效密不可分。

倘若诊所负责人的意图无法付诸实施，再周详的计划也不过是一纸空文。要提高执行力，就要充分考虑诊所的实际情况，在目标上设定标准，在制度上减少漏洞，在落实上有效监督，把组织设置、人员配备、操作流程等功能整合起来，使诊所成为一个安全、有效、可控的整体。

正因为如此，大家都公认：执行力是决定诊所命运的重要因素之一，是诊所竞争力的关键。

诊所是一个组织，所以诊所的执行力应该是组织的执行力，它不单是指诊所每一位员工的执行力，而且还包含了诊所每一个职能部门的执行力。

一般来说，诊所虽小，五脏俱全，各部门缺一不可，它们相互联系，关系密切，同时又相互制约，矛盾冲突难免。因此，要提高诊所的执行力，必须理顺各部门的关系，克服协作中的障碍。

一个执行力强的诊所，必然有一支高素质的员工队伍。如果诊所有了好的管理模式和管理制度，有了好的带头人，全体员工的积极性得到充分调动，诊所执行力就一定会得到最大的发挥，"办一流诊所、创一流效益"的目标就不难实现。

任何事情都有一个过程，不可能一步到位，立马见效，急功近利。据报道，在美国这样的高度市场化社会，一个名牌，每年的广告投放至少 3000 万美元，至少需要三到五年的时间。可是，人很难有这样的心态，很难沉得住气，或知名度还没达到一定程度就急不可待，或有了一定知名度后不久就销声匿迹。执行力与人直接相连，而人的工作又是最难做的，需要更长的时间更长的过程。

执行力不强的原因

1. 指令不明确　诊所负责人没有清晰地将战略和目标告诉员工，后者不了解执行的命令背后之意义，只求"形似"，得过且过。

2. 渠道不畅通　渠道不畅通包括两个方面，一是从上往下传递的渠道，问题通常出在中层管理者身上，这是因为上层的指令与中层的利益无关，结果在中层遭遇障碍打了折扣；二是自下而上的信息反馈通道，即基层在执行中碰到问题未能及时向上反映，问题得不到及时处理和解决，影响了执行力。

3. 人员不到位　没有合适的人做合适的事情，或缺乏应有人才。

4. 结构不合理　组织结构不合理，职责不明晰，分工不合作，互相扯皮推诿，工作效率低下。

5. 轻重不分　不明白关键和重点，分不清先后顺序和轻重缓急。

6. 跟踪不到位　在执行过程中跟踪不到位，问题拖沓延长。

7. 标准不统一　缺乏具体的考核标准，各岗位的工作无据可依。

8. 奖罚不分明　做多做少一个样，人人自求利益，工作无动力。

9. 团队不合作　各自为政，各行其是，相互不通气，甚至以邻为壑，相互拆台。

10. 培训跟不上　因怕员工流动，不愿在培训上投资。

提升执行力的关键

大量事实说明，执行力的高低强弱与员工的责任心密切相关。其实，只要让员工真正认识到，切实体验到，用心做好本职工作，事关自己的事业发展和家庭的和睦幸福，他们就会有责任心，做事就会用心、专心、热心、尽心，就会积极主动地想办法出主意，执行力就不难提高。

要提高员工的责任心，可从以下几个方面入手：

1. 沟通　提升执行力的前提就是让员工充分理解诊所的规章制度，这就涉及诊所负责人与员工之间的沟通。沟通得好，员工们就理解得好，执行力就强，所以说"好的沟通是成功的一半"。专家们指出，沟通应该遵循 SMART 原则，即：

- 具体（Specific）；

- 可衡量（Measurable）；
- 可达成（Attainable）；
- 和其他目标有相关性（Relevant）；
- 有明确的截止期限（Time-based）。

2. 协调　执行力的提升是一套提出问题、分析问题、采取行动、解决问题、实现目标的系统工程，它离不开各个部门的协调。好的执行需要大量资源，更需要资源的协调。调动资源可以使用行政命令，甚至威权手段；但资源的协调牵涉到人的主动性和创造性，强制措施往往会适得其反。

3. 反馈　执行的情况靠反馈得知，或被动反馈，或主动调研。反馈得来的信息有利于诊所决策人对所采取的措施进行及时和适当的调整，趋利避害，降低风险，扩大成果。

4. 考核　执行力的强弱，除了制度上的规范和约束外，还必须以切合实际的激励约束机制为依托和载体，两者缺一不可。所以，要在科学合理的工作制度基础上，建立相应的激励制度和有效的约束制度，要有一个完善的评价考核系统，通过主要业绩、行为态度、能力水平等指标来了解当事人的执行力，通过奖金、薪酬、轮岗、评选等措施来提高员工的执行力。

规章制度的重要性

所谓"提高执行力"，说到底，就是提高遵守诊所一系列规章制度的自觉性。

从管理学的角度来讲，制度只不过是标准，是规则，虽然重要，但毕竟不会直接创造出效益。因此，如何使员工普遍认知、认可、接受制度，达到自觉、自发、自动按照制度规范其行为，完成从他律到自律的转化，是提高执行力的真正内涵。

欲使员工"自觉、自发、自动按照制度规范其行为"，最有效的办法就是以利益为导向，激发他们的自律意识。在知识经济时代，员工素质日益提高，自我实现意识日趋强烈，"民可使由之，不可使知之"的传统观念早已无法适应管理民主化的潮流。想让员工们埋头苦干，首先要让他们知道"干"的目的和利益。员工的个体利益与诊所的整体利益是不可能完全一致的，所以诊所不能全靠整体利益来激励员工，诸如"诊所效益增长"的口号对员工来说是不起作用的，他们更加关注的是诊所对自身个体利益的具体承诺和兑现。"趋利"是人的天性，冠冕堂皇的说辞不会起任何作用，只有当员工真正明白，制度是诊所整体利益转换为他们的个体利益的必要形式和可靠保障时，他们的尽责意识才会被激发出来。

无论是"他律"还是"自律"，里面都包含着"律"。古代兵家"先廉耻而后刑法，先起亲爱而后律其身"的治军理念对提高遵守制度的自觉性不无借鉴意义。任何规章制度都带有"强制性"，这是制度自身属性所决定的。但在执行过程中，只有当员工真正感受到，自己的人格得到了基本的尊重，自己的权益得到了有效的保护，他们才会表现出强烈的"自律"意识。

上面说的都没错，但先决条件是诊所的规章制度必须合情合理，必须既科学又人性。一般来说，牙科诊所的规模都不大，所以负责人往往对此没有给予足够的重视，要么是根本没有规章制度，"无章可循"；要么是规章制度脱离实际，"中看不中用"；要么是不按规章制度办事，"形同虚设"。

综上所述，执行力的本质是诊所负责人的问题，是他们的管理水平问题。所以，要提高诊所的执行力，必须要先从诊所负责人的身上找原因，不要推卸责任，不要埋怨员工。诊所负责人应该转变管理思想，完善管理工具，做到"目标明确、方法可行、流程合理、激励到位、考核有效"。

稳 步 前 行

经济发展兴衰的奥秘，一直是人们关心的事情，更是经济学家们的探讨主题。诺贝尔经济学奖得主罗伯特·卢卡斯（Robert Lucas）曾言，这一问题是如此有趣，以致人们一旦开始思考这一问题，便很难再去想其他问题了。

同理，诊所的发展兴衰当然也是牙科医疗业界的热议话题。正如京剧"沙家浜"里阿庆嫂的唱词："开茶馆，盼兴旺，江湖义气第一桩"，开诊所，谁不盼兴旺？但是，怎么样才能"兴旺"，大可商榷；"江湖义气"是否"第一桩"，值得质疑。正因为如此，民营牙科诊所的过去、现在和将来，自然就成了局内人最关心的事情，引起了许多讨论、争辩、探索、思考。

后发优势

改革开放以来，我国民营牙科事业发展之迅猛，有目共睹。短短三十年，私立牙科诊所从零开始，至今已遍布城乡各地；诊所的设计装修从极其简陋不堪入目开始，至今已可与欧美先进国家的诊所媲美；引进的牙科器材从牙科专用注射器和灭菌包装袋开始，至今已可见锥形束 CT 和 CAD/CAM 等最尖端设备；诊所的服务品质更是可圈可点，并不逊于西方国家。这样的成就，这样的速度，足以傲视各国同道，不禁令人想起经济学界的"后发优势"之说。

后发优势理论（Late-developing Advantage Theory）是美国经济学家亚历山大·格申克龙（Alexander Gercchenkron, 1904—1978）在 1962 年提出的，他总结了德国和意大利等国经济追赶成功的经验，提出了这么一个理论。在我国，说起后发优势就不能不提及北京大学中国经济研究中心主任，著名经济学家林毅夫教授，因为他对这个理论在中国的推广应用居功至伟。

所谓后发优势，指的是后发国家在走向工业化的道路上具有特殊有利条件，此条件是与其经济的相对落后性共生的，来自于落后本身的优势。后发是相对于先发而言的，后发优势仅涉及时间，至于国家之间在人口规模、资源禀赋、国土面积等方面的差别则不属于后发优势范畴。

后来，美国社会学家 M·列维（M Levy）将这个理论具体化，概括为以下五项内容：

（1）后发国对现代化的认识比先发国当时的认识丰富。

（2）后发国可以大量采用和借鉴先发国成熟的计划、技术、设备和组织结构。

（3）后发国可以跳越先发国的一些必经阶段，特别是在技术方面。

（4）后发国能够参考先发国的发展水平，对自己现代化的前景有一定的预测。

（5）先发国可以在资本和技术上对后发国提供帮助。

学者们们指出，后发地区通过引进、模仿、学习（包括技术和制度两方面），可获得后发利益，从而具有后发优势。由于学习成本大大低于创新成本，所以后发优势（包括技术性后发优势和制度性后发优势）不小于先发优势，这也是后发地区追赶式高速增长的主要动因。他们也看到，虽然后发地区通过有别于先发地区的方式和途径，达到与先发地区同样发展水平和状态的可能性是存在的，但这种后发优势是潜在的，不是现实的，只有通过自身努力、创造条件，才能使潜在变为现实。

北京大学陈游芳博士把后发优势的来源归纳为四个：

（1）后动企业可以从先驱企业的错误中学习，获得差别化优势。

（2）后动企业可以通过"搭便车"来降低产品成本，获得成本优势。

（3）后动企业可以通过创新，改变游戏规则，获得竞争优势。

（4）市场情况发生变化时，后动企业有可能获得优势。

民营牙科诊所走过的路，真的可以印证"后发优势"之说。

后发劣势

但是，同道们交流时发现，经营牙科诊所有年，在旁人眼里是事业有成的朋友们里，受困惑迷茫之扰者不在少数。这又不禁令人想起经济学界的"后发劣势"之说。

世界是多元的，人的思维是多元的。有人讲"后发优势"，就会有人说"后发劣势"。后发劣势理论在西方研究的人并不多，它是由经济学家托马斯·沃森（Thomas Watson Jr.，1914—1993）提出来的。沃森使用的英文字眼是"Curse To The Late Comer"，直译是"对后来者的诅咒"，意思是，虽然落后国家由于发展比较迟，有很多东西可以模仿发达国家，而且由于模仿的空间很大，所以可以在没有好的制度的条件下，通过对发达国家技术和管理模式的简单模仿，取得发达国家必须在一定的制度下才能取得的成就，甚至可以在一个时期里实现快速发展，但由于种种原因，这样的后发优势不能充分发挥出来，所以会受"诅咒"。

讲到"后发劣势"，不能不提及被誉为"新兴古典经济学派创始人"的澳大利亚莫纳什大学讲座教授、哈佛大学客座教授杨小凯（1948—2004）。杨小凯提出了与"后发优势"针锋相对的"后发劣势"这个概念，做了全面深入的诠释，后人就把他和这个概念联系在一起了。

杨小凯认为，中国的经济学家经常谈论经济发展的后发优势，却很少注意西方经济学家所关心的后发劣势。他指出，落后国家由于发展比较迟，所以很多东西可以模仿发达国家。在他看来，模仿有两种形式，一种是模仿制度，另一种是模仿技术和工业化的模式。他认为，即使基础制度不完善，后发国家也可通过对发达国家技术和管理模式的模仿，取得发达国家在一定的制度下才会取得的成就，实现快速发展。但他指出，模仿技术比较容易，模仿制度比较困难，因为改革制度会触犯既得利益阶层，非常痛苦，所以落后国家热衷于模仿技术，用技术模仿来代替制度模仿。结果是，技术模仿在短期内取得非常好的发展，制度改革反而被延缓，这种用技术模仿代替制度模仿的策略，短期效果不差，却会为长期发展留下隐患，甚至导致长期发展失败。

在阐述后发劣势时，杨小凯揭示，英国工业革命的成功并不是一个纯粹的经济现象，而是先建立了一套宪政游戏规则，后才有了经济发展的结果。而法国，当时实行的是专制制度，是人治，所以它的经济发展就比毗邻的英国差很多。苏联在1930年代通过模仿西方发达国家成功的工业化模式和技术实现了工业化，短期内取得了举世瞩目的成就。但因没有建立起完善的市场经济体系，最后积重难返，为此付出了极高的代价。日本政府从明治维新开始，在经济上和制度上努力学习西方国家，取得的成就有目共睹。

杨小凯以历史事实论证，只模仿技术，不变革制度，会掉进"后发劣势"的陷阱。他告诫人们，西方文明是一整套框架，经济是外在表现。市场经济要求参与者务必遵守游戏规则，而哪些行为可以接受，哪些属于禁忌，就是从宗教和意识形态来的，不是经济基础来的。意识形态决定制度，规范人的行为，然后就决定经济表现"。

日本思想家福泽谕吉（1835—1901）也说过类似的话：一个民族要崛起，需要改变三个方面，第一是人心的改变，第二是政治制度的改变，第三是器物的改变，这个顺序绝不能颠倒，如果颠倒，表面看是捷径，其实是走不通的。但他没有对此进行系统深入的研究。

开业牙医们深感困惑迷茫,实为"后发劣势"之反映。

谨防"后发劣势"陷阱

如上所述,民营口腔医疗事业确有"后发"的"优势",近三十年取得的成绩,谁都不会否定。我们建起了最"豪华"的牙科诊所,添置了最先进的牙科器材设备,引进了最现代的诊治技术,可是在疾病疗效上难与国际接轨,在病人评价上得分不高,在投入 / 产出比上乏善可陈。反思,我们不能不膺服杨小凯先生的"后发劣势"之说。

每当和那些长久保持诊所兴旺的开业牙医们交流,他们都会用自己的足迹证实,在引进和模仿先进技术和现代设备之时,还应认清牙科诊所的发展规律,还应把"基础"夯好,把"路轨"铺好,避免掉进"后发劣势"的陷阱。

牙科诊所有其自身的发展规律。单看财务状况,开设和经营牙科诊所,无不走过"脱贫 - 温饱 - 小康"的历程。刚刚开张,欠下一笔债,苦苦挣扎,为的是早日"脱贫";好不容易,放下债务重担,松一口气,还只是"温饱",前路漫漫;经年努力,积蓄渐丰,手头宽裕,可谓"小康"。纵览世界各国开业牙医的职业生涯,可说是"'滋润'不难,'暴富'无缘"。诊所发展上了"轨道"后进入稳定期,增长多不如初,但产出和利润都相当稳定,在起伏不定的经济大潮里,既不会呛水,更不会没顶,犹如"不管风吹浪打,胜似闲庭信步"。

说到"夯实基础"和"铺设路轨",企业管理之父彼得•德鲁克(Peter F. Drucker,1909—2005)在《卓有成效的管理者》一书里告诉人们:管理得好的工厂,总是单调乏味,没有任何激动人心的事情,因为凡是可能发生的危机都早已预见,且已将解决办法变成例行工作了。确实,真正能够长期"兴旺"的牙科诊所,都是"单调乏味"的,都"没有任何激动人心的事情"。因为,管理得周全就没不会有例外发生,常见之事就不会变成危机。

当然,诊所的生存发展还与大环境有关。2005 年,作家龙应台发表《咏儿和慧儿——文明小论》一文,开篇第一句就是"文明,你说得清它是什么意思吗? 在香港,看一次牙医就明白了"。把文明和牙科如此紧密地联系在一起,也许只有龙应台才敢做,才做得到。文中,龙应台以她特有的大胆直率指出:"(咏儿和慧儿)的专业敬业、春风和煦,不会是她们的个人教养和道德如何与众不同,而是,她们的背后一定有一个制度支撑着她们,使得她们能够如此。""在⋯⋯后面,藏着好多东西:有教育理念的成熟与否,有管理制度的效率高低,有社会福利系统的完善不完善,有经济力量的强或弱,有人的整体文化素质的好或坏,有资源分配的公平合理或不合理⋯⋯后面有一层又一层错综复杂的社会网络与基础结构在衬托和支柱⋯⋯"这些,也都值得我们深思。

都说外面的世界很精彩，也要看到外面的世界很喧嚣。精彩的世界要投入享受，喧嚣的世界要警惕规避。如能平静地看待外面的世界，用平常心对待自己的诊所，处变不惊，脚踏实地，稳步前行，日子就会过得很舒坦的，心情就会变得很阳光的。